500칼로리 다이어트

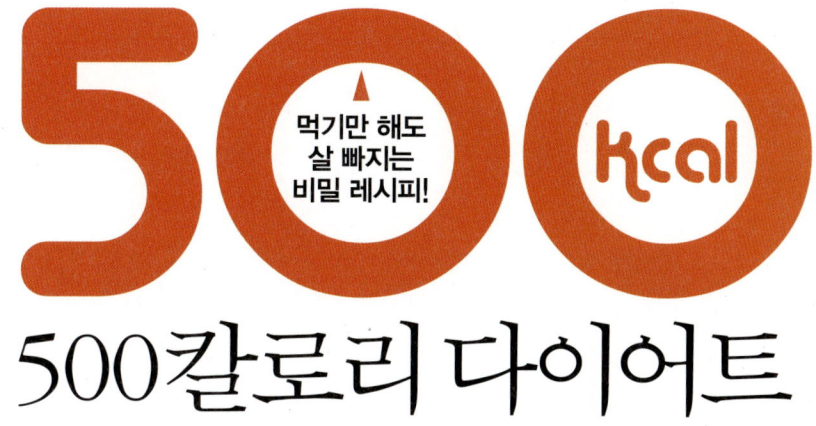

500칼로리 다이어트

김형미(연세세브란스병원 영양팀장), CJ프레시웨이 지음

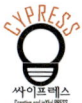

Prologue

아무리 배가 불러도 맛있어 보이는 케이크를 보면 손이 갑니다. 우리가 음식을 먹는 것은 단순한 허기 때문만이 아니고 습관, 스트레스, 권태, 미식 등 다양한 요인이 있지요. 그런 의미에서 '동물의 세계'에서 사람의 비만은 유별나다고 합니다. 사람은 수백만 년 동안 음식을 구할 수 없을 때를 대비해 몸에 지방을 오랫동안 저장하는, 즉 칼로리 통장을 만들어 놓는 방식으로 진화하였습니다. 과거에는 칼로리 통장에 잔고가 거의 없이 매일 먹는 음식의 칼로리로 살았다면, 현대인의 칼로리 통장은 점점 두둑해져 갑니다. 음식을 먹어야 할 이유와 유혹은 많아져 칼로리는 점점 많이 입금되는데, 자동차, 컴퓨터 등 문명의 발전 덕분에 칼로리 출금은 점점 적어지고 있지요. 어찌 보면 비만은 인류 진화의 과정이라는 주장도 일리가 있어 보입니다.

그렇다면 비만은 단지 너무 많은 칼로리를 섭취함으로써 생기는 것일까요? 꼭 그렇지만은 않습니다. '우리는 왜 음식을 먹을까요?'라는 근본적인 물음에 돌아가 보도록 하겠습니다. 음식은 단순하게 칼로리만 공급하는 것이 아닙니다. 음식 속에 들어있는 여러 가지 영양성분들은 우리 몸을 이루는 재료가 되거나 생리적 활동을 위해 꼭 필요합니다. 따라서 칼로리 섭취를 줄이기 위해 음식의 양을 줄인다는 것은 우리 몸에 필요한 영양소 공급까지도 줄어들게 합니다. 결국 우리 몸에 필요한 많은 영양소가 고갈되고, 신체의 생존 본능에 의해 고갈된 영양소를 보충하기 위해 음식을 더 먹게 됩니다. 또한 기초대사량을 떨어뜨려 더 많은 양의 칼로리가 칼로리 통장으로 입금되게 하기도 하지요. 그래서 조금만 먹어도 더 살찌기 쉬운 체질로 바꾸어 버립니다. 이렇게 우리 몸은 다이어트를 생존에 위반하는 행위로 인식하면서 더 처절히 칼로리 통장을 두둑이 지키려는 노력을 하게 되는 것이지요.

결국 다이어트의 성공은 체중이 얼마나 줄었냐가 아니라, 줄인 체중을 얼마나 오랜 기간 유지하고 있는가에 달려 있습니다. 그러기 위해서는 우리 몸에 필요한 영양소는 공급해주면서, 칼로리 통장만 균형을 이루게 하는 방법이 필요합니다. 거기에 다이어트 스트레스 없이 즐겁게 생활을 유지할 수 있다면 금상첨화겠죠?

그래서 고안해 낸 방법이 '500칼로리 식사'입니다. 우리가 먹는 하루 세끼 식사에서 한 끼에만 집중하여 다이어트를 해보는 것입니다. 거기에 영양소의 균형까지 고려하였으니, 우리 몸에 필요한 영양소는 제대로 공급됩니다. 한 끼만이라도 불필요한 칼로리 입고를 줄이게 되면 자연스럽게 내 칼로리 통장의 잔고는 줄어들게 됩니다. 어디 그 뿐인가요? 영양소는 부족하지 않게 되니, 내 몸은 더 이상 음식을 찾지 않게 되지요. 그러다 보면 내 몸의 칼로리 통장은 저절로 균형을 찾아가게 될 것입니다.

이 원리를 기본으로 현대인의 다양한 삶과 기호를 반영한 여러 가지 형태의 500칼로리 식단을 구성하여 보여드리고자 합니다. 한식, 양식 그리고 간편한 일품요리, 상황에 따라 먹고 싶은 음식 등을 영양소의 균형까지 디자인하여 500칼로리 식단으로 보여드립니다. 그 때 그 때 상황에 맞게 선택하여 먹어보세요. 거기에 그동안 알고 있었던 다이어트 상식 하나씩만 더 실천해 보세요. 어느 순간 스르르 스커트가 내려갈지 모르니, 긴장하세요!!

연세세브란스병원 영양팀장 김형미

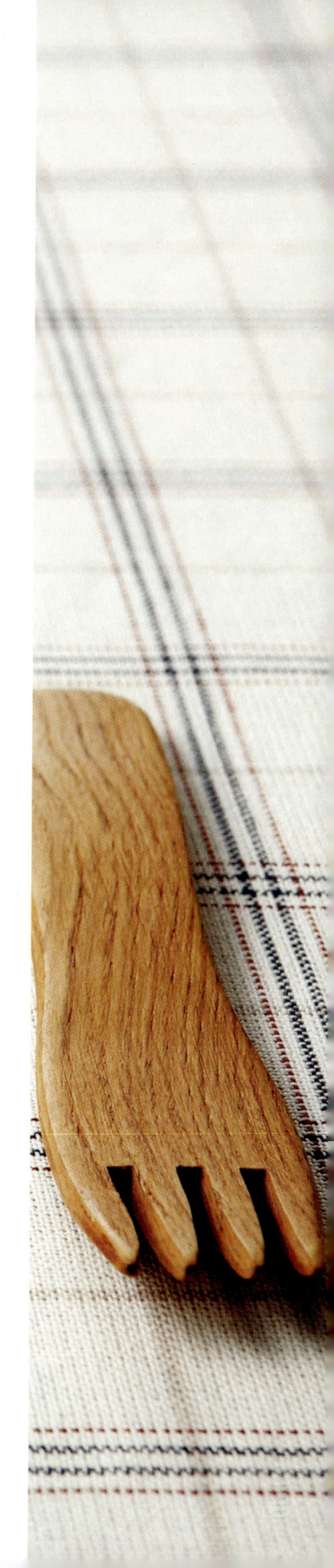

Prologue

우리는 최근 각종 매체를 통해 'A연예인, 한 달 만에 OOkg 감량 성공', 'XX걸그룹 몸매 유지 비결은 이 식단'과 같은 뉴스를 자주 보게 됩니다. 아니 뉴스가 나오는 정도가 아니라 before&after 사진, 감량방법, 고생담 등 관련 콘텐츠가 엄청나게 재생산되면서 그 날의 최대 핫이슈로 떠오르기도 합니다. 그만큼 사람들이 다이어트에 관심이 많고, 자신에게 필요하다고 느끼는 것 같습니다. 그렇다면 실제로 실행에 옮기고 성과를 거두는 사람은 얼마나 될까요? 아마 대다수의 사람들이 "글쎄요..."라고 대답할 것입니다. 그럼 그 이유가 뭘까요? 바로 다이어트는 어렵기 때문입니다.

체중 조절의 필수 요소인 운동과 식이요법 중에서 특히 음식 조절에 어려움을 호소하는 분들이 많습니다. 무작정 굶기나 식사량 최대한 줄이기, 혹은 체중 조절에 좋다는 몇 가지 음식만 별도의 조리 없이 돌아가면서 먹기 등은 누구나 알고 또 가장 많이 실행하는 방법이지만 부작용 또한 만만치 않습니다. 몸은 지치고 입과 마음은 질려버려 체중 조절에 대한 의지를 약하게 만들 뿐 아니라 최악의 경우 건강을 심하게 해칠 수도 있습니다.

'적은' 체중이 아닌 '적당한' 체중을 '유지'하는 것은 모든 사람에게 중요합니다. 외모의 문제가 아니라 오랫동안 건강하게, 즉 양질의 삶을 사는 문제와 직결되기 때문입니다. 이미 '비만'이 영향을 주는 수많은 병과 그 위험성은 널리 알려져 있습니다. 현재 비만인 분들은 꼭 건강한 방법으로 체중을 적정선까지 줄여야 하고 적정 체중인 분들은 그 상태를 유지하도록 노력해야 합니다. 「500칼로리 다이어트」도 이와 관련한 식습관, 식이요법 부문에 도움을 드리고자 발간되었습니다.

개요에서는 칼로리 통장이라는 재미있는 개념을 도입하여 체중 증가 원인을 쉽게 설명하였습니다. 메뉴편에서는 아침에 가볍게 즐기는 500칼로리 식단, 한식으로 균형 있게 차린 500칼로리 식단, 그밖에 일품으로 차린, 도시락에 담은, 혈당지수가 낮은 음식을 한 접시로 담아낸, 상황에 따라 골라먹는 500칼로리 식단의 특징과 구체적인 메뉴 및 요리법을 정리하였습니다. 그리고 마지막으로 다이어트 효과를 높이는 올바른 습관을 제시합니다.

이제 「500칼로리 다이어트」는 칼로리 섭취를 줄이면서도 충분히 다양하게, 맛있게, 즐겁게 식생활을 할 수 있도록, 그리고 건강한 다이어트를 꾸준히 할 수 있도록 코칭하고 독려하는 여러분의 개인 트레이너이자 파트너가 될 것입니다.

우리나라 비만 인구는 지난 10년간 매년 30~40만 명씩 증가하고 있다고 합니다. 그리고 시중에는 다이어트와 관련한 정보가 홍수를 이루고 있습니다. 이런 와중에 세브란스병원 김형미 영양팀장님과 CJ프레시웨이 메뉴팀이 전문성을 바탕으로 선정하고 검증한 본서의 정보들이 건강한 자신을 만드는 데 큰 도움이 될 것입니다.

CJ프레시웨이 대표이사 박승환

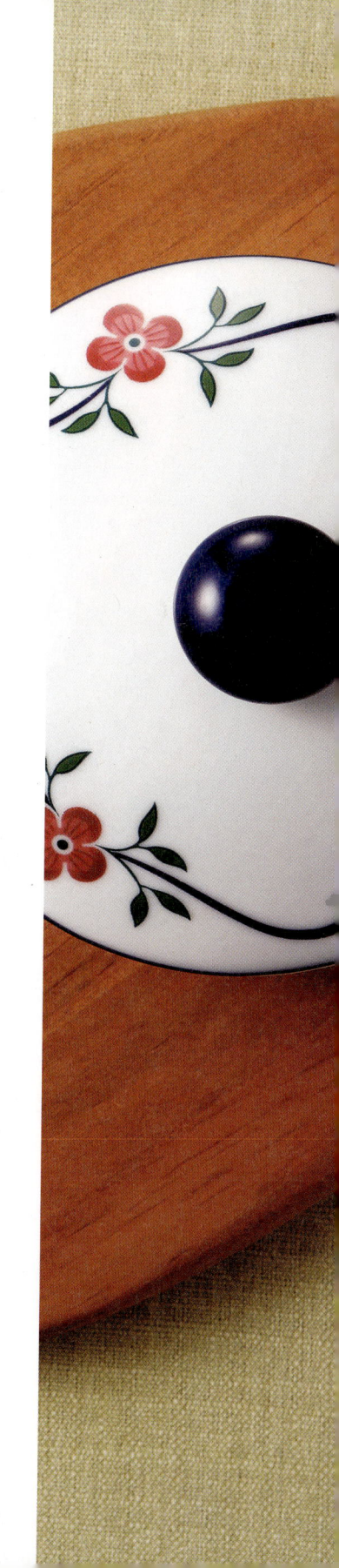

Contents

PART 1
'요요'와 '골골'을 부르는 다이어트

원푸드 다이어트 15
극저열량 제한 다이어트 16
저탄수화물 다이어트 17
저지방 다이어트 19
저혈당지수 다이어트 20
지중해식 다이어트 23
단식 25

PART 2
내 몸은 칼로리 통장

표준 체중과 나의 비만도 29
칼로리 지출 항목에는 어떤 것들이 있을까? 31
칼로리를 발생시키는 연료 34
식품 속 칼로리 41

PART 3
내 몸에 맞는 칼로리 통장 관리법

나에게 필요한 하루 칼로리 구하기 ……… 47
1일 총 필요 칼로리에 맞게 섭취하기 ……… 49

PART 4
시작하자! 500칼로리 다이어트

발상의 전환이 필요하다 ……… 57
'다이어트=마이너스 칼로리 통장'이라는 원리에서 출발하자 ……… 59
500칼로리 다이어트 식단의 원리와 활용 방법 ……… 60
500칼로리 다이어트 메뉴 ……… 62

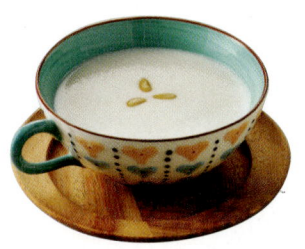

다이어트 메뉴 01
가벼운 아침식사로 어울리는 500칼로리 식단

- **아침 | 죽 1** 버섯죽 • 소고기장조림 • 배추된장무침 • 연근물김치 …… 64
- **아침 | 죽 2** 잣죽 • 새싹토핑연두부 • 새우표고버섯볶음 • 나박김치 …… 68
- **아침 | 한식 1** 멸치주먹밥 • 달걀실파국 • 닭가슴살샐러드 • 무피클 …… 72
- **아침 | 한식 2** 수수밥 • 두부매생이국 • 브로콜리달걀찜 • 우엉곤약조림 • 청경채겉절이 …… 76
- **아침 | 빵 1** 잡곡토스트 • 달걀프라이 • 어린잎채소샐러드 • 토마토주스 …… 80
- **아침 | 빵 2** 에그베이컨머핀 샌드위치 • 양송이수프 • 사과케일주스 …… 84
- **아침 | 빵 3** 마늘바게트 • 스크램블드에그 • 과일샐러드 • 우유 …… 88

다이어트 메뉴 02
균형 잡힌 한식으로 차린 500칼로리 식단

- **한식 | 정식 1** 차조밥 • 연두부국 • 대구조림 • 더덕구이 • 깻잎나물 • 총각김치 …… 94
- **한식 | 정식 2** 보리밥 • 호박새우젓국 • 수육 • 모둠쌈 • 무생채 …… 98
- **한식 | 정식 3** 흑미밥 • 근대된장국 • 닭다리살구이 • 연근견과조림 • 천사채냉채 • 영양부추겉절이 …… 102
- **한식 | 정식 4** 완두콩밥 • 곤약무국 • 해물찜 • 삼색밀쌈 • 두부쑥갓무침 • 백김치 …… 106
- **한식 | 정식 5** 현미밥 • 아욱된장국 • 연어구이 • 메추리알감자조림 • 해초무침 • 배추김치 …… 110
- **한식 | 찌개/탕 1** 검은콩밥 • 생태맑은탕 • 삼색전 • 도라지무침 • 총각김치 …… 114
- **한식 | 찌개/탕 2** 기장밥 • 두부버섯전골 • 닭가슴살양배추롤 • 시금치나물 • 배추김치 …… 118
- **한식 | 찌개/탕 3** 보리밥 • 꽃게매운탕 • 채소잡채 • 오이나물 • 깍두기 …… 122

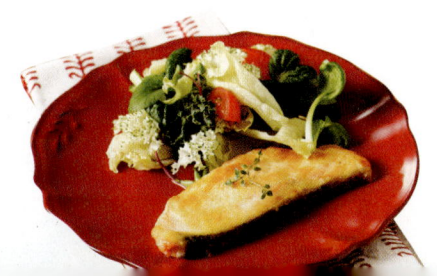

다이어트 메뉴 03
먹기 편한 일품 500칼로리 식단

일품 | 밥 1 두부비빔밥 • 소고기무국 • 청포묵부추무침 • 낙지실파강회 • 나박김치 …… 128
일품 | 밥 2 새우볶음밥 • 팽이버섯국 • 채소스틱 • 단호박샐러드 • 깍두기 …… 132
일품 | 밥 3 버섯오므라이스 • 연어샐러드 • 오이피클 …… 136
일품 | 밥 4 버섯된장덮밥 • 조갯살미역국 • 오징어미나리무침 • 단호박전 • 배추김치 …… 140
일품 | 밥 5 규동 • 일본식된장국 • 그린샐러드 • 초생강 • 배추김치 …… 144
일품 | 밥 6 중화풍해물덮밥 • 달걀국 • 콩샐러드 • 양배추피클 • 깍두기 …… 148
일품 | 빵 1 커리&난 • 파프리카샐러드 • 콜라비피클 …… 152
일품 | 빵 2 두부스테이크 • 브로콜리수프 • 올리브발효빵 • 양상추토마토샐러드 • 비트무피클 …… 156
일품 | 빵 3 대구스테이크 • 채소수프 • 베리베리브레드 • 버섯샐러드 • 오이무피클 …… 160
일품 | 빵 4 데리야키치킨 • 옥수수크림수프 • 호밀빵 • 양배추깻잎피클 …… 164
일품 | 면 1 해물쌀국수 • 닭산적 • 양파초절이 • 과일 …… 168
일품 | 면 2 비빔메밀국수 • 파프리카두부전 • 백김치 …… 172
일품 | 면 3 양송이토마토소스 파스타 • 참치샐러드 • 고추오이피클 …… 176

다이어트 메뉴 04
도시락에 담은 500칼로리 식단

도시락 | 밥 1 건강쌈밥 • 생선전 • 소고기연근조림 • 오이소박이 …… 182
도시락 | 밥 2 삼각주먹밥 • 김치달걀말이 • 과일채소샐러드 • 무레몬피클 …… 186
도시락 | 빵 1 햄버거 • 양상추새싹샐러드 • 오이무피클 • 레몬홍차 …… 190
도시락 | 빵 2 참치샌드위치 • 웰빙두부샐러드 • 파프리카피클 • 민트그린티 …… 194

다이어트 메뉴 05
저혈당지수 음식을 한 접시에 담은 500칼로리 식단

저혈당 | 원 플레이트 1
검은콩현미밥 • 폭찹 • 모둠꼬치 • 뱅어포구이 • 근대나물 • 총각김치 …… 200

저혈당 | 원 플레이트 2
보리밥 • 주꾸미볶음 • 흑임자두부전 • 멸치땅콩볶음 • 돌나물오이겉절이 • 깍두기 …… 204

저혈당 | 원 플레이트 3
흑미밥 • 북어양념구이 • 채소달걀부침 • 실파김무침 • 치커리부추무침 • 배추김치 …… 208

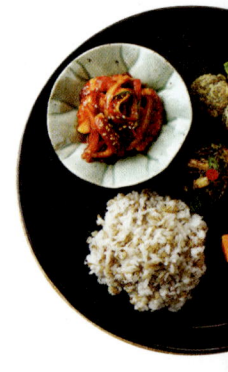

다이어트 메뉴 06
상황 따라 골라 먹는 500칼로리 식단

상황 따라 | 비오는 날 바지락칼국수 • 편육겨자채 • 배추겉절이 …… 214
상황 따라 | 눈오는 날 꼬치어묵우동 • 모둠숙회 • 깍두기 …… 218
상황 따라 | 스트레스 받은 날 기장밥 • 시금치된장국 • 매운닭볶음탕 • 미역오이초무침 • 배추김치 …… 222
상황 따라 | 입맛 없는 날 낙지비빔밥 • 재첩국 • 모둠버섯전 • 열무김치 …… 226
상황 따라 | 과음한 다음 날 쌀밥 • 북어해장국 • 감자채볶음 • 물파래무침 • 섞박지 …… 230

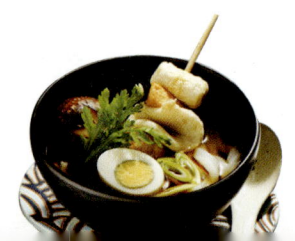

PART 5
다이어트 효과 2배 높이는 습관

3초만 투자하면 칼로리가 줄어든다 ……… 237
요리조리 칼로리 절약 조리법 ……… 238
제때 제대로 먹자 ……… 240
100칼로리 더 줄이는 습관 ……… 241
짜지 않고 맵지 않게 먹자 ……… 242
아침식사를 거르지 말자 ……… 243
섬유소를 많이 먹자 ……… 244
천천히 먹자 ……… 245
피할 수 없는 외식에 대처하는 자세 ……… 246
회식이 문제? 안주만 잘 골라도 칼로리는 줄일 수 있다 ……… 249
간식의 딜레마 ……… 251
야식이 살찌게 하는 이유 ……… 252
니트 칼로리를 증가시키자 ……… 253

PART 6
500칼로리 다이어트 평생 습관으로 이어가기

체중계와 친해지자 ……… 259
식사일기를 써보자 ……… 260
가공식품의 영양성분표시를 알자 ……… 261
요요현상을 극복하자 ……… 263

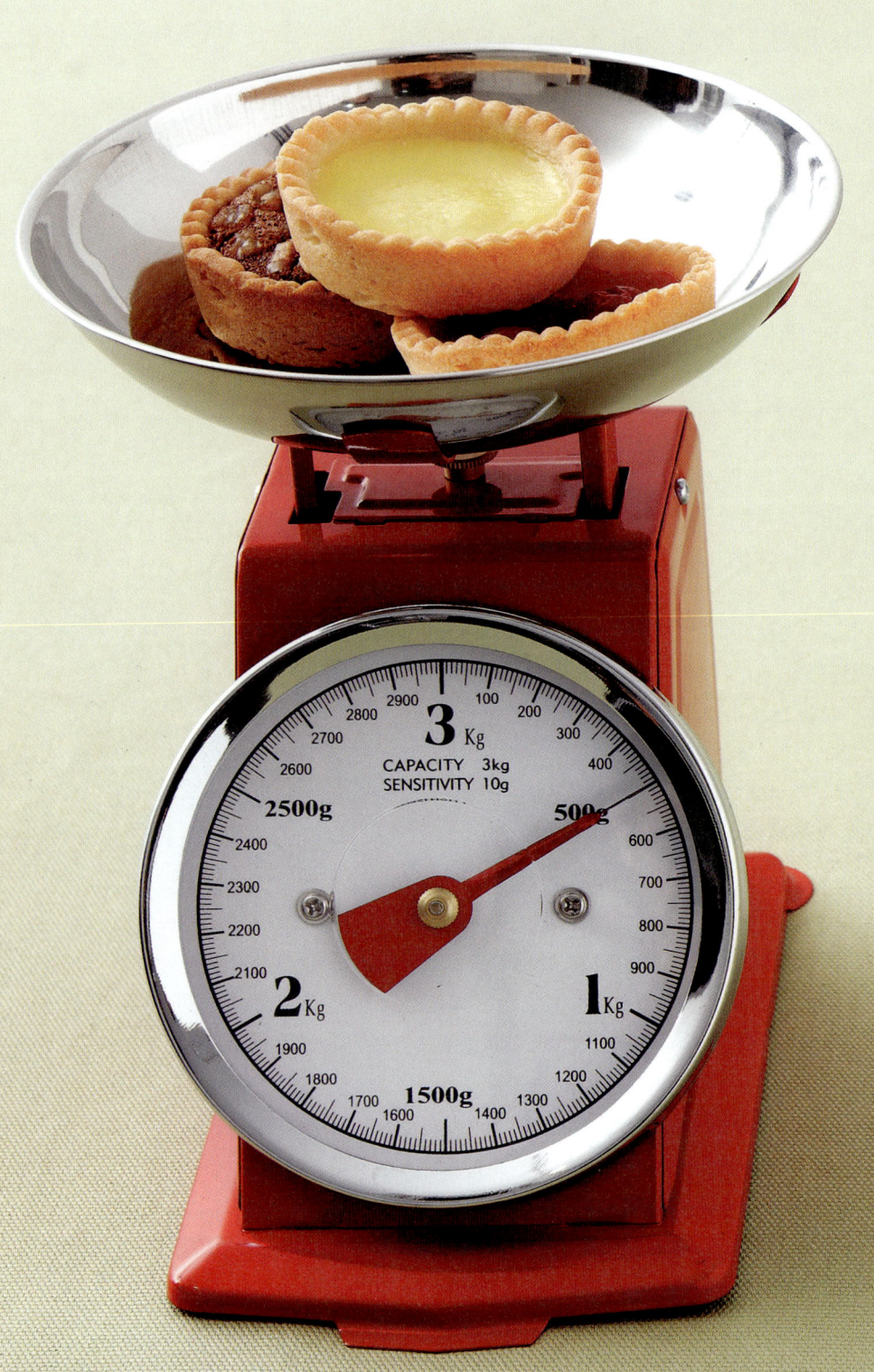

Part 1 500 kcal

'요요'와 '골골'을 부르는 다이어트

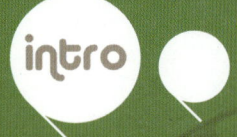

다이어트(Diet)라는 말은 '살아가는 동안의 습관'이라는 그리스어 'diaita'에서 유래되었다고 한다. 단어의 유래에서도 알 수 있듯 다이어트는 어떻게 하느냐에 따라 성공의 습관이 될 수도, 실패의 습관이 될 수도 있다. 최근 남녀노소 할 것 없이 사회 전반에 유행처럼 번지고 있는 '외모 지상주의' 열풍으로 인해 외모를 보기 좋게 가꾸기 위해서 다이어트 식품, 약, 심지어는 성형에 이르기까지 모든 방법이 총동원되고 있다.

문제는 제대로 검증된 정보가 부족한 상황에서 현재 유행하는 다이어트나 유명 연예인이 효과를 봤다는 말에 일단 저지르고 보는 잘못된 방식에 있다. 이렇게 다이어트를 시작하면 초반에는 체중 감량에 성공하는 듯싶지만 얼마 지나지 않아 원래 체중으로 돌아오거나 최악의 경우에는 체중이 더 늘어나는 요요현상을 겪게 된다. 또한 오로지 살만 빼면 된다는 생각에 무리한 다이어트를 감행하여 오히려 다른 영양소의 공급이 제대로 이루어지지 않아 여러 가지 부작용을 겪으며 평생을 골골하게 지내는 경우도 많다. 그럼 가장 유행하는 다이어트 방법들에 대하여 그 문제점을 알아보자.

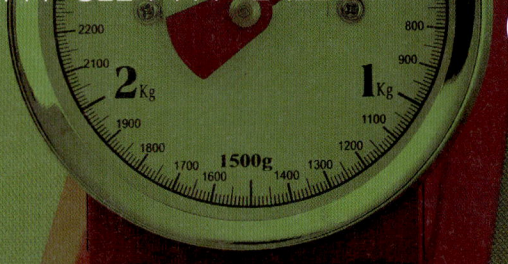

CHAPTER 01
원푸드 다이어트 One Food Diet

원푸드 다이어트는 일정기간 동안(대개 2~3일에서 길게는 1~2주일 정도) 특정 식품(사과, 포도, 토마토, 꿀, 선식, 허브 등)만을 집중적으로 먹는 다이어트이다. 이 다이어트는 한 가지 식품에만 집중하다 보면 결과적으로 열량 섭취가 적어져 단시일 내 많은 체중 감량의 효과가 있고 비용과 시간도 절약된다. 또한 주로 야채류나 과일류 등을 선택하다 보니 열량은 적게 섭취하면서 포만감을 느낄 수 있고 변비가 생기지 않는다는 장점이 있다.

그러나 그 효과가 일시적이고 영양적으로 불균형이 초래되어 건강을 해치기 쉽다는 단점도 존재한다. 특히 필수지방산과 미네랄 및 단백질이 쉽게 결핍될 수 있다. 우리 몸이 이런 상황을 계속 겪다 보면 지속적인 열량 부족을 보상하기 위해 어쩔 수 없이 우리 몸 스스로 근육에 있는 단백질을 소비시켜 열량을 보충하게 된다. 그 결과 우리 몸의 주요 열량 소비 기관인 근육이 줄어들게 되고 기초대사량이 감소하게 되면서 결국 우리 몸은 금방 살찌는 체질로 변하게 된다. 따라서 원푸드 다이어트는 장기적으로 지속할 수 없으며, 중단하면 얼마 지나지 않아 요요현상이 생기게 된다.

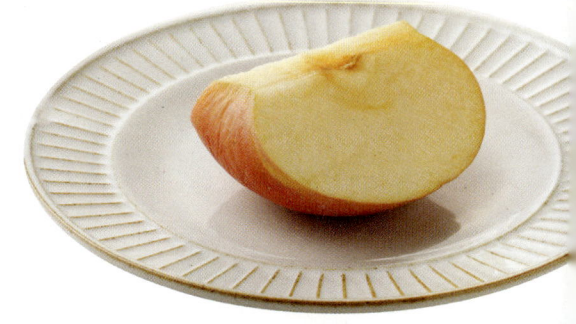

> 효과가 일시적이고 영양적으로 불균형이 초래되어 건강을 해치기 쉽다는 단점도 존재한다. 특히 필수지방산과 미네랄 및 단백질이 쉽게 결핍될 수 있다.

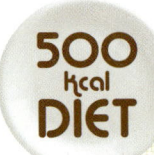

CHAPTER 02
극저열량 제한 다이어트 Calorie-Restricted Diet

이 다이어트는 1일 섭취 열량을 800~1,200kcal로 조절하는 저열량 식사요법(Low Calorie Diet)과 800kcal 이하로 섭취하는 초저열량 식사요법(Very Low Calorie Diet) 등 2가지 방법이 있다. 2가지 모두 체중 감량 속도는 빠르지만 식사량이 지나치게 제한되기 때문에 오랜 기간 지속할 수 없다. 또한 원푸드 다이어트와 마찬가지로 영양소 섭취의 불균형 및 대사 이상을 초래할 수 있어 정기적인 의학적 감시 하에 단기간 동안 시행되어야 한다. 이 다이어트 방법 또한 요요현상이 나타나게 되고, 반복될수록 우리 몸은 점점 감량 효과는 적어지면서 영양불량을 겪게 된다.

이 다이어트 방법 또한 요요현상이 나타나게 되고, 반복될수록 우리 몸은 점점 감량 효과는 적어지면서 영양불량을 겪게 된다.

극저열량 제한 다이어트 식품 구성표

식품군	600kcal	800kcal	1,000kcal
곡류군	매끼 밥 45g(1/5공기)×3회	매끼 밥 1/3공기×3회	매끼 밥 1/3공기×3회
	-	-	모닝빵 1개
어육류군	하루 2끼 어육류 찬 1개	매끼 어육류 찬 1개	매끼 어육류 찬 1개
채소군	매끼 야채 찬 2종	매끼 야채 찬 2종	매끼 야채 찬 2~3종
과일군	귤 1개 또는 사과 1/3개	귤 1개 또는 사과 1/3개	귤 1개 또는 사과 1/3개
우유군	저지방 우유 1컵	저지방 우유 1컵	저지방 우유 1컵
지방군	2작은술	2작은술	2작은술

CHAPTER 03
저탄수화물 다이어트 Low-Carbohydrate Diet

이 다이어트는 탄수화물 섭취는 상대적으로 줄이는 대신 단백질과 지방 섭취를 더 많이 하는 방법이다. 이는 고대 그리스의 올림픽 선수들이 경기능력을 향상시키기 위해 시도했던 오랜 역사적 배경을 가진 방법으로, 기존의 엄격한 열량 제한에 따른 문제로부터 자유로울 수 있으면서도 빠른 체중 감량 효과를 볼 수 있다는 장점이 있다.

그러나 저탄수화물 다이어트 시 탄수화물 식품에 함께 포함된 섬유소, 칼슘, 철분, 칼륨, 마그네슘 섭취가 부족하게 되며 엽산, 비타민 B_1 등의 비타민이 결핍될 수 있다. 이로 인해 구취, 두통, 변비, 피로감, 기립성 저혈압 등이 올 수도 있다. 반면 상대적으로 더 많이 먹게 되는 단백질은 우리 몸에서 질소 노폐물을 증가시켜 장기간 지속될 경우에는 신장에 무리를 줄 수 있다.

가장 대표적인 저탄수화물 다이어트로는 미국의 애트킨스 박사(Dr. Atkins)가 주창하여 수백만 명이 따라했을 정도로 인기를 모았던 '황제 다이어트'이다. 황제 다이어트는 육류, 생선, 가금류 등 단백질이 풍부한 식품과 기름류를 먹으면서도 살을 뺄 수 있다하여 황제 다이어트라고 불렸다. 이는 표준 체중 1kg당 1.5g의 단백질을 섭취하되 밥, 국수, 빵 등 탄수화물은 초기 2~3개월 동안 하루 20g 이하로 제한하고 이후 50g 이하로 증가시켜 유지하는 다이어트이다. 황제 다이어트는 탄수화물을 줄이기 때문에 초기 체중 감량이 빠르게 진행되며 상대적으로 많은 단백질을 먹기 때문에 포기율이 낮다. 그러나 단백질 식품에 포함된 동물성 지방과 콜레스테롤을 권장량보다 많이 섭취하게

> 저탄수화물 다이어트 시 탄수화물 식품에 함께 포함된 섬유소, 칼슘, 철분, 칼륨, 마그네슘 섭취가 부족하게 되며 엽산, 비타민 B_1 등의 비타민이 결핍될 수 있다.

되어 고지혈증이나 관상동맥질환 등의 위험이 높아지는 부작용이 나타날 수 있다. 뿐만 아니라 다이어트를 중단하면 원래의 체중으로 돌아가기 쉬운 것도 다른 다이어트와 유사하다.

최근에 322명을 대상으로 2년 동안 시행한 한 연구가 흥미롭다. 그 연구에 의하면 황제 다이어트에 기초하여 109명에게 처음 2달간 하루 20g의 탄수화물을 섭취한 후 120g까지 천천히 증가시키고 총칼로리, 단백질, 지방은 제한하지 않았으며, 트랜스지방은 피하고 지방과 단백질을 주로 야채에서 섭취하도록 하였다. 그 결과, 체중 감량과 동시에 콜레스테롤, 중성지방 등이 감소하는 효과가 나타났다. 이 연구 결과는 전문가의 도움을 받아 질 좋은 단백질과 지방으로 구성된 식단을 먹는다면, 총 섭취 열량을 엄격히 제한하지 않아도 저탄수화물 다이어트의 이점을 얻을 수 있고 배고픔으로 고통 받지 않아도 되어 장기간의 다이어트에도 무리가 없다는 것을 보여주고 있다.

> 단백질 식품에 포함된 동물성 지방과 콜레스테롤을 권장량보다 많이 섭취하게 되어 고지혈증이나 관상동맥질환 등의 위험이 높아지는 부작용이 나타날 수 있다. 뿐만 아니라 다이어트를 중단하면 원래의 체중으로 돌아가기 쉬운 것도 다른 다이어트와 유사하다.

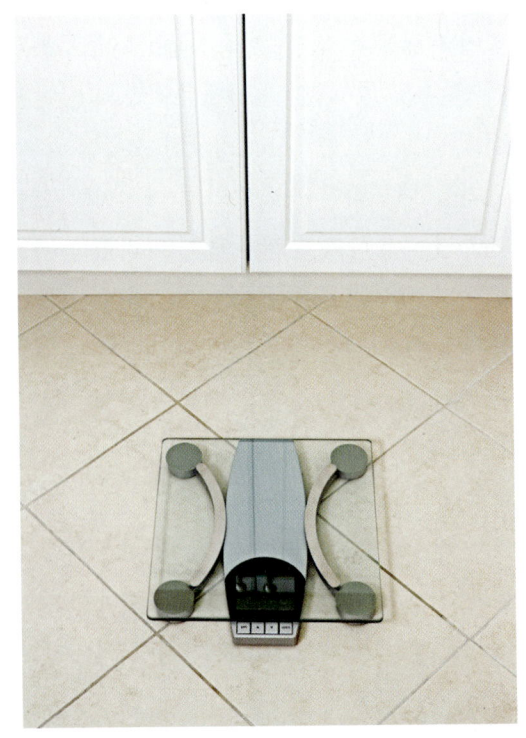

CHAPTER 04
저지방 다이어트 Low-Fat Diet

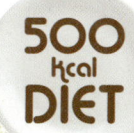

이 방법은 저지방, 열량 제한 다이어트로 하루 총 섭취 열량의 30% 미만은 지방에서 섭취하고 포화지방은 10% 미만, 총 콜레스테롤은 300㎎ 미만을 섭취하는 식이요법이다. 저지방 식품인 곡류, 야채, 과일은 물론 불포화지방산이 풍부한 견과류를 먹되 그 외의 지방과 당분 섭취는 제한한다.

저지방 다이어트는 저탄수화물 다이어트에 비해 체중 감소와 콜레스테롤 수치 감소 효과가 낮다. 하지만 저지방 섭취로 인한 심혈관질환을 예방하는 데에는 효과가 있다. 그런데 심혈관질환을 예방하는 효과는 단순히 적은 양의 지방을 섭취해서라기보다 포화지방을 적게 섭취하기 때문으로 판단된다.

체중변화는 1.5㎏ 증가부터 13㎏ 감량까지 나타났으나, 지속적인 지방제한 식사는 지용성 비타민의 흡수까지 적게 하여 영양적 결핍이 초래될 수도 있으므로 주의가 필요하다.

> 체중변화는 1.5㎏ 증가부터 13㎏ 감량까지 나타났으나, 지속적인 지방제한 식사는 지용성 비타민의 흡수까지 적게 하여 영양적 결핍이 초래될 수도 있으므로 주의가 필요하다.

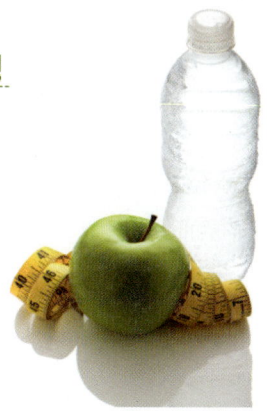

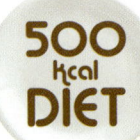

CHAPTER 05
저혈당지수 다이어트 Low-GI Diet

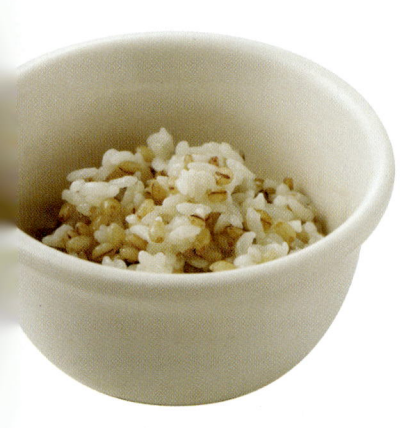

최근에는 당질(탄수화물)이 우리 몸에서 혈당에 미치는 효과를 수치로 표시하는 혈당지수를 통한 다이어트 방법이 각광받고 있다. 당질을 섭취하면 소화과정을 거치면서 단당류(주로 포도당)로 분해되고, 분해된 포도당은 소장에서 흡수되어 혈액 속으로 들어간다. 이렇게 포도당이 혈액에 녹아 있는 상태를 혈당이라고 하며, 건강한 상태에서는 혈당이 70~99㎎/㎗ 로 유지된다.

식품에 함유된 당질의 종류와 같이 먹는 음식에 따라 포도당으로 분해되는 속도나 혈액으로 흡수되는 속도는 다르다. 즉, 어떤 식품은 섭취 후 순식간에 혈당을 오르게 하는 반면 또 어떤 식품은 혈당을 서서히 올리기도 한다. 혈당수치가 급속히 상승하면 에너지로 빠르게 전환되므로 공복감을 빨리 느끼게 되지만, 혈당수치가 천천히 올라가면 칼로리로의 전환 속도도 느려지고 포만감도 지속된다. 이 원리를 이용하여 섭취량을 줄여 배고픔으로 고통받기보다 혈당지수가 낮은 음식을 균형 있게 섭취하여 포만감을 지속시키면서 체중 감량을 하는 다이어트가 바로 저혈당지수 다이어트이다.

혈당지수란 탄수화물 식품 50g과 포도당 50g을 섭취한 후 2시간 동안의 혈당수치 변화를 100으로 하여 비교한 상대수치이다. 이 수치가 55 이하인 식품은 혈당지수가 낮은 식품으로 간주한다. 예를 들어 사과의 혈당지수는 36, 콘플레이크는 84 정도이며, 아이스크림은 64로 흰빵의 혈당지수인 70보다 더 낮은 혈당지수를 나타낸다. 결론적으로 혈당지수가 낮은 식품을 선택하는 것이 비만과 당뇨 예방에 도움이 된다.

그러나 식품의 혈당지수는 단지 부분적인 정보일 수 있다. 왜냐하면 아무리 혈당지수가 낮더라도 많이 먹게 되면 그 영향은 동일하기 때문이다. 이에 하버드 대학의 월터 C. 윌렛 박사(Dr. Walter C. Willett)는 동료 연구자와 '혈당부하'라는 개념을 개발하였는데, 이것은 섭취하는 식품 중에 들어있는 당질의 양에 그 식품의 혈당지수를 곱하여 얻은 값이다. 그래서 그 값이 10 이하로 나오면 낮은 것으로 간주하면 된다. 혈당부하는 식품의 탄수화물 양이나 혈당지수 한 가지 정보보다는 식품을 섭취한 후 체내에서 발생하는 생화학적 반응에 미치는 영향을 더 잘 반영하고 있다. 따라서 혈당부하가 낮은 식품을 선택하는 것이 좋다. 그러기 위해서는 음식의 종류별 혈당지수를 파악하고 아울러 양을 조절하여 섭취하는 것이 좋다.

그러면 무엇이 식품의 혈당지수와 혈당부하에 영향을 주는 걸까? 예를 들어 쌀을 비교해보자. 현미의 경우 겉껍질이 두꺼워 백미보다 체내 소화가 쉽지 않아 혈당지수가 낮다. 즉, 통밀을 곱게 갈수록, 쌀의 도정을 많이 할수록 소화되기 어려운 섬유질의 외피를 벗겨냄으로써 소화효소의 작용 면적이 커지면서 소화시간이 빨라지게 되어 혈당지수가 높아지게 된다. 어디 그 뿐인가? 식품에 소화 불가능한 섬유소가 함유되어 있으면 음식물이 빠르게 소화되는 것을 막아주어 당질의 소화 산물인 포도당이 혈액으로 방출되는 시간을

> 혈당지수란 탄수화물 식품 50g과 포도당 50g을 섭취한 후 2시간 동안의 혈당수치 변화를 100으로 하여 비교한 상대수치이다. 이 수치가 55 이하인 식품은 혈당지수가 낮은 식품으로 간주한다.

식품별 혈당지수(식품 100g 기준)

높은 군	혈당지수	중간 군	혈당지수	낮은 군	혈당지수
백미	70~90	현미	50~60	두류(콩)	18
흰빵	70	보리빵	65	전곡류 빵	30~45
프랑스빵	95	귀리빵	65	올브란	42
감자	80~100	잡곡콘플레이크	66	우유	27
콘플레이크	84	아이스크림	64	저지방 우유	33
수박	70	바나나, 파인애플	53, 52	사과, 오렌지, 배	36, 43, 28

지연시켜 주는 효과가 있다. 지방 또한 소화시간을 지연시키므로 지방도 함께 함유된 식품의 경우에도 혈당지수가 낮다. 아울러 조리 시 기름을 첨가하게 되면 혈당부하를 낮추는 효과를 가질 수 있다. 그렇지만 너무 많은 기름은 열량 과잉을 초래하므로 적당량을 첨가하여야 한다.

혈당지수 및 혈당부하지수를 고려하여 탄수화물을 선택하는 것은 탄수화물을 주식으로 하는 우리나라 사람에게는 유용하다. 하지만 총 섭취 열량을 고려해야 하고, 혈당지수가 높은 음식을 섭취하더라도 개인에 따라 혈당과 인슐린 반응이 다른 경우가 있으며, 혈당지수가 낮은 식품이라도 조리법에 따라 혈당지수가 높아질 수 있기 때문에 이도 고려해야 한다. 즉, 전문가의 도움 없이 하기에는 너무 어려운 것이 문제이다.

주요 탄수화물 식품의 혈당지수와 혈당부하 수치

식품	1회 분량	혈당지수(%)	탄수화물(g)	혈당부하
흰쌀밥	100g	64	36	23
코카콜라	360g	63	39	25
으깬 감자	150g	74	20	15
바나나	중간 1개	51	25	13
흰식빵	1조각	70	14	10
전곡류 빵	1조각	71	13	9
설탕	1작은술	98	10	7
사과	중간 1개	38	15	6
당근	1/2컵	47	6	3

CHAPTER 06
지중해식 다이어트 Mediterranean Diet

지중해식 다이어트는 1960년대에 스페인에서 시작되었으며 지중해 지역의 공통된 식사법을 기초로 한다. 지중해식은 하루 총 섭취 열량 중 30~40%를 지방으로 섭취하는데 주로 식물성 오일(올리브 오일이 가장 대표적이다.)에서 섭취한다. 그리고 과일, 야채, 콩류, 견과류, 비정제 곡류, 생선을 많이 먹으며 적당한 알코올(특히 와인)과 낙농제품을 섭취하고 붉은 살코기는 적게 먹도록 구성되어 있다.

이 다이어트는 많은 연구에 의해 고혈압, 당뇨, 고지혈증, 심혈관질환뿐만 아니라 대장암, 유방암 등의 발생을 줄여줘 생명 연장에 탁월한 효과가 있다는 것이 밝혀지면서 각광을 받게 되었다.

> 지중해식 다이어트가 체중 감소에 미치는 영향에 대해서는 연구 간에 다소 상충되는 부분들이 있다.

그러나 지중해식 다이어트가 체중 감소에 미치는 영향에 대해서는 연구 간에 다소 상충되는 부분들이 있다. 어떤 연구에서는 체중 감소를 보이나 또 다른 연구에서는 체중이 더 증가하지 않거나 체중 감소와 관련이 없다는 것이 밝혀지기도 했다. 다만 30~40%의 지방을 섭취해도 지중해식 다이어트는 체중을 더 증가시키지는 않는다는 사실에 많은 학자들이 관심을 가지게 되었다.

즉, 체중 증가의 원인으로 지목되고 있는 지방이 체중에 그다지 나쁜 영향을 미치지 않는다는 것이다. 그 이유는 야채와 과일을 많이 먹기 때문에 섬유소가 많고 비타민과 미네랄 등도 충분히 섭취하며 이들 음식이 저인슐린 다이어트에서 말한 바와 같이 혈당지수나 혈당부하지수가 낮기 때문이다. 또한 섭취하는 지방의 대부분인 올리브 오일은 오히려 샐러드드레싱으로 사용되어 야채를 많이 먹게 하고 이로 인해 포만감을 느끼게 되어 궁극적으로 과

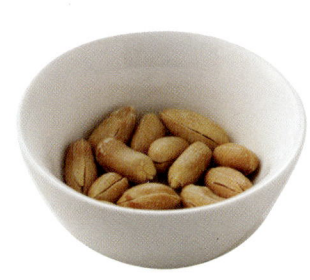

도한 식사 섭취를 방지하는 효과가 있다. 최근의 한 연구에 의하면 지중해식 식단을 기초로 칼로리를 함께 제한했을 때 저지방, 칼로리 제한 식이보다 더 많은 체중 감량을 보여준다는 보고도 있다.

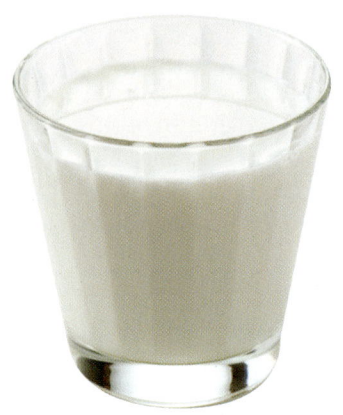

CHAPTER 07
단식

단식이란 칼로리가 있는 음식을 일체 먹지 않고 물만 마시면서 살을 빼는 방법이다. 단식을 하면 우리 몸은 스스로 체내 대사율을 떨어뜨려 열량 손실을 줄이고자 한다. 또한 단식으로 인해 열량 공급이 제한되면 신체는 체조직이나 체지방을 태워서 에너지를 공급하게 된다. 이때 먼저 체조직, 즉 근육이 감소한다. 주요 열량 소비 기관인 근육이 감소하면 결과적으로 기초대사율도 함께 떨어진다. 단식으로 체중을 줄여도 어느 정도 시간이 경과하면 체중이 원래 상태로 회복되거나 오히려 전보다 더 증가하는 이유가 바로 이 때문이다. 단식으로 인해 기초대사율이 10~30% 감소되어 에너지를 소비하는 능력이 낮아져 요요현상이 발생하는 것이다. 이로 인해 적게 먹어도 다시 살이 찌는 속도와 정도는 더 커지게 된다.

또한 단식으로 인해 저혈당 상태가 되면서 신경이 예민해지고 신경질이 늘어나게 된다. 그리고 무기질의 제한된 공급으로 인해 몸에서 전해질 이상이 생기면서 부작용이 발생하게 된다. 이 방법으로는 금방 살을 뺄 수 있을지는 몰라도 다시 요요현상으로 체중이 더 증가될 수도 있으므로 바람직한 방법은 아니다.

> 단식으로 인해 기초대사율이 10~30% 감소되어 에너지를 소비하는 능력이 낮아져 요요현상이 발생하는 것이다. 이로 인해 적게 먹어도 다시 살이 찌는 속도와 정도는 더 커지게 된다.

Part 2 500 kcal

내 몸은 칼로리 통장

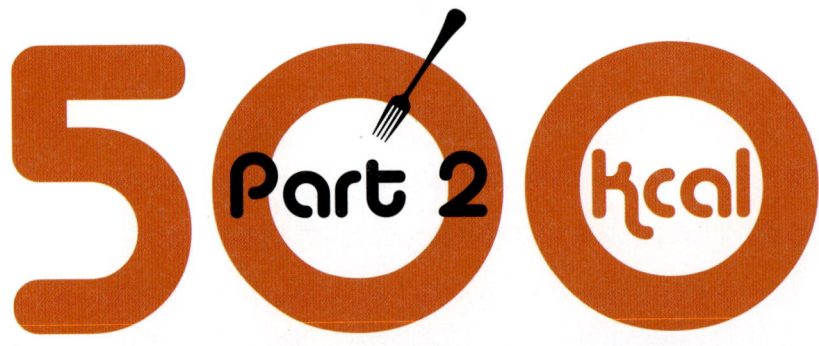
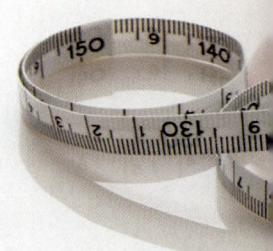

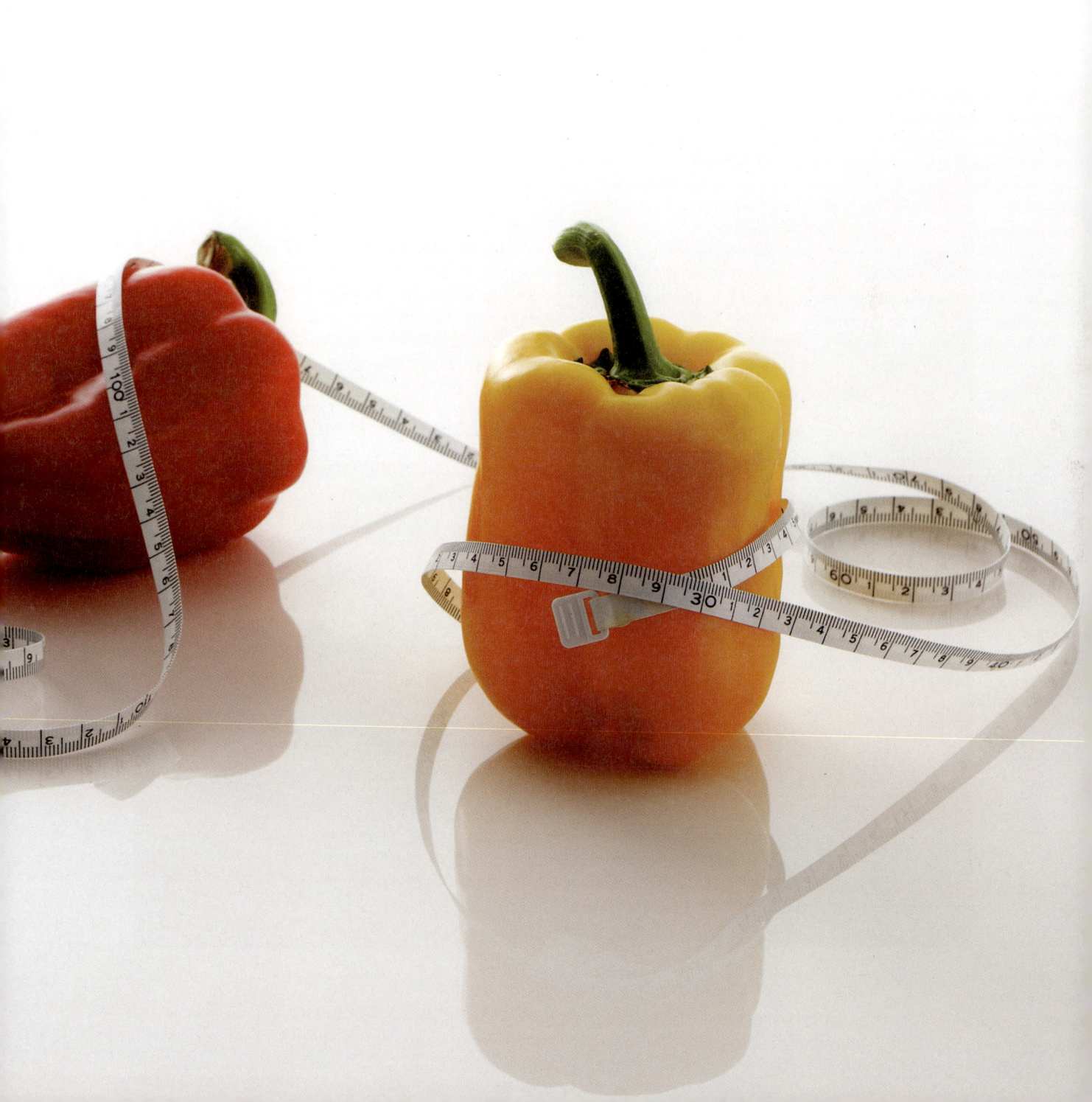

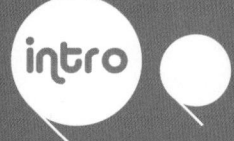

자동차가 휘발유를 연소시켜 움직이듯 우리 몸 또한 당질(탄수화물), 지방, 단백질이라는 열량 영양소를 태워 칼로리를 얻는다. 그럼 이 영양소들은 어디에서 얻을 수 있을까? 이 영양소들은 자연의 모든 식품 속에 함유되어 있다. 우리는 매일 식품을 먹고 몸 안에서 칼로리를 만드는데 우리는 이것을 '칼로리 섭취'라고 한다.

이와는 반대로 체온조절, 호흡, 혈액순환 등 생명 유지를 위한 기초 대사와 활동을 위해 우리 몸은 칼로리를 소비하는데 이것을 '칼로리 지출'이라고 한다. 마치 은행 통장처럼 칼로리가 입금되고 출금되는 이치와 비슷하다. 다만 은행 통장은 잔고가 많을수록 좋지만 칼로리 통장은 섭취 칼로리(칼로리 입금)와 소비 칼로리(칼로리 지출)의 균형이 맞아야 한다.

우리 몸은 본능적으로 포만감, 식욕 그리고 호르몬 작용에 의해 칼로리 통장의 균형을 이루려고 하는데, 그 결과로 체중이 일정하게 유지되는 것이다.

CHAPTER 01
표준 체중과 나의 비만도

칼로리 통장이 균형을 이뤄 건강을 유지하면서 외모를 유지하는 데 적절한 체중을 '표준 체중' 혹은 '이상 체중'이라고 한다. 표준 체중은 자신의 키에 따라 달라지지만 체중을 이루는 요소 중에 비만의 척도는 결국 체지방량이라 할 수 있다.

체지방은 개인의 유전적 요인이기 때문에 자신의 체형에 따라 체지방의 최소량이 결정된다. 그러나 체지방의 최대량은 환경적 요인인 개인의 식습관 및 행동들에 의해 결정된다. 쉽게 말하면, 유전적으로 비만 체질인 사람은 체내 에너지 대사가 상대적으로 활발한 반면 기초대사량이 낮아 동일한 양의 음식을 먹어도 체지방으로 전환되는 비율이 정상인보다 높다. 게다가 칼로리 섭취량이 높고 운동부족이나 활동부족 등으로 인해 섭취한 칼로리에 비해 소비된 칼로리가 적은 경우에는 여분의 에너지가 체지방 형태로 몸에 쌓이게 된다.

세계보건기구(WHO)는 체질량지수(Body Mass Index, BMI=kg/m^2)를 이용하여 비만을 분류하고 있다. 그리고 체질량지수가 비슷하더라도 체지방 분포가 어디에 더 집중되어 있느냐에 따라 비만 형태가 구분된다. 상체 및 복부에 지방이 많이 축적된 경우를 남성형 비만, 둔부 및 대퇴부에 축적된 경우를 여성형 비만으로 분류하고 있다. 복부에 지방이 많이 축적되는 남성형 비만은 합병증이 발생할 위험도까지 높아지게 된다. 따라서 최근에는 허리둘레(남자 90㎝ 이상, 여자 85㎝ 이상, 2006년 대한비만학회 기준)까지도 비만도 분류 기준으로 사용되고 있다.

체지방은 개인의 유전적 요인이기 때문에 자신의 체형에 따라 체지방의 최소량이 결정된다. 그러나 체지방의 최대량은 환경적 요인인 개인의 식습관 및 행동들에 의해 결정된다.

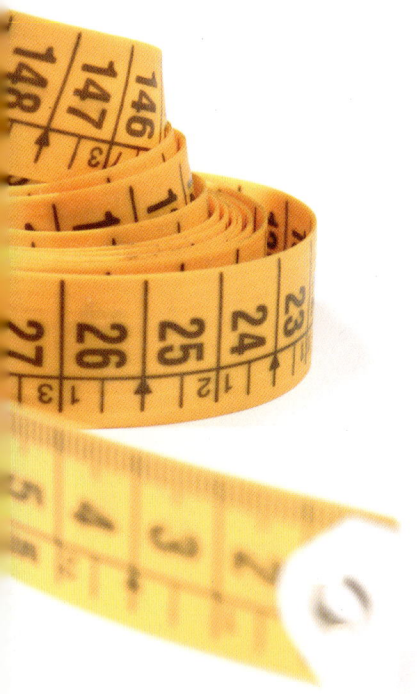

표준 체중 구하기

우리나라의 경우에는 체질량지수를 남자와 여자를 구분하여 각각 22와 21을 표준 체중의 기준치로 사용하고 있다. 이 체질량지수를 사용하여 표준 체중을 구하는 방법은 아래와 같다.

남자 키(m) × 키(m) × 22   **여자** 키(m) × 키(m) × 21

나의 비만도 알아보기

위에서 계산된 나의 표준 체중을 실제 체중(현재 체중)과 비교하면 나의 현재 체중이 부족한지, 정상인지, 과한지의 여부를 비만도(%)를 통하여 평가할 수 있다. 비만도가 85% 정도이면 저체중, 85~105%이면 정상 체중, 106~115%이면 과체중, 116~135% 약간 비만, 135% 이상이면 심한 비만이라고 할 수 있다.

비만도 (%) = (현재 체중 ÷ 표준 체중) × 100

CHAPTER 02
칼로리 지출 항목에는 어떤 것들이 있을까?

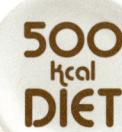

생명활동을 위한 기초대사량

　기초대사란 기본적으로 생명활동을 유지하기 위해 신체 내에서 무의식적으로 일어나는 활동 및 대사작용을 말한다. 즉, 체온조절, 심장근육의 수축작용, 혈액순환, 호흡 등을 말하며 이를 위해 에너지가 사용된다. 그리고 기초대사량이란 식사 후 최소한 12시간이 지나고 완전한 휴식 상태, 일정한 온도에서 생명을 유지하는 데 필요한 최소한의 열량이다.

　성인의 기초대사량은 1,200~1,800kcal로 하루 사용되는 칼로리의 60~70%를 차지한다. 기초대사량은 개인마다 차이가 큰데 같은 연령과 키를 가진 사람이라도 체표면적이 크면 피부를 통하여 발산되는 에너지 손실이 크기 때문에 그만큼 기초대사량이 높을 수 있다. 또한 같은 연령일 경우 남성이 여성보다 지방량이 적고 오히려 대사 활동량이 많은 근육이 많으므로 기초대사량이 더 높다. 그 밖에도 겨울철에는 여름철보다 기초대사량이 약 10% 정도 증가하는데, 이는 기온이 낮아지면 우리 몸이 체온을 일정하게 유지하기 위해 더 많은 열을 발생시키기 때문이다.

　기초대사량은 연령에 따라서도 차이가 나는데, 생후 1~2년 시기에 가장 높고 성장기가 지나면서 감소하기 시작하여 성인 이후에는 나이가 들어감에 따라 서서히 줄어든다. 이는 나이가 들면서 근육량이 감소하고 체지방이 증가하기 때문이다. 여성의 경우 월경 주기에 따라서도 기초대사량이 달라지는데, 월경 직전에는 기초대사량이 증가하

> 기초대사량은 연령에 따라서도 차이가 나는데, 생후 1~2년 시기에 가장 높고 성장기가 지나면서 감소하기 시작하여 성인 이후에는 나이가 들어감에 따라 서서히 줄어든다.

고 월경 시작 후에는 감소한다. 특히 임신 혹은 수유 시에는 기초대사량이 증가한다.

다이어트와 관련해서는 식사 섭취량이 감소하면 인체는 적은 식사량에 적응하기 위해 기초대사량이 감소하게 된다. 다이어트 초기에 체중 변화가 잘 나타나지 않고 다이어트 후에는 식사량이 조금만 증가해도 체중이 금방 돌아오는 이유가 바로 여기에 있다.

의식적인 근육활동

인체에 필요한 칼로리 중 기초대사량 다음으로 많이 소모되는 칼로리는 의식적인 근육활동에 필요한 칼로리이다. 이 에너지는 활동의 종류, 활동 강도, 시간, 체중 등에 따라 다르기 때문에 개인차가 가장 크다고 볼 수 있으며, 일반적으로 하루 소모 열량의 15~30%를 차지한다. 현대인의 경우 일상적인 활동량이 적어지면서 그에 따른 에너지 소모량도 줄어들게 되고 결국 사용되지 못한 에너지가 체지방으로 저장되면서 체중이 증가하게 되는 것이다. 이처럼 신체활동 에너지는 1일 총 필요 열량을 결정하는 데 매우 중요하다. 따라서 다이어트를 할 때 먹는 양도 줄여야 하지만, 일상에서의 활동량

> 다이어트를 할 때 먹는 양도 줄여야 하지만,
> 일상에서의 활동량을 늘려
> 칼로리 소모를 증가시키는 것도 필요한 방법이다.

활동 종류에 따른 칼로리 소모량(단위: kcal)

활동 종류	시간당 사용되는 칼로리	체중이 60kg인 사람의 경우
공부	0.42	25
자동차 운전, 다림질, 컴퓨터	1.02	61
손빨래, 청소	1.5	90
자전거타기, 골프, 걷기	2.52	150
탁구, 스케이트	4.02	241
테니스, 뛰기, 계단 오르기	6.48	388

을 늘려 칼로리 소모를 증가시키는 것도 필요한 방법이다.

음식물 대사

음식을 먹고 나서 음식물을 소화시키고 영양소를 흡수하며 대사하는 데도 칼로리가 사용된다. 예를 들어 당질 1g을 태우면 4.3kcal가 발생하는데 그 중 0.3kcal는 체내에서 당질이 대사되는 과정에 필요한 칼로리로 소모되고, 4kcal만이 신체의 기초대사와 활동을 위해 사용된다.

실제 식사 후 몇 시간 동안은 기초대사량 이상으로 에너지가 소모되는데 일반적으로 총 에너지 섭취량의 10% 정도를 차지한다. 이는 섭취한 영양소의 양과 종류에 따라 차이가 날 수 있다. 가령 고단백질 위주의 식사를 했을 경우에는 고탄수화물이나 고지방 식사를 했을 때보다 영양소 대사로 사용되는 에너지 소모가 높으며 섭취 열량의 15~30%나 된다. 이처럼 고탄수화물이나 고지방 식사를 했을 때 에너지 소모가 적으니 살이 더 찔 수밖에 없는 것이다. 또한 많은 양의 식사를 한꺼번에 먹을 경우 적은 양의 식사를 몇 시간 동안 나누어서 먹을 때보다 음식 섭취에 의한 열 발생이 적다. 이러한 이유로 다이어트를 할 때 조금씩 자주 먹는 것이 더 유리하다.

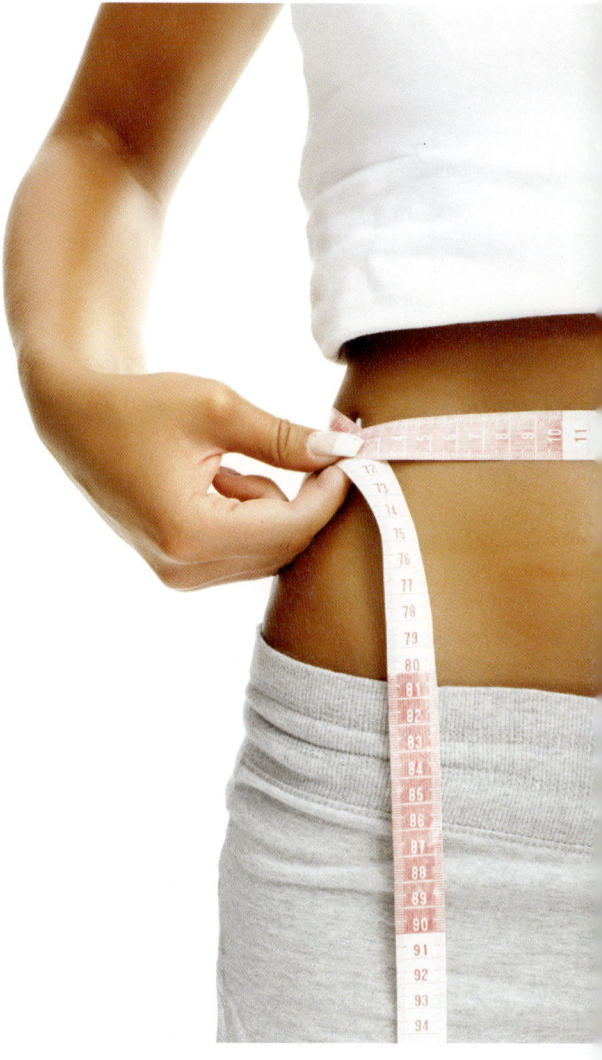

고탄수화물이나 고지방 식사를 했을 때
영양소 대사로 사용되는 에너지 소모가 적으니
살이 더 찔 수밖에 없는 것이다.

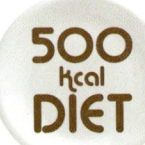

CHAPTER 03
칼로리를 발생시키는 연료

최우선 에너지 연료인 당질(탄수화물)

당질은 1g 당 4kcal의 열량을 낸다. 당질은 우리 몸에서 소화 단계를 거치면서 포도당으로 남는데, 이 포도당은 혈액에 녹아 있다가 각 세포로 운반되어 그 곳에서 에너지원으로 사용된다. 특히 뇌, 적혈구와 신경세포는 포도당(혈당)만을 연료로 사용한다. 따라서 굶거나 오랜 시간 동안 음식을 먹지 않으면 혈액 내 포도당이 감소하게 된다. 혈액 속에 포도당이 약 70㎎/㎗ 이하로 떨어질 때부터 뇌에서는 포도당 공급을 위해 공복감을 느끼게 하여 우리에게 먹으라는 신호를 보내게 된다.

그럼에도 불구하고 장시간 당질이 공급되지 않아 혈액에 있던 포도당이 모두 소모되면 비상사태를 대비하여 간에 소량 저장되어 있던 글리코겐이 포도당으로 분해되어 에너지원으로 사용된다. 그러나 그 양이 매우 적어서 바로 소모되고 그 후에는 체지방을 태워서 칼로리(에너지)를 얻게 된다. 하지만 연소과정에서 케톤이라는 재를 남기기 때문에 몸에 나쁜 영향을 주게 된다. 또한 근육에 들어 있는 단백질을 분해하여 포도당을 만들어 내기도 한다. 따라서 오랜 기간 당질이 부족하게 되면 근육, 심장, 신장 등의 주요기관에 있는 근육단백질까지 소모되면서 점점 생존능력을 잃게 된다. 반대로 당질이 많이 공급되어 에너지로 사용되고 남게 되면 지방으로 변화되어 체지방으로 쌓이며 특히 복부 비만을 초래하게 된다.

그렇다면 당질은 얼마만큼 먹는 것이 좋을까? 당질의 일일 섭취 권장량은 정해져 있지 않다. 다만 포도당만을 에너지원으로 사용하는 조직들을 위하여 하루에 최소 50~100g 정도의 당질은 반드시 섭취하는 것이 좋다. 당질이 주요 성분인 음식물로는 쌀, 보리, 밀, 옥수수, 밤, 사탕수수 등과 같은 작황 작물과 그러한 작물로 만든 가공식품류인 밀가루, 국수, 빵, 떡, 설탕 등이 대표적이다. 또한 야채류와 과일류에도 당질이 포함되어 있다.

우리나라는 예전부터 곡류 위주의 식사를 했기 때문에 주식을 통하여 비교적 용이하게 당질류를 섭취할 수 있었다. 그러나 최근에는 식품 가공 산업의 발달로 인해 도정한 곡류나 단순당류의 섭취량이 증가하면서 정제당 과잉 섭취로 인한 비만이 문제가 되고 있다.

고효율 에너지 연료인 지방

일반적으로 비만의 공공의 적을 꼽으라면 첫 번째로 지방을 들지만 사실 지방은 우리 몸에 가장 효과적이고 효율적인 열량 공급원이다. 사람을 비롯한 고등동물은 진화 과정을 통해서 식품으로부터 에너지 공급이 제한되는 때를 대비하여 체내에 보다 효과적으로 에너지를 공급하고 효율적으로 저축하는 방안을 고안하였다.

우선 지방은 우리 몸에서 에너지를 낼 수 있는 능력이 1g 당 9kcal로 당질이나 단백질의 열량보다 높다. 즉, 적은 양으로도 훨씬 많은 열량을 공급할 수 있다. 어디 그뿐인가? 사용하고 남은 에너지를 저장할 때에도 지방이 훨씬 높다. 당질의 경우 글리코겐으로 저장될 때 물과 함께 저장되어 글리코겐 1g 당 4kcal의 열량이 저장되지만, 지방은 1g 당 8kcal의 열량을 보유할 수 있어 아주 효과적인 열량 저장 형태가 된다. 보다 쉬운 이해를 위해 다음의 예를 보자. 성인의 경우 하루 필요 열량이 2,400kcal인데 만약 10일간의 열량을 모두 글리코겐으로 저장한다면 6kg이 저장된다. 하지만 이만큼의 글리코겐을 저장하려면 간의 무게가 100kg이 되어야 하기 때문에 불가능하다. 반면에 지방 조직으로 저장할 경우에는 3.2kg이 되고 이 양은 체내 곳곳에 분산되어 있는 지방 조직에 저장될 수 있으므로 이 방법이 효율적인 것이다.

이처럼 지방은 우리 몸에서 효율적인 에너지 공급원이자 에너지 보관 창고이지만, 먹을거리가 풍부해진 현대인에게 지방은 백해무익한 존재로 인식되면서 오히려 과잉 섭취를 경계해야 할 대상이 되었다.

먹을거리가 풍부해진 현대인에게 지방은 백해무익한 존재로 인식되면서 오히려 과잉 섭취를 경계해야 할 대상이 되었다.

그렇지만 아이러니하게도 현대인의 지방 섭취량은 수렵과 농경시대에 비해 4배 이상 증가하였다. 그렇다면 왜 지방 섭취량을 줄이지 못하는 걸까? 그 이유는 바로 지방의 고소한 맛에 있다. 식품 가공 산업과 외식산업은 지방의 고소하고 바삭한 맛으로 소비자의 입맛을 유혹한다. 마블링(소고기의 근내지방)이 촘촘히 박힌 부드러운 꽃등심, 삼겹살, 차돌박이, 커피크림에 함유된 팜유, 비스킷, 도넛, 튀김류에 들어있는 트랜스지방산의 아삭한 맛과 버터의 고소한 맛 등 지방의 맛에 한번 빠져들면 헤어나기 힘들어진다. 그러면 무조건 지방을 적게 먹어야 할까? 정답은 '아니오'이다. 다만 지방을 골라 먹어야 한다. 즉, 우리 몸의 필수 성분인 불포화지방산의 공급과 비타민 A, D, E, K 등의 지용성 비타민의 흡수를 돕는 기능 등 지방은 영양소의 기능도 만만치 않다. 따라서 지방 식품을 골라 먹어야 한다. 그런데 여기서 더욱 중요한 것은 적정량이다. 현대인에게 지방은 열량원이기 보다는 필수지방산으로서의 영양소 가치가 더 크다. 그러므로 매일 식물성 기름으로 2~3티스푼 정도 섭취한다면 충분하다.

칼로리보다는 영양소 기능이 더 중요한 단백질

단백질은 우리 몸에서 체조직 구성과 효소, 호르몬, 항체 등의 합성을 위해 우선적으로 사용된다. 이는 오직 단백질만이 할 수 있는 기능들이다. 즉, 단백질은 열량 영양소로서 보다는 우리 몸의 재료가 되는 영양소의 기능이 더 중요하다. 그러나 만약 탄수화물이나 지방이 인체가 필요로 하는 만큼의 칼로리를 충분히 공급하지 못한다면, 단백질은 신체를 구성하는 역할을 포기하고 칼로리를 공급하는 데 사용된다. 그렇게 되면 우리 몸은 재료가 부족하게 될 뿐만 아니라 열량 제한이 지속될 경우 우리 몸의 근육 성분에 있는 단백질까지 동원하여 열량원으로 사용하게 된다.

앞에서도 언급했듯이 근육은 우리 몸에서 활동 에너지를 사용하는데, 근육량이 감소하면서 칼로리 소비가 줄어들게 되어 다이어트가 끝난 후에 조금만 먹어도 금방 요요현상이 나타나게 된다. 따라서 너무 엄격한 다이어트로 인한 열량 제한은 내 몸의 단백질을 소비시킬 수 있다는 점을 생각하고 단백질 공급에 주의해야 한다. 반대로 필요 이상으로 많은 단백질을 섭취하면 어떤 현상이 일어날까? 우리 몸에 필요한 만큼 사용하고 남은 단백질은 체내에서 지방으로 전환되어 지방조직에 축적된다.

단백질은 육류, 계란노른자, 우유, 생선, 치즈 등의 동물성 식품이나 맥주효모, 견과류, 콩류, 곡류의 배아 식품 등의 식물성 식품 모두에 골고루 들어 있다. 다만 육류에는 포화지방산도 함께 함유되어 있어 육류를 과잉 섭취할 경우 포화지방산의 과잉 섭취도 동반되므로 주의가 필요하다. 소고기의 경우 부위별로 칼로리가 다른 이유가 바로 여기에 있다. 따라서 소고기나 돼지고기는 가능한 지방이 적은 살코기를 선택하고, 비교적 포화지방이 적은 닭고기, 생선 등을 섭취하는 것이 좋다. 또한 우유나 유제품을 즐겨 먹는다면 전유보다는 무지방이나 저지방 제품을 선택하면 칼로리 감소에 도움이 된다.

단백질은 우리 몸에서 자체적으로 재흡수되어 사용되기 때문에 우리가 매일 식품으로 섭취해야 하는 양은 그리 많지 않다. 단, 필수아미노산이 많이 함유된 질 좋은 단백질 식품을 매일, 매끼 적정량을 꾸준하게 먹는 것이 더 중요하다.

술살의 주범, 알코올

알코올은 1g 당 7kcal로 탄수화물(4kcal), 단백질(4kcal)에 비해 칼로리가 높다. 그러나 알코올은 탄수화물, 단백질, 지방과 같은 에너지원과는 다르게 인체에 저장되지는 않는다. 따라서 알코올이 직접적으로 체지방을 증가시키는 원인은 아닐 수 있다. 특히 알코올은 다른 영양소에 우선하여 에너지원으로 사용된다. 그로 인해 다른 영양소에서 나온 열량이 잉여 에너지가 되어 지방으로 전환되어 체내에 저장된다.

반면 지속적으로 과음을 하면 알코올 대사 과정에서 오히려 발열 반응이 높아진다. 즉, 과량의 알코올은 에너지 소비를 촉진시키기 때문에 오히려 체중이 줄어들 수도 있다. 알코올 중독자 중에 마른 사람이 많은 것도 이런 논

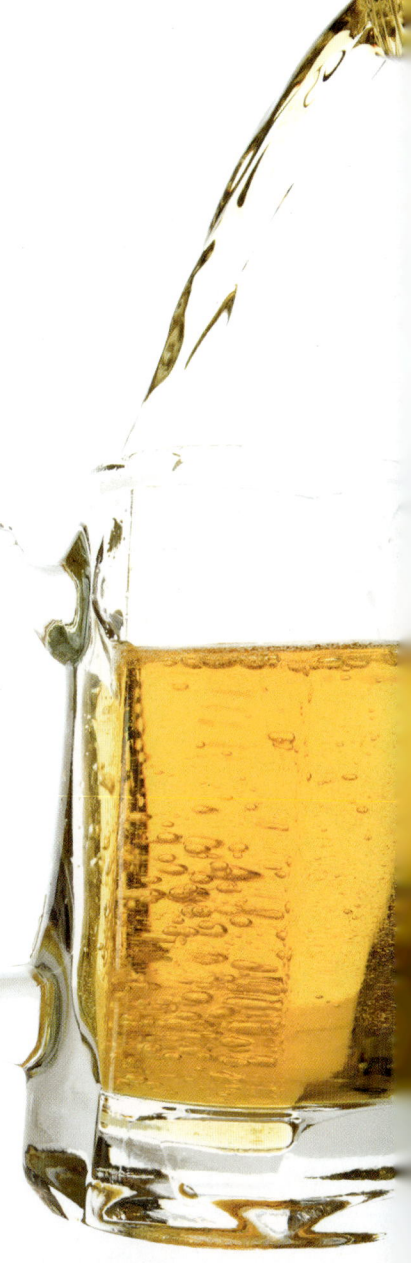

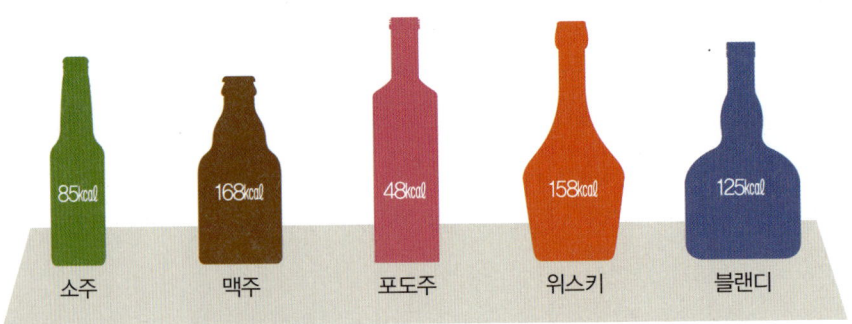

술 종류별 열량(단위: 1잔)

소주 85kcal / 맥주 168kcal / 포도주 48kcal / 위스키 158kcal / 블랜디 125kcal

술을 적당히 마시면 식욕이 촉진되는 효과가 있다. 왜냐하면 알코올이 식욕을 증가시키는 신경전달물질을 자극하여 음식에 대한 욕구를 증가시키기 때문이다.

리로 설명할 수 있겠다. 따라서 다른 음식은 먹지 않고 술만 마시는 무모한 '술 다이어트'도 알코올의 이런 작용을 이용한 것이다.

하지만 술을 적당히 마시면 식욕이 촉진되는 효과가 있다. 왜냐하면 알코올이 식욕을 증가시키는 신경전달물질을 자극하여 음식에 대한 욕구를 증가시키기 때문이다. 특히 지방을 함께 섭취했을 때는 식욕 증가 효과가 더욱 강하기 때문에 주의해야 한다. 따라서 술을 마시게 되면 술 자체의 열량뿐만 아니라 안주의 열량까지 더해져 열량 과잉 섭취가 된다. 게다가 대부분 늦은 시간까지 술과 안주를 먹고 바로 잠자리에 들기 때문에 복부비만의 악순환을 벗어날 수 없게 된다.

너무 과한 열량, 그러나 너무 적은 영양! 엠티 칼로리

본래 식품은 열량 영양소 외에도 함량의 차이는 있지만 무기질, 비타민, 섬유소 등 우리 몸에 필요한 영양소들을 고루 함유하고 있다. 그러나 식품 가공 과정에서 이러한 영양소들이 제거되고 에너지만 공급하는 설탕이나 지방만 함유한 식품들로 만들어진다. 이처럼 몸에 필요한 영양소는 비어있고 열량만 남은 음식을 엠티 칼로리(Empty Calories) 또는 정크푸드(Junk Foods)라고 한다.

이러한 식품을 먹게 되면 소화와 대사과정에 필요한 효소와 비타민, 미네랄을 오히려 체내에 저장된 것에서 빼앗아 와야 한다. 결국 우리 몸에 필요한 영양소를 주기는커녕 고갈시키는 상황이 되는 것이다. 따라서 엠티 칼로리 식품을 많이 먹게 되면 필수 영양소 결핍이 초래되어 질병에 대한 저항력이 떨어지고 노화가 촉진되며 전반적으로 생리적, 정신적 활동에 장애를 받게 될 수도 있다. 대표적인 엠티 칼로리 식품으로는 설탕, 술(알코올), 식용유, 흰쌀, 흰밀가루 등이 있다.

> 엠티 칼로리 식품을 많이 먹게 되면 필수 영양소 결핍이 초래되어 질병에 대한 저항력이 떨어지고 노화가 촉진되며 전반적으로 생리적, 정신적 활동에 장애를 받게 될 수도 있다.

또한 우리나라 사람들은 꿀을 귀한 식품으로 인식하고 있는데, 이는 꿀 자체의 영양 생리적 작용보다는 열량 섭취가 원활하지 못하던 시대에 생명을 유지시켜주는 에너지 덩어리였기 때문이다. 하지만 지금은 열량 과잉 공급 시대이므로 꿀 또한 열량만 공급하는 엠티 칼로리 식품으로 간주될 수 있다.

제로 칼로리 무영양 감미료

엠티 칼로리 식품이 비만의 적으로 지탄받고 사회적으로 외면당하자 식품 회사들은 열량덩어리 설탕을 대신하여 단맛은 내면서 칼로리는 적게 나가는 성분들을 개발하게 된다. 가장 대표적인 것이 천연감미료로 알려진 '스테비아(Stevia)'이다. 이 제품은 나무에서 추출한 성분으로 설탕보다 수백 배나 달다. 일본이나 브라질에서는 안전한 첨가물로 허용되고 있는 반면 미국이나 캐나다에서는 아직 안정성 문제로 사용이 허용되고 있지 않다.

반면 '수크랄로스(Sucralose)', '아스파탐(Aspartame)', '아세설팜칼륨(Acesulfame Potassium)', '사카린(Saccharin)' 등은 인공 감미료의 대표적인 제품이다. 이 성분들의 g 당 칼로리는 설탕과 비슷하지만 단맛은 설탕보다 보통 200~300배 강해 몇 백분의 1만 넣어도 설탕과 비슷한 단맛을 내게 된다. 보통 콜라 한 캔에는 1g 당 4kcal인 설탕이 30~40g 들어가므로 총 칼로리가 120~160kcal가 되지만, 아스파탐(역시 1g 당 4kcal)을 쓰면 0.1~0.2g만 넣어도 되므로 총 칼로리는 0.4~0.8kcal로 크게 줄어드는 효과를 볼 수 있다.

그렇다면 과연 이 식품들을 먹을 경우 열량이 낮으므로 체중이 줄어들 수 있을까? 이러한 의문에 대한 해답을 찾고자 미국 퍼듀대 연구팀은 인간과 유사한 구조를 가진 실험용 쥐를 이용하여 실험을 했다. 한 그룹은 일반 설탕이 든 요구르트를 먹게 하고 다른 그룹은 사카린을 넣어 저칼로리로 만든 요구르트를 먹게 했는데, 일정 기간이 지난 후 저칼로리 요구르트를 먹은 쥐 집단은 그렇지 않은 집단에 비해 몸무게가 평균 5g이 많이 나갔고 체지방 또한 더욱 늘어났다는 연구 결과가 나왔다. 연구팀에 따르면 인공감미료를 먹을 경우 단맛은 느끼지만 막상 단맛을 인지한 만큼의 칼로리는 섭취되지 않아 우리 몸 속 소화 시스템이 혼란을 일으킨다고 한다. 그 결과 몸이 평소보다 더 많은 음식을 요구하게 되고 소화 대사율도 떨어져 체지방이 더욱 증가한다는 것이다.

지난 수십 년 동안 천연이든 인공이든 감미료의 판매량은 극적으로 증가했지만 비만율은 감소되기는커녕 오히려 증가하고 있다. 감미료가 설탕을 대체하는 효과는 있으나 현대인의 체중 조절 문제에 대한 정확한 답은 아니라는 뜻이 아닐까?

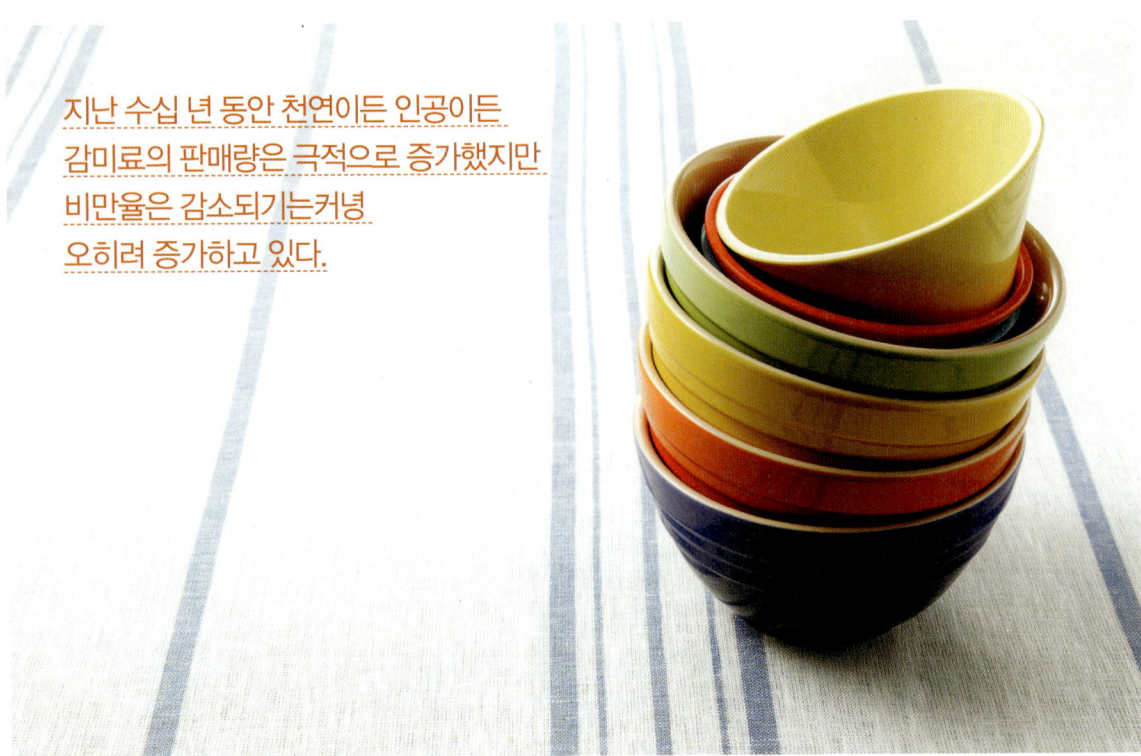

> 지난 수십 년 동안 천연이든 인공이든 감미료의 판매량은 극적으로 증가했지만 비만율은 감소되기는커녕 오히려 증가하고 있다.

CHAPTER 04
식품 속 칼로리

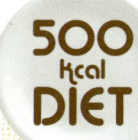

우리는 어디에서 칼로리의 연료를 얻는 걸까? 당연히 식품이다. 그리고 식품 속에는 칼로리의 연료가 되는 지질(탄수화물), 지방, 단백질이 함유되어 있다.

우리가 주식으로 먹는 곡물류에는 주로 탄수화물이 대부분이나 단백질도 어느 정도 함유되어 있다. 반면 고기, 생선 등 동물성 식품에는 단백질과 지방이 대부분이고, 땅콩이나 기름에는 탄수화물이나 단백질은 거의 없고 지방만 있다. 한편 우유에는 모든 영양소가 골고루 들어 있으며 특히 칼슘이 풍부하여 성장기 아동이나 여성에게 중요한 식품이다. 이 외에 채소류에는 칼로리가 되는 탄수화물, 지방, 단백질 보다는 비타민과 무기질 그리고 섬유소의 함량이 많다. 그래서 많은 양을 먹더라도 칼로리가 낮은 대신 포만감을 줄 수 있어 다이어트 식품으로 각광받고 있는 것이다.

식품의 종류와 양에 따라서 칼로리가 다르기 때문에 전문가들이 식품 100g을 기준으로 함유되어 있는 영양소를 분석한 것이 있는데, 이를 식품분석표라고 한다. 그리고 이 식품분석표를 이용하면 각 식품의 칼로리를 산출할 수 있다. 그런데 문제는 식품을 자연 상태 그대로 먹는 것이 아니라 가공 또는 요리의 과정을 거친다는 것이다. 따라서 내가 먹는 칼로리 양을 계산하기 위해서는 하루 동안 먹었던 음식과 그 안에 포함된 여러 가지 식품의 양을 일일이 기억하여 식품분석표를 이용하여 계산해야 한다. 하지만 이는 현실적으로 거의 불가능에 가깝다.

그렇다면 좋은 방법이 없을까? 이런 고민에서 나온 것이 바로 기초식품군이다. 기초식품군이란 식품이 가지고 있는 영양소의 구성이 비슷한 것끼리

묶어 여섯 가지로 분류한 식품군을 말한다. 우리가 흔히 먹는 식품을 중심으로 몇 종류만 외우고 있으면 어느 정도 칼로리 계산을 쉽게 할 수 있다. 예를 들어 밥 1공기면 210g 정도이고 열량은 300kcal가 되고, 소고기 1인분(200g) 살코기이면 250kcal인 반면 등심은 375kcal이다. 각 기초식품군별 식품의 종류와 주요 함유 영양소는 다음 표에 정리하였다.

기초식품군

기초식품군	주요 함유 영양소	주요 역할	식품 종류
곡류 및 전분류	탄수화물, 단백질, 약간의 섬유소	에너지원	밥류, 국수류, 빵류, 떡류, 감자, 고구마, 밤, 옥수수류
채소류	비타민과 무기질, 피토케미컬 섬유소	생리 조절 작용	시금치, 호박, 오이, 당근, 양상추, 해조류, 양파 등
어육류 및 달걀	단백질과 포화지방	구성 성분 에너지원	소고기, 닭고기, 돼지고기, 각종 생선류, 콩류, 육가공품류
우유 및 유제품	단백질과 칼슘	칼슘 공급원 에너지원	우유, 치즈, 아이스크림, 요구르트, 멸치
유지 및 당류	지방 및 단순당류	구성 성분 또는 에너지원	대두유, 참기름, 들기름, 잣, 마가린 버터, 마요네즈, 설탕, 탄산음료 등
과일류	비타민, 무기질, 피토케미컬 섬유소	생리 조절 작용	사과, 귤, 배, 딸기, 포도 등

수육(p.99)의 영양소 및 열량 분석 예

재료명	재료량	지질(g)	단백질(g)	지방(g)	열량(kcal)
돼지고기	60	0.3	8.5	7.9	133.8
된장	10	1.8	1.2	0.5	16.1
마늘	5	1.2	0.5	0	6.0
미림	20	8.4	0.1	–	33.8
배	5	0.6	0	0	2.5
설탕	1	1.0	–	–	3.9
소금	0.3	–	–	–	–
식초	3	–	0	–	–
양파	5	0.4	0.1	0	1.8
파	30	1.6	0.4	0.1	7.8
겨자	1	0.3	0.3	0.2	4.4
수육의 영양소 및 열량 합계		15.5	11.0	8.7	210

각 식품군 별 대표식품 및 1회 분량과 열량

식품군	대표식품	1회 분량	식품군	대표식품	1회 분량
곡류군 (100kcal)	보리밥	70g	채소군 (20kcal)	시금치	70g
	식빵	35g		표고버섯	50g
	고구마	80g		풋고추	70g
	삶은국수(칼국수)	70g		당근	60g
	감자	130g	지방군 (45kcal)	콩기름	5g
어육류군 (50kcal)	소고기(사태)	40g		버터	5g
	오징어	50g		땅콩	8g
	조갯살	70g		마요네즈	5g
어육류군 (75kcal)	고등어	50g	우유군 (125kcal)	우유	200㎖
	달걀	1개		두유	200㎖
	두부	80g	과일군 (50kcal)	귤	120g
	소고기(안심, 등심)	40g		바나나	50g
	돼지고기(삼겹살)	40g		사과	80g

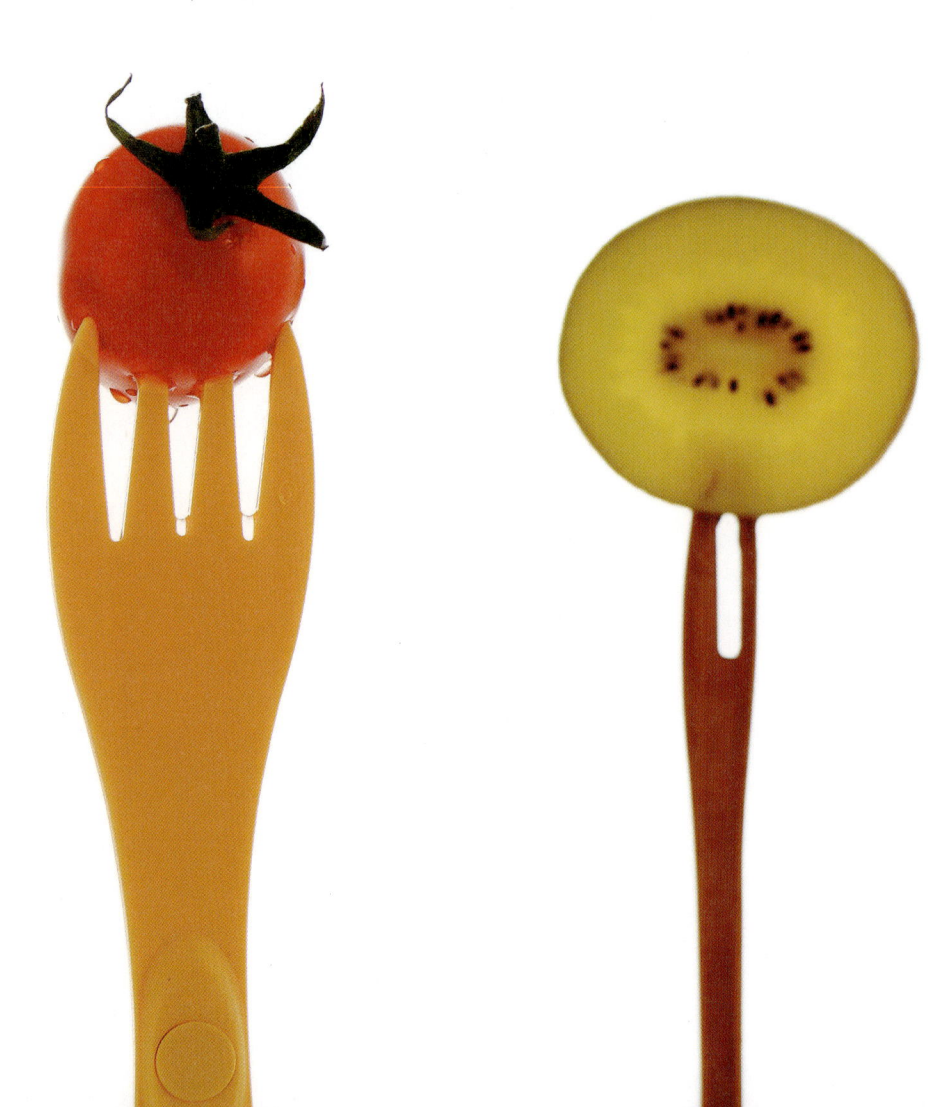

500 kcal Part 3

내 몸에 맞는 칼로리 통장 관리법

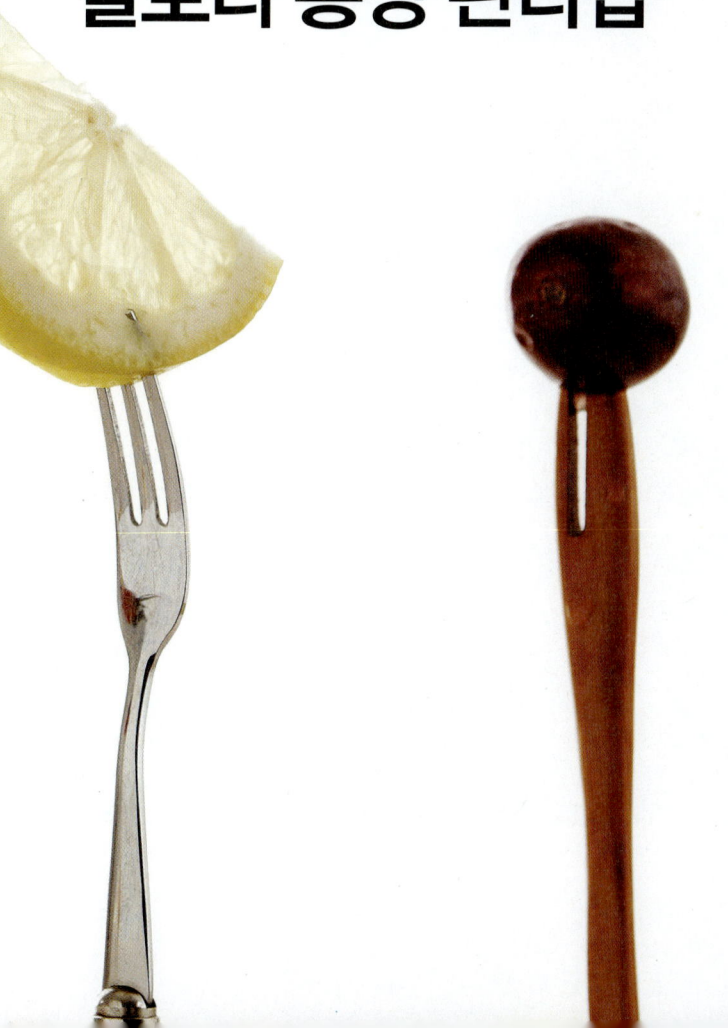

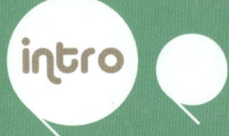

과거에는 활동량은 많았으나 먹는 양이 적어 늘 우리 몸의 칼로리 통장은 마이너스 상태였다. 그러나 현대인의 경우 산업의 발전으로 칼로리 사용은 점점 줄어드는데 반해 섭취하는 칼로리는 늘어나서 칼로리 통장은 플러스 상태로 바뀌었다. 은행 통장은 잔고가 많을수록 좋지만 내 몸의 칼로리 통장은 플러스와 마이너스가 균형을 이루어야 한다. 따라서 체중이 증가하고 있다면 칼로리 통장 관리에 신경 써야 한다. 칼로리 균형을 위해서는 칼로리 지출을 먼저 생각하고 그 양에 맞추어 칼로리를 섭취하는 것이 가장 이상적인 방법이다.

자! 이번 장에서는 나의 하루 필요 열량을 알아보고 그 필요량에 따라 섭취 칼로리를 어떻게 구성하는 것이 좋은지에 대해 알아보도록 하자.

CHAPTER 01
나에게 필요한 하루 칼로리 구하기

STEP 1 표준 체중 계산하기

나에게 필요한 칼로리는 하루 단위로 계산한다. 하루에 필요한 칼로리를 계산하기 위해 가장 기본이 되는 요건이 체중인데, 일상생활에서 건강을 유지하는 데 적절한 체중인 표준 체중을 구해야 한다. 앞 장에서 이미 자신의 표준 체중을 산출하였다면 그것을 참조하면 된다.

STEP 2 하루 활동량 알아보기

신체활동량은 1일 총 필요 칼로리를 결정하는 데 중요한 요소가 되는데 체중, 나이, 성별, 활동 정도와 활동 시간에 따라 필요한 열량이 달라진다. 매일 매일 어느 정도의 칼로리 차이는 생기겠지만 활동 또한 습관이기 때문에 변화폭이 그리 크지는 않다. 따라서 가장 많은 시간을 소비하는 주된 활동을 기준으로 산정하면 된다.

가벼운 활동 정도는 대부분의 시간을 앉아서 정적인 활동으로 보낼 때를 의미하고, 중등도 활동 정도는 주로 앉아서 보내지만 가사일이나 가벼운 운동 등의 활동 정도를 할 때이며, 심한 활동 정도는 주로 서서 하는 작업이나

활동 정도	활동 예
가벼운 활동 정도	앉아서 하는 일, 사무직, 문서작업 등
중등도 활동 정도	보통 속도로 걷기, 자전거타기, 요가, 골프, 빨래, 청소, 아이 돌보기, 경공업, 가사노동, 어업
심한 활동 정도	등산, 무거운 짐 운반하기, 빠르게 달리기, 농사, 광업, 운동선수, 철강업

활발한 움직임이 있는 운동 등의 활동을 의미한다.

STEP 3 하루에 필요한 칼로리 계산하기

키와 체중을 통하여 현재 체중의 비만도를 측정하고 활동 정도에 따른 에너지 소모량을 곱하여 1일 총 필요 칼로리를 계산한다.

비만도와 활동량에 따른 적정 열량

활동 정도	저체중(kg당)	정상(kg당)	비만(kg당)
가벼운 활동 정도	35kcal	30kcal	20~25kcal
중등도 활동 정도	40kcal	35kcal	30kcal
심한 활동 정도	45kcal	40kcal	35kcal

예) 현재 체중이 정상인 경우 활동 정도에 따른 1일 총 필요 칼로리는?

-가벼운 활동 정도의 1일 총 필요 칼로리 구하기=표준 체중 × 30kcal

-중등도 활동 정도의 1일 총 필요 칼로리 구하기=표준 체중 × 35kcal

-심한 활동 정도의 1일 총 필요 칼로리 구하기=표준 체중 × 40kcal

> **Q** 키 168cm, 체중 75kg, 중등도 활동 정도인 남자의 경우 1일 총 필요 칼로리는?
> **A** $1.68 \times 1.68 \times 22 = 62kg$
>
> 따라서 1일 총 필요 칼로리는 표준 체중×활동량에 따른 열량(kcal/kg)이므로
> 62×30=약 1,860kcal이다.
> 참고로 이 남자의 비만도는 (75÷62) × 100 = 130%로 약간 비만이다.

CHAPTER 02
1일 총 필요 칼로리에 맞게 섭취하기

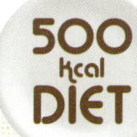

그럼 이번에는 1일 총 필요 칼로리가 산출되면 그에 해당하는 만큼의 음식을 먹는 방법을 알아보자. 먼저 1일 총 필요 칼로리의 범위 내에서 칼로리를 공급해주는 열량 영양소인 당질(탄수화물), 단백질, 지방의 공급 비율을 결정한다. 두뇌 활동에 필수적이며 경제적인 당질(곡류, 과일, 야채류)은 총 칼로리의 55~60%, 단백질은 15~20%, 지질은 20~25%의 비율로 섭취하는 것이 가장 바람직한 칼로리 공급의 황금비율이다. 그러나 일상에서 매일 영양소의 비율을 계산하면서 식품을 섭취하는 것은 거의 불가능에 가깝다. 게다가 식품을 통해서 열량뿐만 아니라 필수 영양소까지 섭취해야 하므로 식품 선택의 폭은 넓어지고 더 어려워진다. 따라서 음식의 칼로리를 일일이 계산하지 않아도 어느 정도 칼로리를 맞출 수 있는 방법을 알아보자.

다양하게 먹기
앞에서 설명한 영양소의 구성이 비슷한 것끼리 분류된 기초식품군을 이용하여 먹으면 편리하다. 하루 동안 각 기초식품군에 있는 식품들을 빠짐없이 매일 섭취하되, 각 식품군별로 먹는 양을 어느 정도 정해서 먹으면 칼로리와 영양소 모두 잡는 일석이조의 효과가 있다.

곡류 및 전분류
우리 몸의 최우선 에너지원인 당질(탄수화물)을 가장 많이 함유하고 있는 식품군으로 우리나라에서는 주식으로 섭취하고 있다. 밥 1공기(210g)는 300kcal로 세끼를 먹는 경우 900kcal가 되는데 이 정도 양이면 하루 1,800kcal를 섭취할 경우 약 50%에 해당된다. 최근 식품가공의 발달로 인해 곡류의 껍질과 씨눈에 주로 있는 비타민, 미네랄, 단백질, 필수지방, 섬유소 등 중요한 영양성분이 제거된 흰쌀밥과 흰밀가루로 섭취하면 오히려 과식을 초래하여 칼로리 섭취를 증가시켜 비만을 일으키는 주범으로 변할 수 있다. 따라서 가급적 현미나 보리, 율무, 팥 등을 적당히 섞어 먹는 것이 칼로리 섭취를 줄이면서 당질 외의 다른 영양소를 동시에 섭취하는 효과가 있다. 특히 도정하지 않은 곡류 외피에 있는 섬유소는 음식의 부피감으로 포만감까지 느끼게 해주어 과잉 섭취를 방지하는 효과가 있다. 게다가 몸에서 포도당을 천천히 흡수시키는 효과도 있어 체중 관리 면에서는 효자 노릇을 톡톡히 한다.

채소 및 과일류

채소류는 칼로리가 비교적 낮은 식품이나 우리 몸의 생리활동의 윤활유인 비타민과 무기질 함량이 높고, 특히 항산화작용, 항암작용 등 건강 영양소로 주목받고 있는 피토케미컬과 식이섬유소의 주요 급원이다. 식품 자체로는 칼로리가 높지 않으나, 조리과정에서 첨가되는 양념류로 인해 칼로리가 높아질 수 있으므로 주의가 필요하다. 과일의 경우 비타민, 무기질, 피토케미컬 뿐만 아니라 탄수화물의 함유량 또한 높으므로 섭취량의 조절이 필요하다.

어육류, 달걀 및 콩류

신체를 구성하고 우리 몸에서 조절 작용을 하는 성분의 구성물질인 단백질의 주요 공급식품이다. 식물성 식품과 동물성 식품을 1:2 정도로 섭취하는 것이 바람직하다. 소고기나 돼지고기는 필수 아미노산이 풍부한 완전 단백질 식품이지만 포화지방산의 함유량도 높기 때문에 매일 섭취는 하되 부위 및 섭취량의 조절이 필요하다. 닭가슴살, 생선, 두부 등과 함께 다양하게 먹을 것을 권장한다. 매끼마다 1~2종류씩 1회 분량 정도 섭취하도록 한다.

우유, 유제품 및 멸치류

이 식품군은 주로 칼슘 함량이 높다. 우유는 당질, 단백질, 지방을 골고루 함유하고 있는 완전식품이며, 특히 질 좋은 단백질 급원식품이지만 이렇게 별도로 분류한 이유는 우유에 함유되어 있는 칼슘 성분 때문이다. 우리 몸의 골격과 치아를 구성하는 요소인 칼슘을 함유하고 있는 식품은 자연계에서 제한적으로 존재하기 때문에 칼슘 급원 식품군으로 별도로 분류하였다. 우유의 칼로리가 부담스러운 경우에는 저지방 우유로 바꾸어 먹으면 칼로리를 1/2로 줄일 수 있다.

유지, 견과류 및 당류

이 식품군에는 식물성 기름, 견과류와 같이 우리 몸의 구성 성분이 되는 필수지방산의 급원 식품도 있지만, 버터나 마가린, 마요네즈와 같이 우리 건강에 해로운 포화지방산을 함유한 식품도 있다. 따라서 가급적 식물성 기름을 섭취하도록 하되, 하루에 15g(3작은술) 이하가 적당하다. 이 외에 설탕 같은 단순 당질류도 있는데 양념류나 음료수, 디저트, 케이크, 아이스크림 등에 많은 양이 함유되어 있어 특히 여성과 소아 비만의 주범이 되므로 섭취량에 주의해야 한다.

적절하게 먹기

각 식품군별로 다양하게만 먹으면 되는 걸까? 대답은 '아니오'이다. 약도 적정 복용량이 있듯이 식품도 마찬가지이다. 열량 영양소의 황금 비율을 유지하면서 먹기 위해서는 각 식품군별로 먹을 수 있는 적정량이 있으며, 가급적 그 양을 초과하지 않는 것이 좋다. 정상 체중을 가진 성인이 기초식품군을 이용하여 일일 섭취 기준량을 충족시키는 방법은 다음과 같다.

곡류 및 전분류 식품군에서 이왕이면 잡곡밥을 선택하여 210~280g 정도로 세끼를 섭취하고, 감자나 고구마 1/2~1개를 간식으로 먹는다. 그리고 과일, 채소 식품군에서는

> 열량 영양소의 황금 비율을 유지하면서 먹기 위해서는 각 식품군별로 먹을 수 있는 적정량이 있으며, 가급적 그 양을 초과하지 않는 것이 좋다.

채소의 경우 가급적 다양한 종류로 많이 먹는 것이 좋고, 과일류는 매일 다른 종류로 바꿔가며 1회 정도 섭취하도록 한다. 단백질 공급을 위해서는 고기, 생선, 계란, 콩류 식품군에서 매끼 1~2종류씩 오른쪽 표에 제시된 양만큼 섭취한다. 우유나 유제품 식품군에서는 매일 간식으로 저지방 우유나 플레인 요구르트를 1잔씩 마시도록 한다. 마지막으로 유지, 견과류, 당류 식품군에서는 필수지방산 섭취를 위해 조리 시 식물성 기름 3작은술과 견과류 5~10g 정도를 넣어주면 된다.

그렇지만 체중을 조절해야 하는 경우에는 양의 제한이 필요하므로 오른쪽 표에 1,500kcal와 1,200kcal 섭취를 위한 기초식품군별 허용되는 양을 제시하였다.

끼니별로 균형 있게 칼로리 배분하여 먹기

저녁식사 이후에는 혈중 포도당 농도(혈당)가 일정하게 유지되다가 아침이 다가올수록 혈당이 점점 떨어지게 된다. 따라서 아침이 되면 떨어진 혈당을 끌어올리기 위해 다시 칼로리를 공급해 주어야 하므로 아침 식사가 중요하다.

아침식사는 단백질과 약간의 지방, 탄수화물이 골고루 포함되게 하여 간단하게나마 식사를 하는 것이 좋다. 그래야만 칼로리 공급이 일정한 수준으로 유지되어 점심시간까지 활력을 느낄 수 있기 때문이다. 점심도 당질, 단백질, 약간의 지방이 포함된 식사를 하는 것이 좋으며 활동량에 따라 식사량을 조절하도록 한다. 생리적인 필요량으로 볼 때 저녁식사량은 아침과 점심 식사량보다 많지 않도록 하는 것이 좋으나, 우리나라의 경우 회식 문화로 인해 어쩔 수 없이 과식을 하는 경향이 높다. 따라서 회식이 있는 날에는 점심을 평소보다 간단히 먹는 것도 방법이 될 수 있다.

1,500kcal 섭취 방법

식품군	1회 섭취량	하루 섭취량
곡류군	1공기(210g)	• 매끼 밥 7부(160g) • 식빵 2.5쪽 또는 삶은 국수 1.5공기(240g)와 바꿔 먹을 수 있다.
어육류군	고기 1접시 또는 생선 1토막	• 매끼 1~2가지 어육류찬을 먹는다. • 살코기 4~5점=생선 1토막=계란 1개=두부 1/6모 ⋯ 비슷한 열량과 영양소로 매끼별로 다양하게 먹을 수 있다. 　예) 아침 : 계란찜 1개, 점심 : 불고기 8~10점, 저녁 : 생선 2토막 • 갈비, 삼겹살 등 기름기가 많은 육류의 잦은 섭취는 금물이다.
채소군	1접시	• 매끼 1접시 정도의 야채를 먹는다. 가급적 다양한 종류를 선택한다. • 기름진 샐러드드레싱은 금물이다.
지방군	1작은술	• 식물성 기름(참기름, 들기름, 콩기름 등)을 매끼 1작은술 정도 사용한다.
우유군	1컵	• 하루 1번 간식으로 이용한다. • 저지방 우유 1컵 또는 플레인 요구르트
과일군	귤 1개 또는 사과 1/3개	• 사과 ⅓개=배 ¼개=단감 ½개=귤 1개=토마토(대) 1개=무가당주스 ½컵(100㎖)=토마토주스 1컵(200㎖)은 서로 바꿔 먹을 수 있다. • 하루에 2회 정도 간식으로 이용한다.

1,200kcal 섭취 방법

식품군	1회 섭취량	하루 섭취량
곡류군	1공기(210g)	• 매끼 밥 1/2공기(120g) • 식빵 2쪽 또는 삶은 국수 3/5(150g)과 바꿔 먹을 수 있다.
어육류군	고기 1접시 또는 생선 1토막	• 매끼 1가지 어육류찬을 먹는다. • 살코기 4~5점=생선 1토막=계란 1개=두부 1/6모 ⋯ 비슷한 열량과 영양소로 매끼별로 다양하게 먹을 수 있다. 　예) 아침 : 계란찜 1개, 점심 : 불고기 8~10점, 저녁 : 생선 1토막 • 갈비, 삼겹살 등 기름기가 많은 육류의 잦은 섭취는 금물이다.
채소군	1접시	• 매끼 1 접시 정도의 야채를 먹는다. 가급적 다양한 종류를 선택한다. • 기름진 샐러드드레싱은 금물이다.
지방군	1작은술	• 식물성 기름(참기름, 들기름, 콩기름 등)을 매끼 1작은술 정도 사용한다.
우유군	1컵	• 하루 1번 간식으로 이용한다. • 저지방 우유 1컵 또는 플레인 요구르트
과일군	귤 1개 또는 사과 1/3개	• 사과 ⅓개=배 ¼개=단감 ½개=귤 1개=토마토(대) 1개=무가당주스 ½컵(100㎖)=토마토주스 1컵(200㎖)은 서로 바꿔 먹을 수 있다. • 하루에 1회 정도 간식으로 이용한다.

Part 4 500 kcal

시작하자!
500칼로리 다이어트

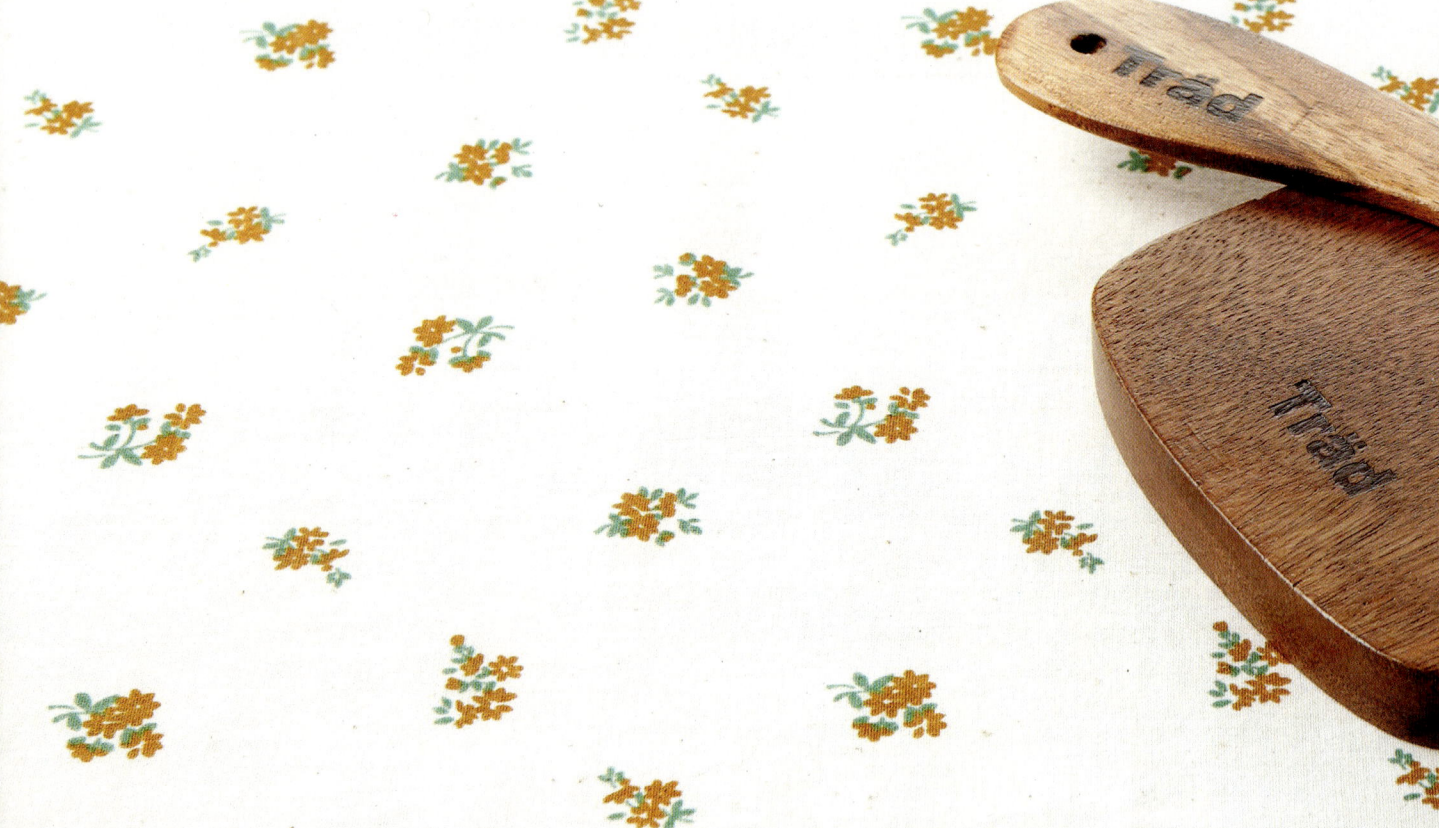

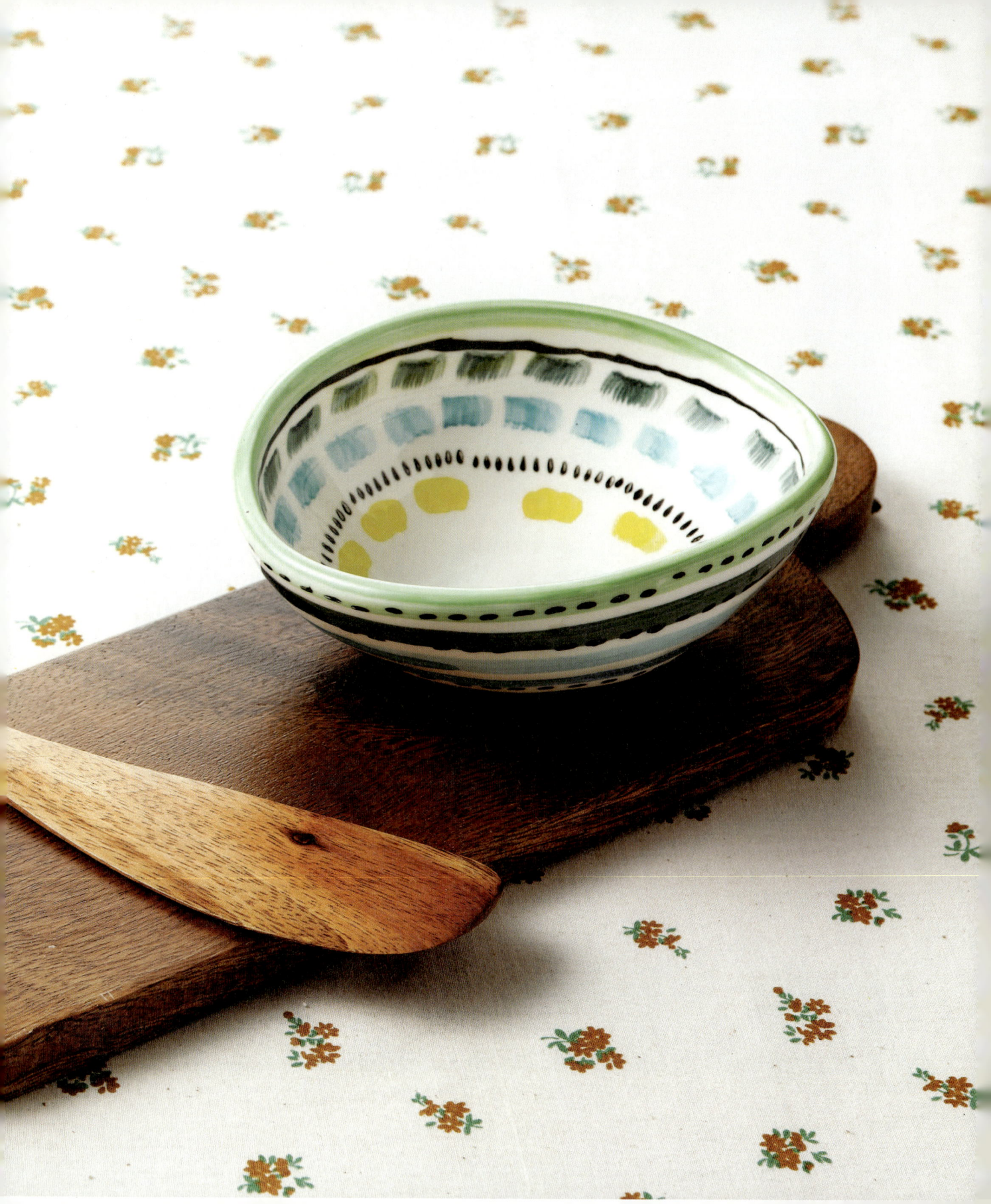

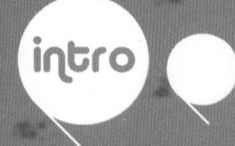

칼로리 통장이 플러스 상태로 지속되면 남은 칼로리가 지방으로 변하여 저장되면서 체중이 증가하게 되고 이 상태가 지속되면 비만이 된다. 따라서 다이어트는 섭취 칼로리와 소비 칼로리의 의도적인 불균형을 통해, 즉 섭취 칼로리를 적게 하여 몸속에 저장된 지방을 태워 칼로리로 소비시키고 궁극적으로 체지방을 감량하는 것이다.

많은 독자들도 공감하겠지만 각종 다이어트들은 하나 같이 비만과의 전쟁에서 승리를 장담하는데 그 효과가 그리 즐겁지만은 않다. 사실 다이어트 기간 동안 얼마나 많은 살을 빼는가도 중요하지만 이것이 전부는 아니다. 문제는 다이어트 이후이다. 고통스러운 다이어트를 끝내는 순간부터 체중이 다시 제자리로 돌아오거나 그 이상으로 증가하게 된다면 무슨 소용인가? 그렇다고 의지력 하나로 무조건 배고픔과 식욕을 참고, 정상적인 사회생활도 하지 못하면서 지속적으로 다이어트를 해야 한다면 삶은 그야말로 고통 그 자체가 된다. 그러므로 다이어트는 '살아가는 동안의 습관'이라는 그리스어의 어원대로 일생동안 지속해야하는 건강 습관이 되어야 한다.

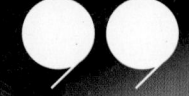

CHAPTER 01
발상의 전환이 필요하다

다이어트의 기초 원리는 내 몸의 칼로리 통장을 마이너스 상태로 유지하는 것이다. 그리고 방법을 어떻게 하느냐에 따라 '원푸드 다이어트'나 '황제 다이어트' 등 다양한 이름이 붙여지는 것뿐이다. 우리 몸에 무리를 주지 않고 체중을 줄이기 위해서는 1주일에 0.5kg 감량이 가장 적절하다. 그러기 위해서는 평소보다 500kcal 정도 적게 먹으면 된다. 500kcal를 음식의 양으로 환산해보면 밥은 1공기+2/3공기이고, 살코기로 먹는다면 400g 정도 된다.

그런데 문제는 일상에서 한 종류의 음식만을 먹는 것이 아니기 때문에 무조건 500kcal를 적게 먹는다는 것이 그리 간단한 일은 아니다. 그렇다면 방법을 달리 해보자. 여성의 경우 표준 체중을 유지하는 일일 권장 칼로리는 2,000kcal이다. 여기서 500kcal를 뺀 칼로리, 즉 1,500kcal를 하루 섭취량으로 결정한 다음 그 양에 맞도록 매 끼니 음식을 구성하여 먹는 것이다.

그러나 이 방법 또한 그리 만만치는 않다. 매 끼니 정해진 음식의 양과 종류를 일일이 기억하여 먹는다는 것은 현실적으로 어렵다. 결국 체중 감소는 지지부진하게 되면서 슬그머니 다이어트를 포기하게 된다. 결국 단시간 내에 단식이나 원푸드 다이어트 등 가장 실천하기 쉬운 방법으로 반짝 효과를 보는 방법을 시도하게 된다. 이렇게 되면 당장의 칼로리 섭취는 줄어들지 몰라도 우리 몸에 필요한 필수 영양소 공급까지 줄어들게 된다. 또한 칼로리 섭취가 극도로 적어지면서 우리 몸은 칼로리를 아끼는 절약 모드로 돌아서게 된다. 즉, 음식을 조금만 먹어도 바로 바로 칼로리 통장으로 입금시킨다는

> 우리 몸에 무리를 주지 않고 체중을 줄이기 위해서는 1주일에 0.5kg 감량이 가장 적절하다. 그러기 위해서는 평소보다 500kcal 정도 적게 먹으면 된다.

말이다. 결국 우리 몸의 칼로리 통장 잔고는 다이어트 전보다 더욱 두둑해진다.

문제는 이뿐만이 아니다. 영양소 공급에 비상사태가 발생하게 된다. 내 몸의 재료인 단백질과 각종 비타민류, 뼈의 성분인 칼슘, 혈액의 성분인 철분 등 각종 영양소가 고갈된다. 그러다 보면 빈혈, 전신 피로감, 변비 등의 부작용이 일어나게 된다. 이쯤 되면 다이어트는 포기해야 한다. 설마 죽으려고 다이어트를 하는 사람은 없을테니 말이다.

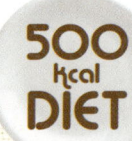

CHAPTER 02
'다이어트=마이너스 칼로리 통장'이라는 원리에서 시작하자

골치 아픈 칼로리 계산 없이 배고프지 않으면서 내 몸에 필요한 영양소는 골고루 공급해주고 생활 리듬도 깨뜨리지 않는 단순한 다이어트 방법은 없을까? 물론 있다! 그것도 아주 단순하기까지 하다. 이름 하여 '하루 한 끼 500칼로리 다이어트'이다.

그렇다면 하루에 한 끼만 먹으라는 말인가? 물론 아니다. 나머지 끼니는 평소대로 식습관을 유지하되 하루에 한 끼는 우리 몸에 필요한 영양소가 골고루 포함된 영양식으로 500kcal에 맞춘 식사를 하는 것이다. 즉, 음식의 양에 따라 칼로리를 일일이 계산하여 먹는 것이 아니라 500kcal 단위로 음식의 종류와 양을 구성하면 훨씬 다양하게 먹을 수 있다. 뿐만 아니라 다이어트의 스트레스에서도 벗어날 수 있고 자신의 평소 생활 패턴까지 그대로 유지할 수 있어 지속적으로 할 수 있는 획기적인 다이어트 방법이다.

'500칼로리 다이어트'의 원리를 설명하기 위해 칼로리 통장의 개념으로 돌아가 보자. 다이어트는 내 몸의 칼로리 통장을 마이너스 상태로 유지하는 것이다. 즉, 하루 동안의 칼로리 섭취를 평소보다 줄이는 것이다. 칼로리 섭취는 보통 세끼의 식사와 간식 그리고 회식, 무심결에 먹는 음료 등 우리가 먹는 음식에 의해 이루어진다. 그렇다고 아침부터 잠자기 전까지 먹는 음식을 모두 조절하기란 현실적으로 불가능하다. 그렇다면 음식의 조절 범위를 좁혀 보자. 한 끼 식사만이라도 영양균형을 골고루 갖춘 '500칼로리 식단'으로 먹게 되면 남은 끼니를 평소처럼 먹어도 하루 총 섭취 칼로리는 평소보다 적게 된다. 따라서 하루에 칼로리 통장으로 입금되는 양이 자연스럽게 줄어들게 된다.

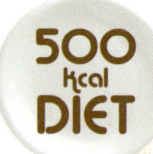

CHAPTER 03
500칼로리 다이어트 식단의 원리와 활용 방법

이 책에서 제시하는 '500칼로리 다이어트' 식단은 주식(밥, 국수, 빵 등), 국(또는 수프), 단백질 찬 1~2종류 그리고 채소 찬 1~2종류, 김치류로 구성되어 있다.

주식류는 밥 1공기(210kcal)를 기준으로 섬유소 및 다른 영양소의 섭취를 위하여 현미나 완두콩 등을 이용하였으며, 국수나 빵 등도 다이어트에 도움이 되는 메밀이나 잡곡빵 등을 사용하였다. 국은 포만감을 얻기 위하여 꼭 필요한 음식이며, 다만 염분을 줄이기 위하여 된장, 소금 등의 사용량을 제한하였다.

단백질 찬류는 근육 등 우리 몸을 이루는 재료인 필수 아미노산이 풍부한 어육류 식품을 사용하여 다양한 조리법으로 제시하였다. 500kcal 범위 내에서 양의 제한이 필요하므로 조리법에서 제시한 양으로 조리하는 것이 중요하다. 그리고 양이 부족하다고 느낄 수도 있으므로 여러 가지 채소를 같이 섞는 조리법으로 풍성함은 물론 여러 가지 비타민과 무기질의 균형을 통해 포만감을 느낄 수 있도록 하였다. 채소 찬의 경우에는 다양한 채소를 이용하였으며 색감을 화려하게 하여 눈을 만족시키고 식욕을 돋구게 하였다. 뿐만 아니라 채소에 함유된 섬유소의 섭취가 많아져서 포만감을 느끼게 하고, 몸에서 흡수가 천천히 이루어지게 하여 공복감을 서서히 느끼게 하였다.

전체적인 요리법으로는 소금, 간장, 설탕, 기름 등을 적게 쓰는 대신 천연 육수를 사용하여 깊은 맛을 내도록 했다. 또한 레몬이나 식초 등의 향신료를

> '500칼로리 다이어트' 식단은 주식(밥, 국수, 빵 등), 국(또는 수프), 단백질 찬류 1~2종류 그리고 채소 찬 1~2종류, 김치류로 구성되어 있다.

적절히 사용하여 맛에 악센트를 주면서 부드럽게 먹을 수 있도록 하였다. 마지막으로 우리나라 사람이 꼭 먹어야 하는 김치류도 다양한 피클이나 물김치 등으로 제안하여 전체적으로 짜지 않고 상큼한 맛을 내는 데 도움이 되도록 하였다.

자, 이제 본격적으로 500kcal로 구성된 다양한 식사를 소개하도록 하겠다. 다양한 종류의 음식으로 구성하였으므로 개인 취향에 따라 고를 수 있다. 또한 500여 명의 CJ 임직원을 대상으로 설문조사를 실시하여 직장인들이 분위기 따라 먹고 싶은 음식을 제안받아 그것을 500kcal로 구성한 점도 흥미롭다.

우선은 이 책에서 제안하는 식사 내용대로 따라 해보자. 하루에 한 끼만 따라 해도 충분하다. 그러나 만약 체중 감량 효과를 높이고 싶다면 어느 정도 몸이 적응한 후에 500kcal 식단으로 하루 세끼를 다 먹어도 좋다. 남성의 경우 500kcal가 적다 싶으면 600kcal로 양을 조금 늘려도 무방하다(예, 주식류에서 밥 1/3공기 또는 토스트 1장을 추가하면 된다.).

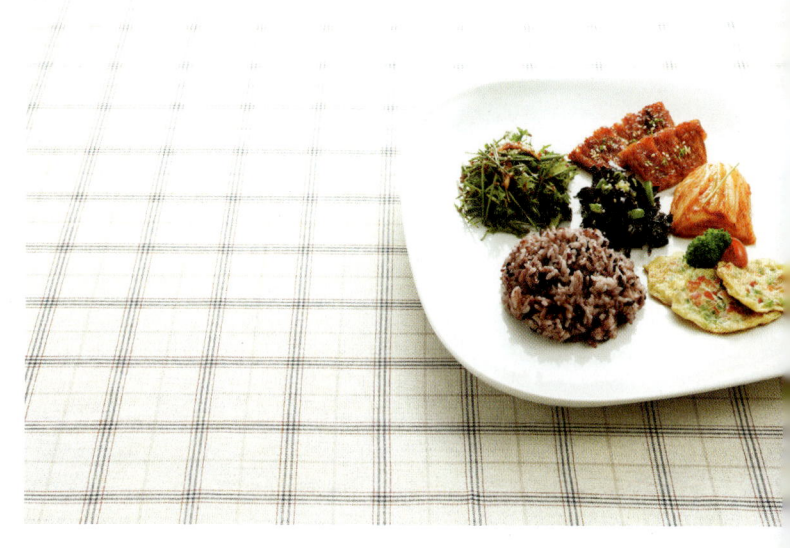

전체적인 요리법으로는 소금, 간장, 설탕, 기름 등을 적게 쓰는 대신 천연 육수를 사용하여 깊은 맛을 내도록 했다. 또한 레몬이나 식초 등의 향신료를 적절히 사용하여 맛에 악센트를 주면서 부드럽게 먹을 수 있도록 하였다.

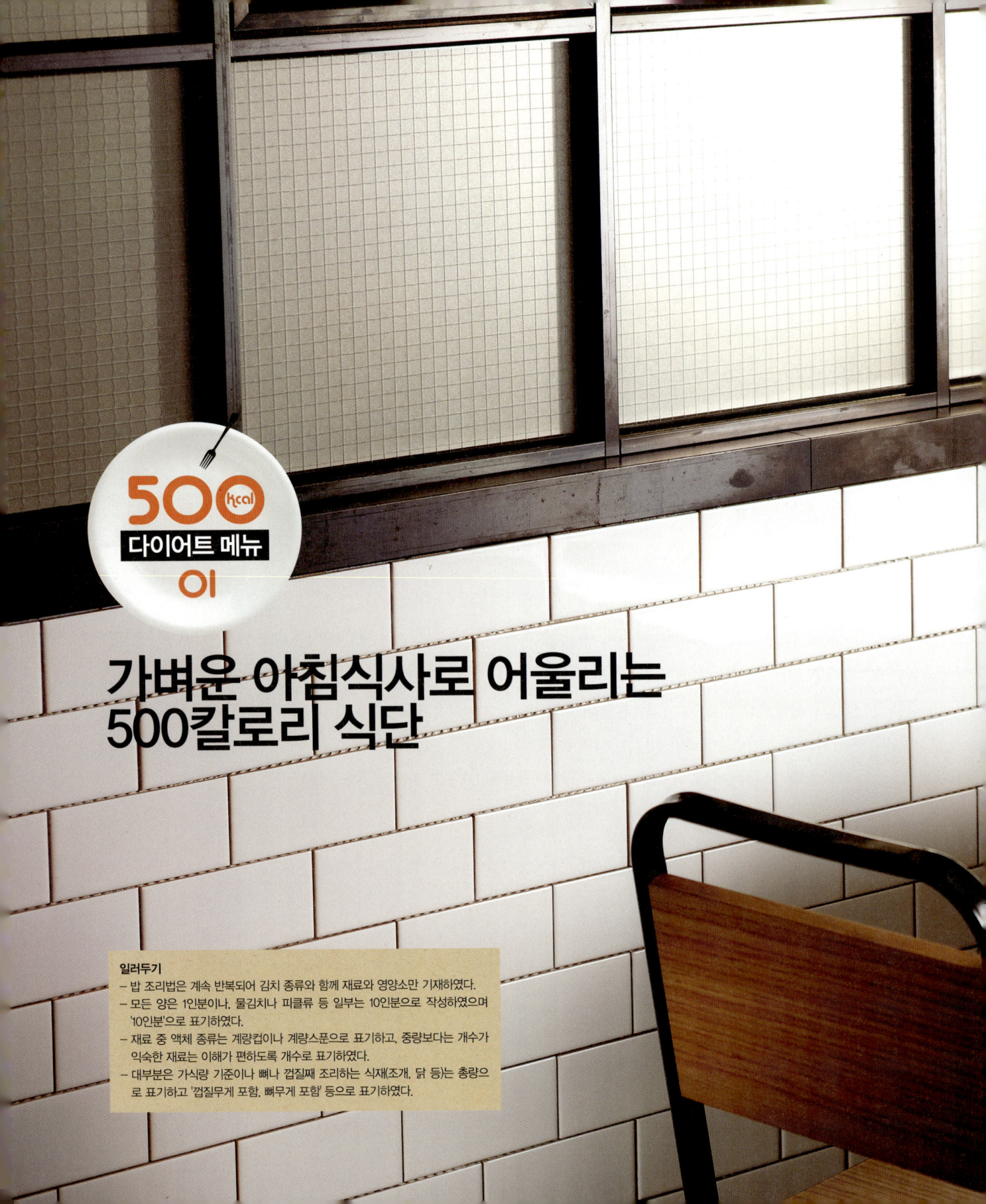

500 kcal 다이어트 메뉴 01

가벼운 아침식사로 어울리는 500칼로리 식단

일러두기
- 밥 조리법은 계속 반복되어 김치 종류와 함께 재료와 영양소만 기재하였다.
- 모든 양은 1인분이나, 물김치나 피클류 등 일부는 10인분으로 작성하였으며 '10인분'으로 표기하였다.
- 재료 중 액체 종류는 계량컵이나 계량스푼으로 표기하고, 중량보다는 개수가 익숙한 재료는 이해가 편하도록 개수로 표기하였다.
- 대부분은 가식량 기준이나 뼈나 껍질째 조리하는 식재(조개, 닭 등)는 총량으로 표기하고 '껍질무게 포함, 뼈무게 포함' 등으로 표기하였다.

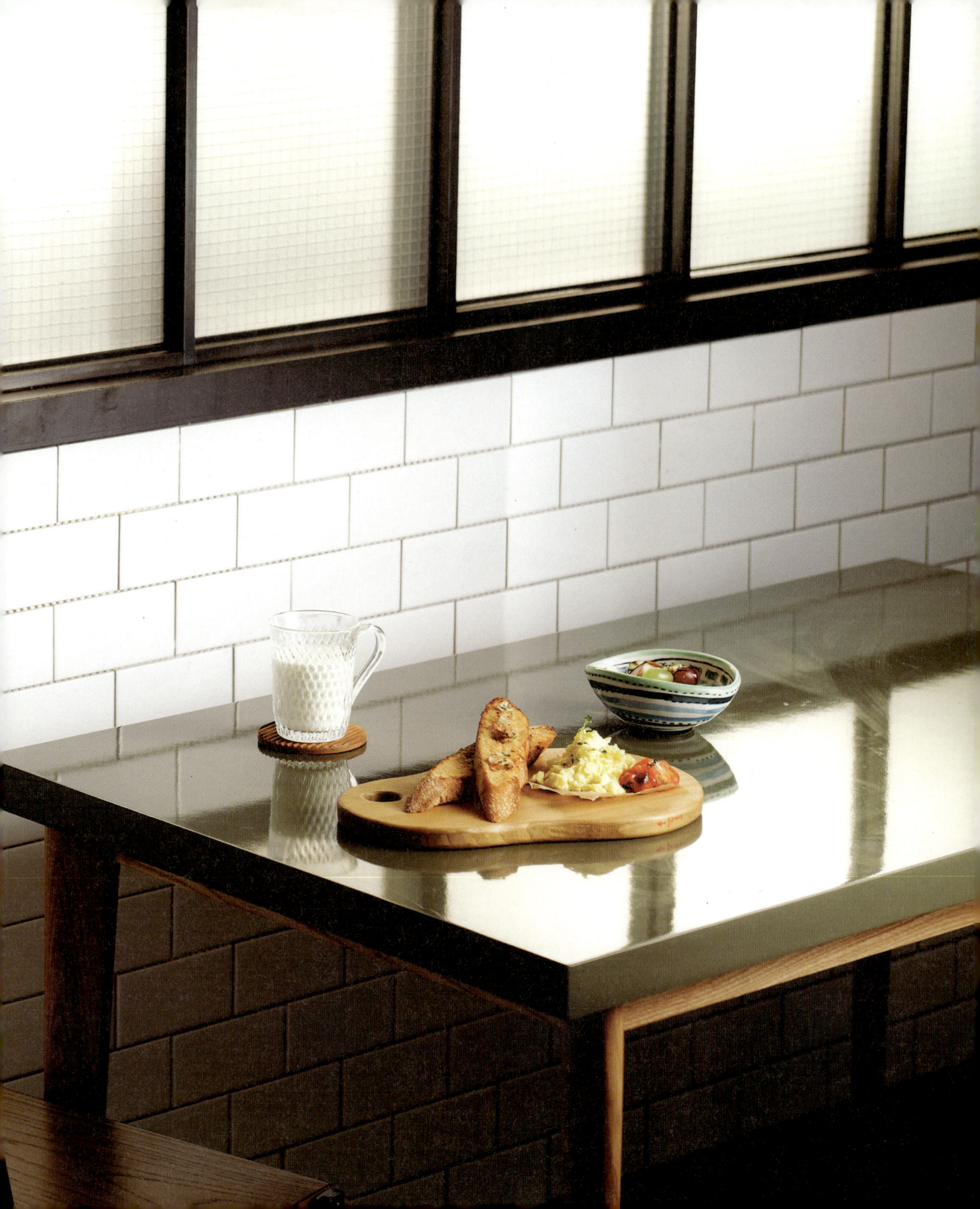

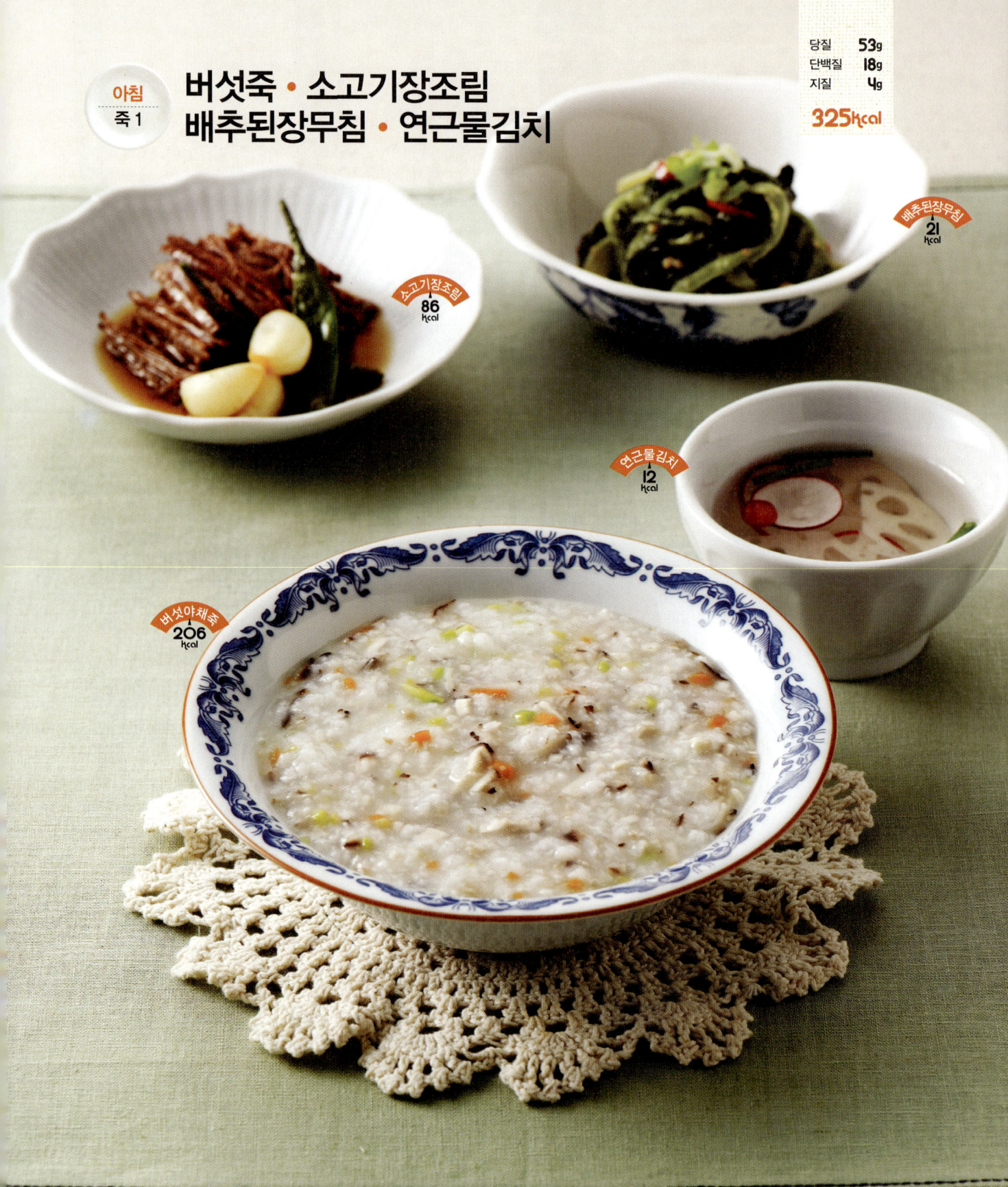

버섯죽

당질 43g · 단백질 5g · 지질 2g

재료

- 쌀 ········· 50g
- 표고버섯 ········· 10g
- 새송이버섯 ········· 10g
- 느타리버섯 ········· 10g
- 양파 ········· 20g
- 호박 ········· 10g
- 당근 ········· 5g
- 물 ········· 2¼컵
- 소금, 참기름, 통깨 ······ 약간

조리방법

1. 쌀은 씻어 20분 정도 불린다.
2. 표고버섯, 새송이버섯, 느타리버섯, 양파, 당근은 다진다.
3. 냄비에 참기름을 두르고 쌀을 넣어 볶는다.
4. 쌀이 충분히 볶아지면 다진 재료를 넣고 볶은 후 물을 붓고 중간 불에서 끓인다.
5. 끓어오르면 약한 불로 줄여서 나무주걱으로 저어주면서 끓이고 쌀알이 충분히 퍼지면 소금으로 간을 한다.

tip
버섯은 재빨리 씻고 살짝 익혀야 고유의 향을 느낄 수 있고 비타민 파괴도 줄일 수 있다. 그러므로 쌀이 먼저 충분히 볶아진 다음 볶도록 한다.

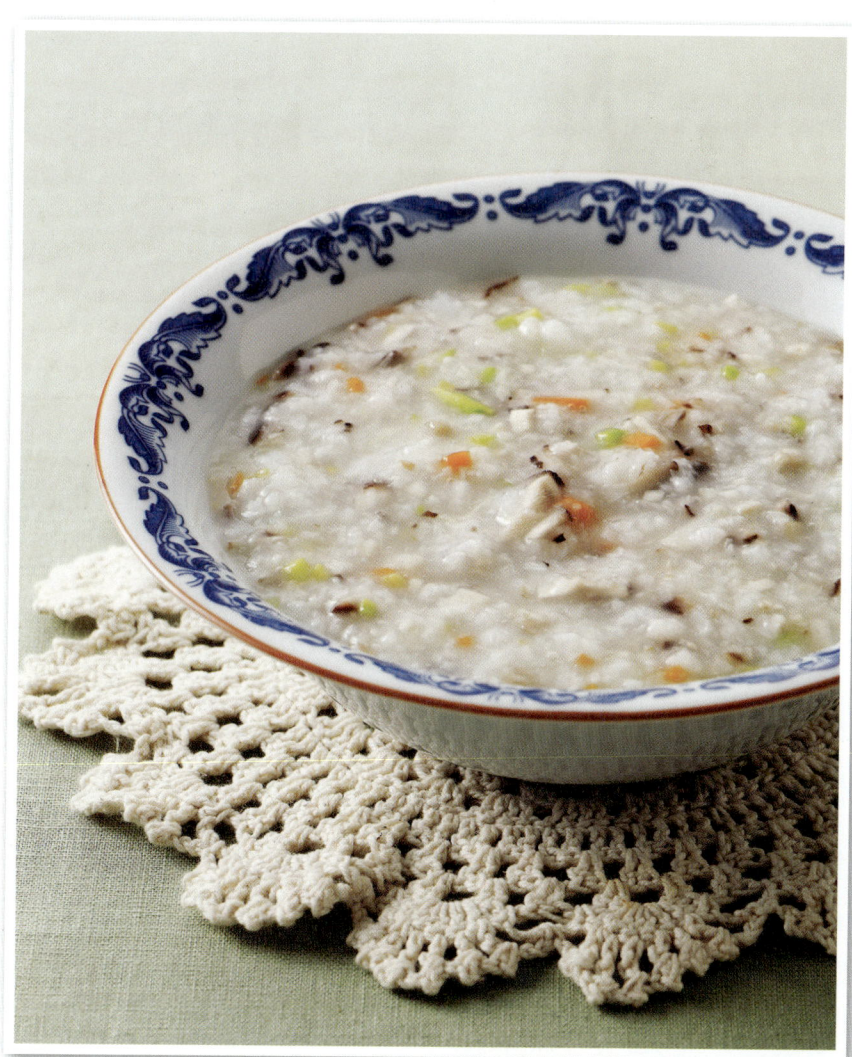

소고기장조림

 당질 5g   단백질 11g   지질 2g

재료
소고기(사태)	40g
통마늘	15g
꽈리고추	5g
통깨	약간

소고기 삶을 때
대파	5g
통마늘	5g
통후추	약간
물	적당량

조림장
진간장	1ts
청주	1ts
된장·설탕	약간
물	1/4컵

조리방법
1 끓는 물에 소고기, 대파, 통마늘, 통후추를 넣어 20분 정도 삶은 다음 가늘게 찢는다.
2 냄비에 분량의 조림장 재료를 넣어 끓인 후 찢은 소고기와 마늘을 넣고 조린다.
3 소고기와 마늘에 조림장 색상이 자연스럽게 배면 꽈리고추를 넣고 마무리한다.

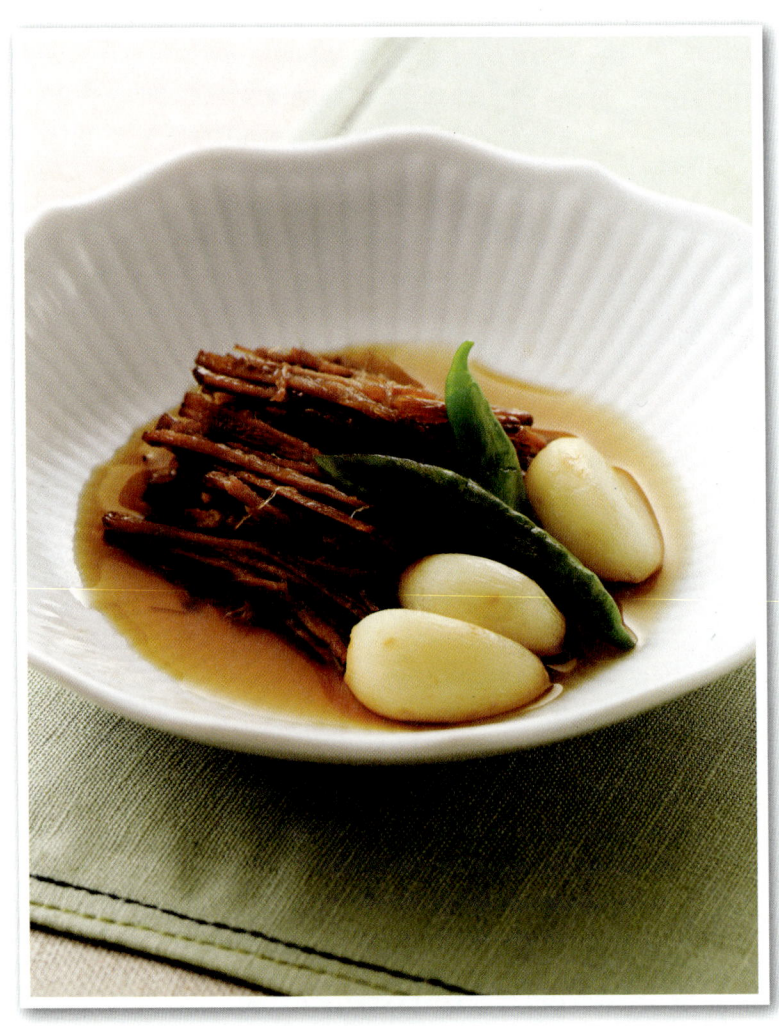

배추된장무침

당질 3g · 단백질 1g · 지질 1g

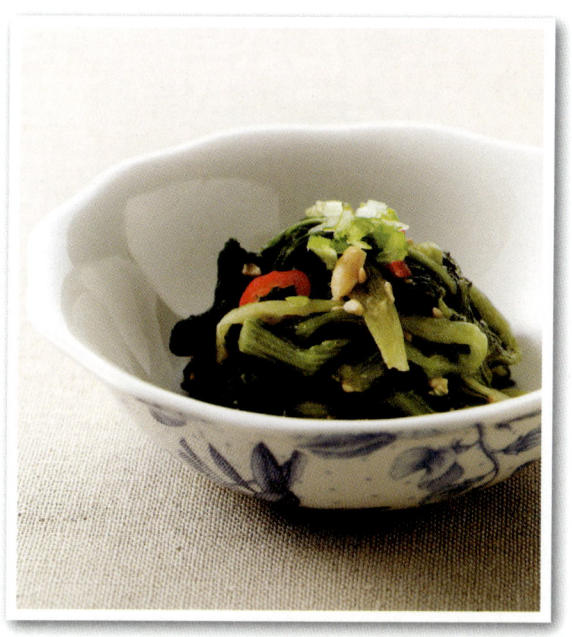

재료
얼갈이배추 ········· 50g
대파 ············· 2g
홍고추·소금 ······· 약간

무침양념
된장 ············· 1ts
설탕·다진마늘 ······· 약간
참기름·통깨 ········ 약간

조리방법
1 얼갈이배추는 끓는 물에 데치고 찬물에 헹궈 4cm 길이로 잘라 준비한다.
2 분량의 재료를 넣어 무침양념을 만든다.
3 볼에 배추를 담고 무침양념을 넣어 골고루 무쳐서 마무리한다.

연근물김치

당질 2g · 단백질 1g · 지질 1g

10인분

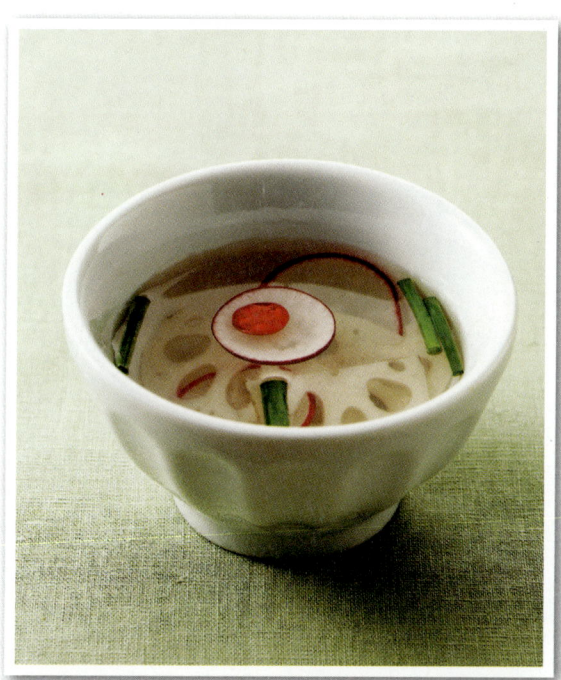

재료
연근 ············ 150g
래디시 ·········· 20g
미나리 ·········· 10g
생강 ············ 20g
저염김치국물 ······ 3컵

저염김치국물
물 ············· 3컵
다시마 ······ 1조각(10cm 크기)
밀가루 ··········· 3g
식초 ············ 2TS
설탕 ············ 6g
소금 ············ 3g

조리방법
1 물에 다시마를 넣어 끓인 후 다시마국물이 우러나면 밀가루를 넣고 맑게 끓인다.
2 1에 식초와 소금, 설탕을 넣어 저염김치국물을 만든다.
3 연근은 0.2cm 두께로 썰어 끓는 물에 데친 후 찬물에 담가 쓴맛을 제거한다.
4 래디시는 0.1cm 두께로, 미나리는 2cm 길이로 썬다.
5 연근, 래디시, 생강채를 섞어서 담고 김치국물을 붓는다.
6 마지막에 미나리를 띄운다.

tip 연근은 변색되기 쉬우므로 썰어서 식초물에 담가 냉장 보관하며, 쓴맛이 강하므로 데쳐서 찬물에 담갔다가 조리한다. 연근물김치는 여러 번 먹을 양을 한번에 만들어 냉장 보관하여 이용하면 편리하다.

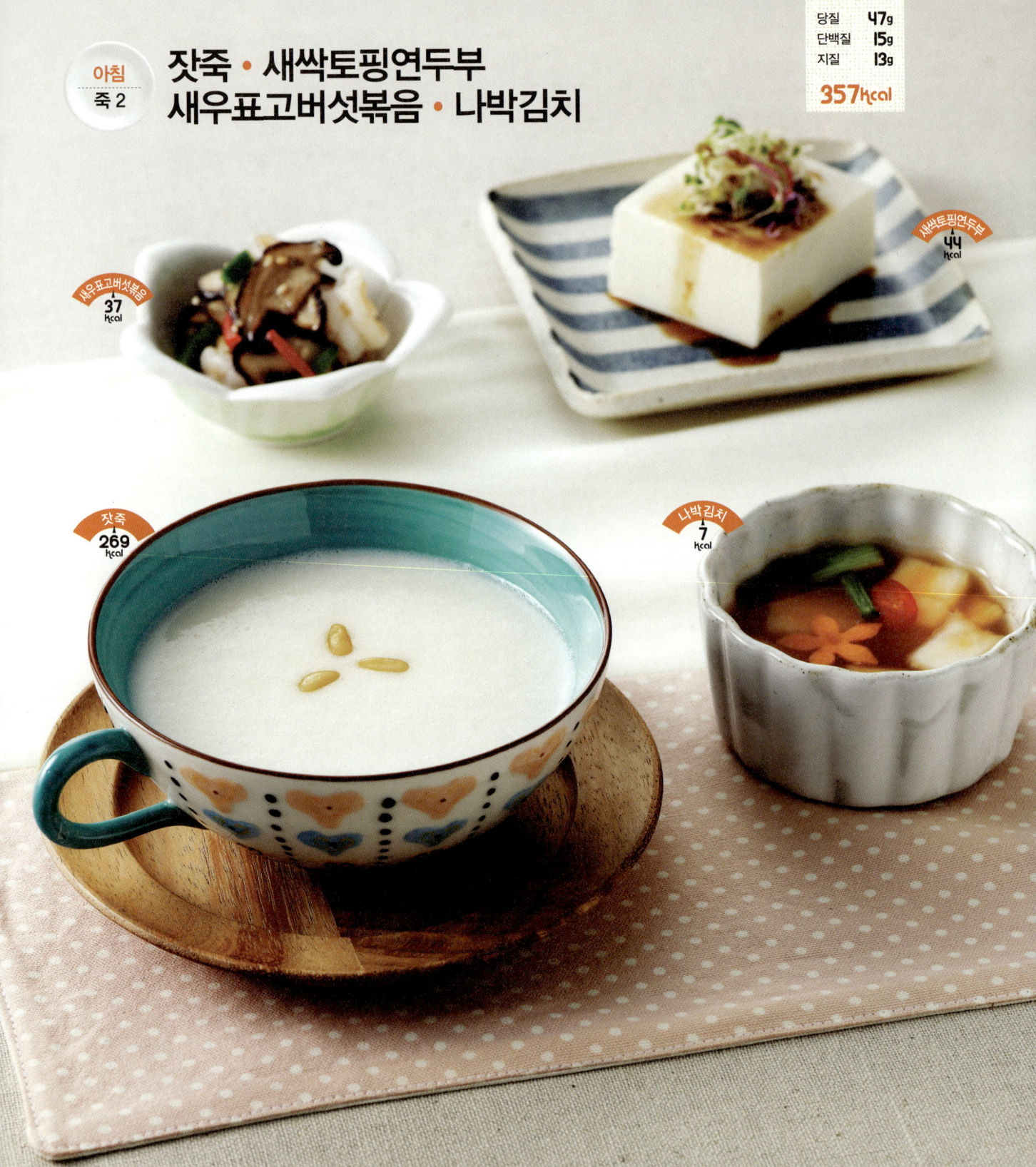

잣죽

 당질 4g   단백질 5g   지질 9g

재료
- 쌀 ········· 50g
- 잣 ········· 15g
- 소금 ········ 약간
- 물 ········· 2¼컵

조리방법
1. 쌀은 씻어 20분 정도 불린다.
2. 불린 쌀과 물 1컵을 믹서에 곱게 갈아 냄비에 넣고 물을 넣어 끓인다.
3. 끓기 시작하면 약불로 줄여 나무주걱으로 저어가며 걸쭉해질 때까지 끓인다.
4. 잣은 깍지를 뗀 후 믹서에 갈아서 걸쭉해진 쌀죽에 넣고 한소끔 끓여 마지막에 소금으로 간을 한다.

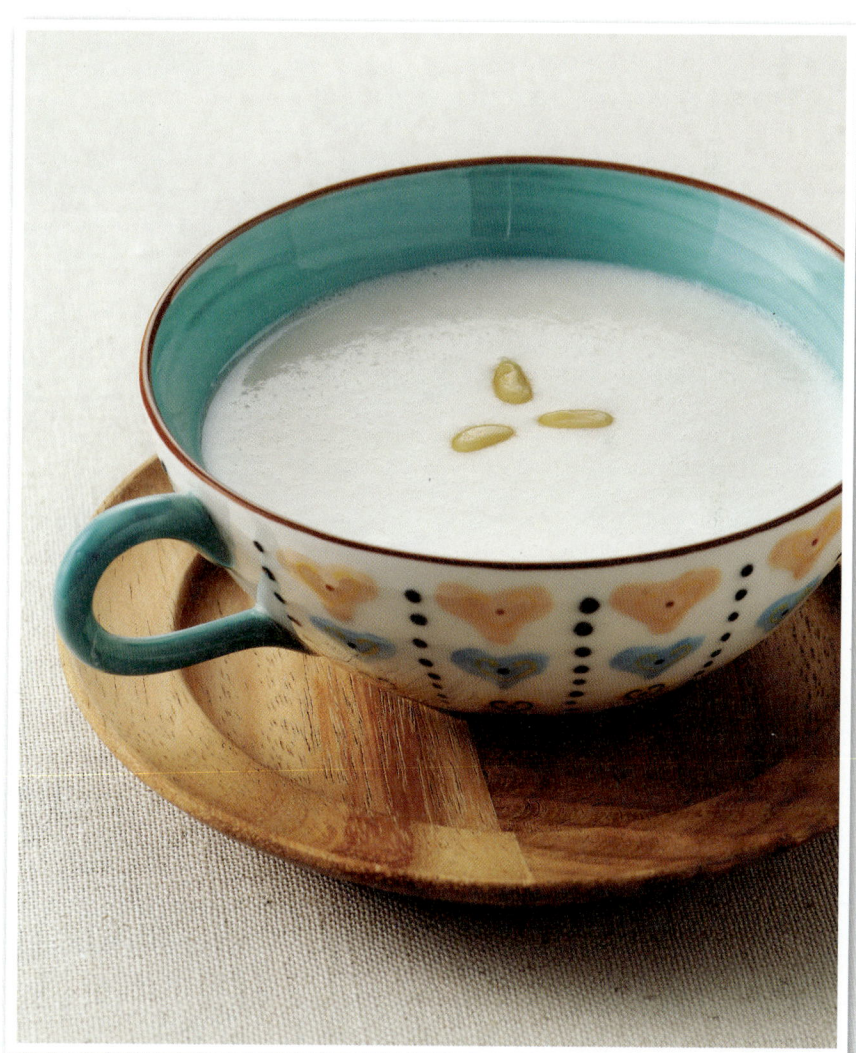

tip
1. 잣은 영양간식으로 좋은 식품이지만 열량이 높으므로 너무 많이 섭취하지 않도록 한다. 하루 적정 섭취량은 25~30알 정도이다.
2. 견과류를 보관할 때는 공기와 접촉하지 않도록 밀폐용기에 담아 냉장 또는 냉동 보관한다.

새싹토핑연두부

당질 2g · 단백질 5g · 지질 2g

재료
연두부 ·············· 80g
새싹 ················ 3g
양념간장
간장 ················ 1ts
설탕·참기름 ········· 약간
다진마늘 ············ 약간
물 ················ 적당량

조리방법
1 새싹은 깨끗이 씻어 물기를 제거한다.
2 분량의 재료를 넣어 양념간장을 만든다.
3 연두부는 살짝 데친 후 분량대로 자른다.
4 접시에 연두부를 담은 후 새싹을 얹고 양념간장을 뿌려 마무리한다.

tip 새싹채소란 씨앗으로부터 싹이 튼 지 3~9일 정도 된 채소를 말하는데, 다 자란 채소에 비해 비타민, 미네랄 등의 함유량이 20~30배까지 많은 경우도 있다.

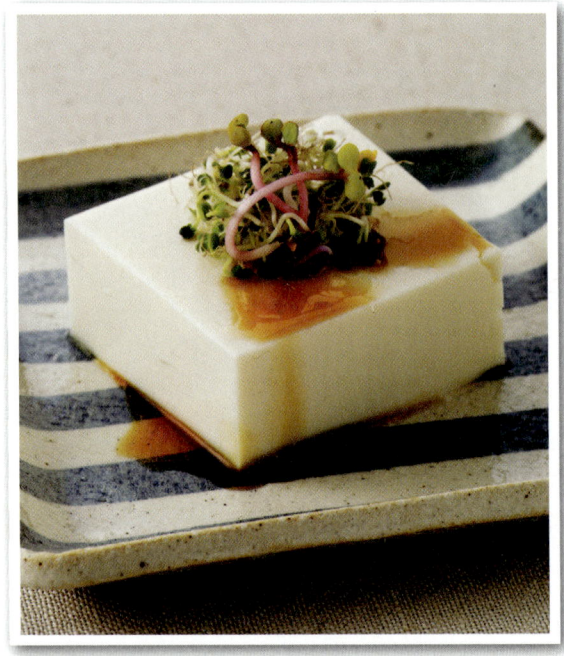

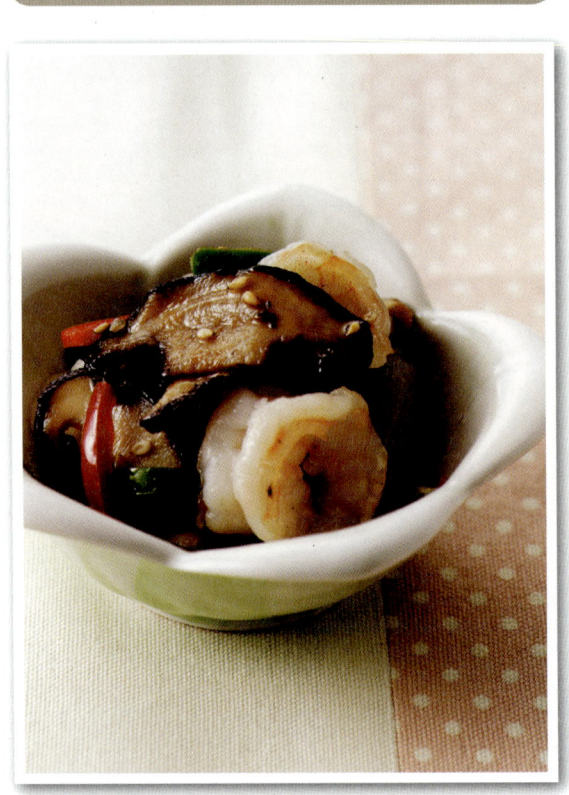

새우표고버섯볶음

당질 3g · 단백질 5g · 지질 1g

재료
표고버섯 ············ 30g
새우살 ·············· 25g
양파 ················ 10g
청피망 ·············· 5g
홍피망 ·············· 3g
들기름·소금·통깨 ····· 약간

조리방법
1 표고버섯은 잡티를 털어낸 후 기둥을 떼고 끓는 물에 살짝 데친 후 0.2㎝ 두께로 썬다.
2 새우살은 끓는 물에 살짝 데쳐서 준비한다.
3 양파, 청피망, 홍피망은 0.2㎝ 두께로 채썬다.
4 팬에 들기름을 두르고 새우살을 볶다가 표고버섯과 양파를 볶는다.
5 마지막에 소금으로 간을 하고, 청피망과 홍피망을 살짝 볶아 마무리한다.

나박김치

10인분

재료
무	100g
배추	50g
오이	50g
당근	20g
생강채	10g
미나리	10g
홍고추	20g
저염김치국물	3컵

저염김치국물
물	3컵
다시마	1조각(10cm 크기)
밀가루	3g
식초	2TS
설탕	6g
소금	3g

조리방법
1 물에 다시마를 넣어 끓인 후 다시마국물이 우러나면 밀가루를 넣고 맑게 끓인다.
2 1에 식초와 소금, 설탕을 넣어 저염김치국물을 만든다.
3 배추와 무, 오이, 당근은 먹기 좋은 크기로 썬다.
4 미나리는 1.5cm 길이로 썰고, 홍고추와 생강은 얇게 썬다.
5 저염물김치국물에 고추를 넣고 곱게 갈아준다.
6 오이, 미나리를 뺀 나머지 재료를 섞어서 담고 저염물김치국물을 붓는다.
7 그릇에 담기 전에 오이와 미나리를 넣는다.

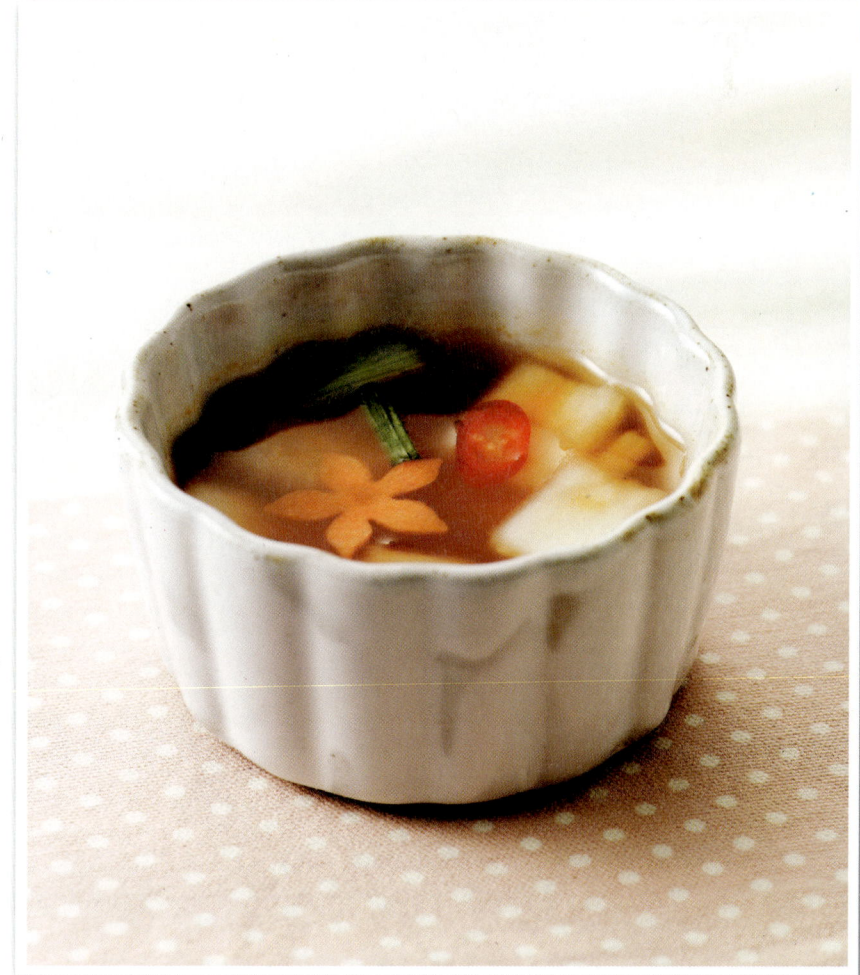

tip
1 미나리와 오이는 먹기 직전에 넣어야 파란 색감이 훨씬 선명하다.
2 나박김치는 여러 번 먹을 양을 한번에 만들어 냉장고에 보관하면 편리하다.

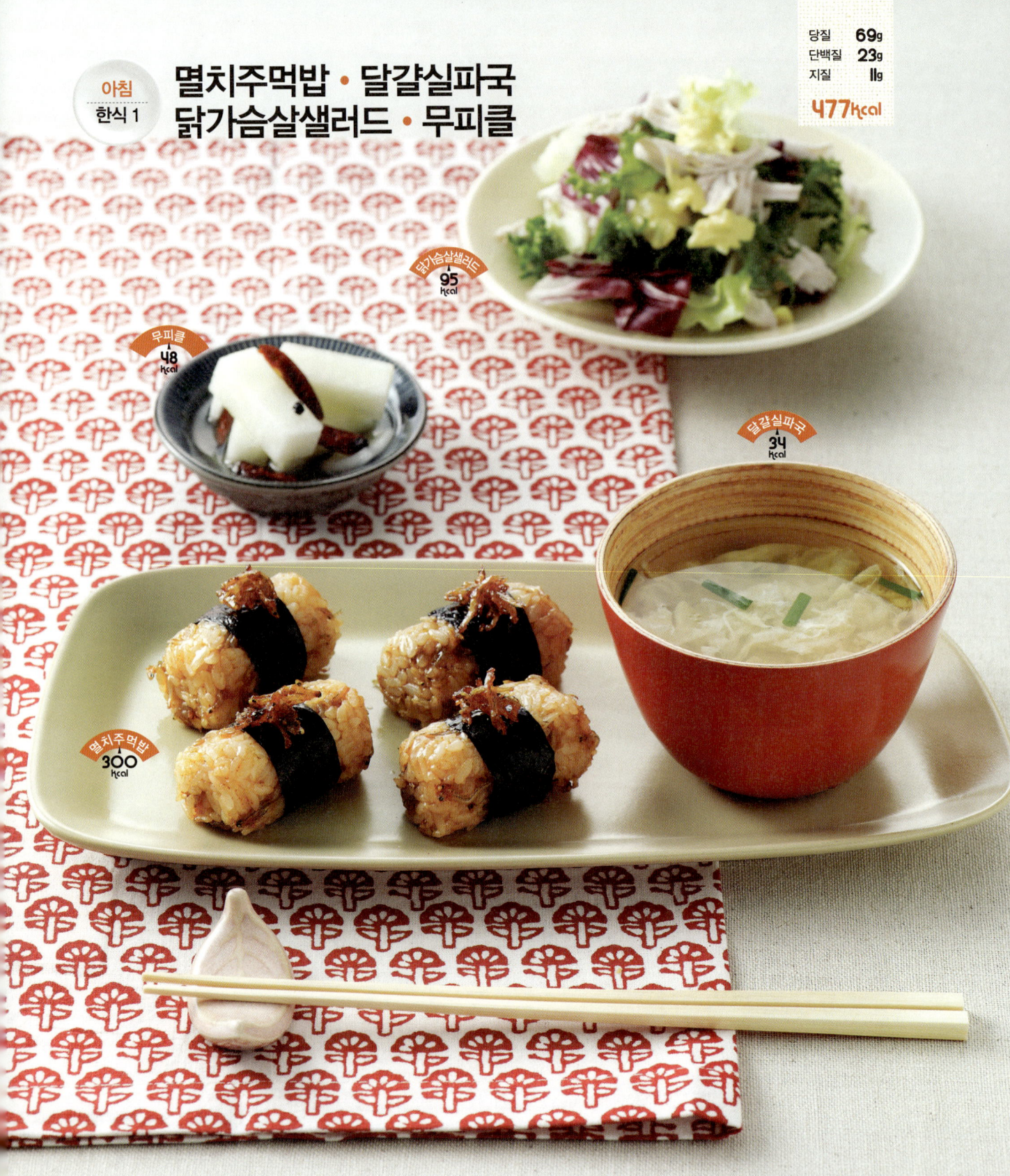

멸치주먹밥

| 당질 52g | 단백질 11g | 지질 4g |

재료
- 쌀밥 ………… 2/3공기(140g)
- 김 ………………… 1/4장
- 참기름 · 통깨 ………… 약간

멸치볶음
- 잔멸치 ……………… 15g
- 고추장 ……………… 1/3TS
- 물엿 ………………… 1/3ts
- 다진마늘 · 식용유 …… 약간

조리방법
1. 밥을 고슬고슬하게 지어 식힌 후 참기름과 통깨를 넣고 잘 섞는다.
2. 멸치는 체에 넣고 가루를 털어낸 후 팬에 기름을 두르고 볶는다.
3. 분량의 재료를 넣어 볶음양념을 만든 후 볶아놓은 멸치를 넣고 살짝 볶는다.
4. 준비된 밥에 멸치볶음의 4/5 정도를 넣어 고루 무친다.
5. 김은 1x6㎝로 자른다.
6. 양념이 된 밥은 먹기 좋은 크기로 모양을 만든 후 김으로 말아주고, 남은 1/5의 멸치볶음을 얹어 마무리한다.

tip 물엿은 미리 넣으면 멸치볶음이 딱딱해질 수 있으므로 불을 끈 후 넣는다.

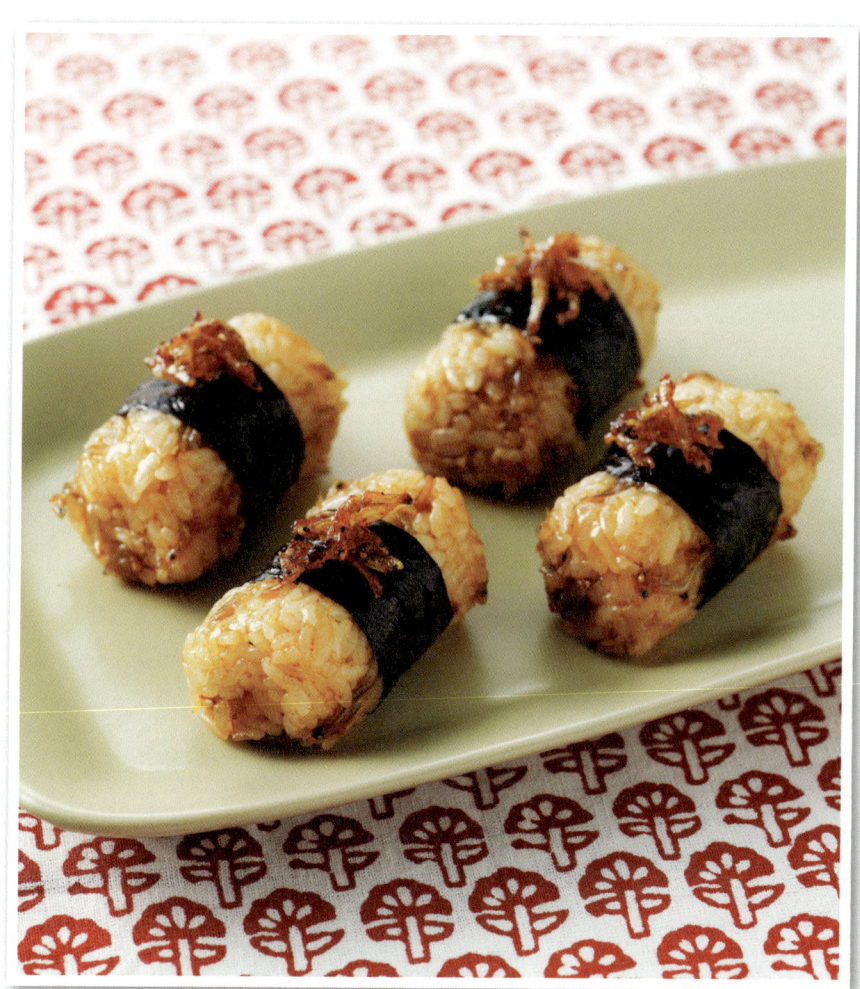

시작하자! 500칼로리 다이어트

닭가슴살샐러드

 당질 4g   단백질 8g   지질 5g

재료
- 닭가슴살 30g
- 양상추 20g
- 치커리 5g
- 라디치오 10g
- 소금·후추 약간

머스터드드레싱
- 머스터드 2ts
- 마요네즈 1ts
- 사워크림 1ts
- 다진양파 10g
- 설탕 약간

조리방법
1. 닭가슴살은 삶아서 결대로 찢어 소금과 후추로 간을 한다.
2. 양상추, 치커리, 라디치오는 깨끗이 씻어 먹기 좋은 크기로 뜯어 준비한다.
3. 분량의 재료를 넣어 머스터드드레싱을 만든다.
4. 준비한 채소와 닭가슴살을 그릇에 담고 머스터드드레싱을 뿌려 마무리한다.

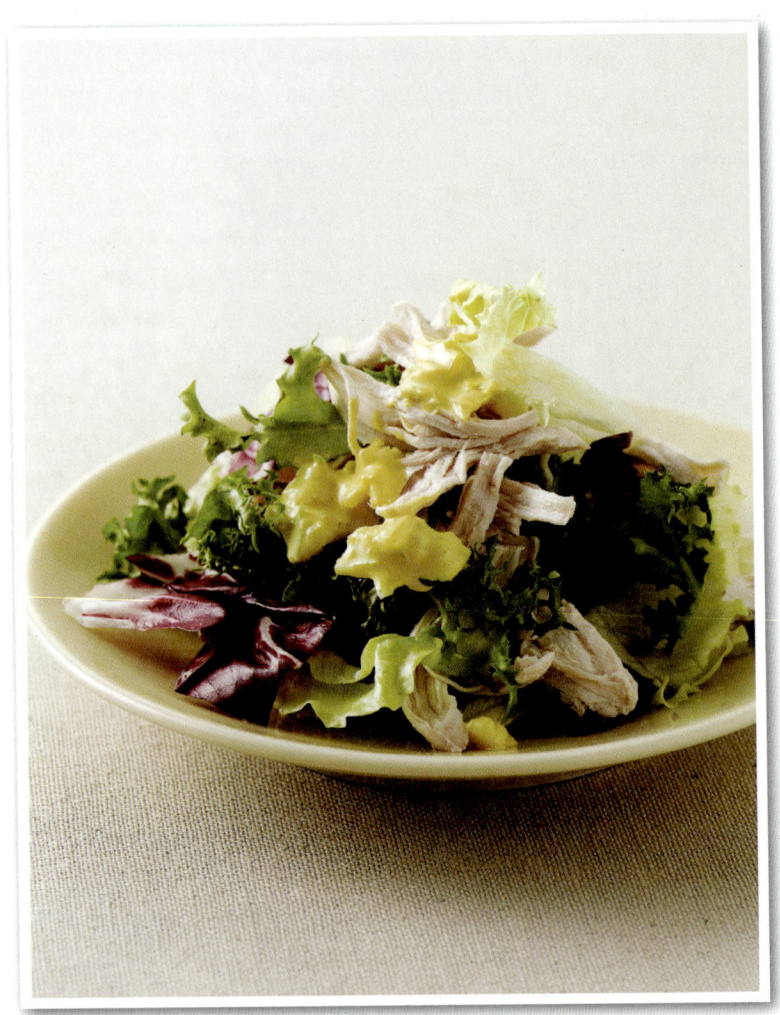

tip 닭가슴살은 지방이 적고 단백질이 많아 다이어트 식품으로 인기가 많지만 식감이 퍽퍽하다. 따라서 닭가슴살로만 요리하는 것보다 채소를 곁들여 샐러드로 이용하면 먹기에 훨씬 좋다.

달걀실파국

당질 2g **단백질** 2g **지질** 2g

재료
달걀	15g		
실파	5g		
멸치육수	3/4컵		
다진마늘	약간		
소금·후추	약간		

멸치국물
- 마른 멸치 …… 3g
- 건다시마 …… 1조각(5cm 크기)
- 무 …… 10g
- 대파 …… 5g
- 물 …… 적당량

조리방법
1. 분량의 재료를 넣어 멸치국물을 만든다.
2. 실파는 깨끗이 씻어 1.5cm 길이로 썬다.
3. 준비한 멸치국물에 풀어놓은 달걀을 넣어 끓인다.
4. 소금, 후추로 간을 하고 썰어놓은 실파를 띄워 마무리 한다.

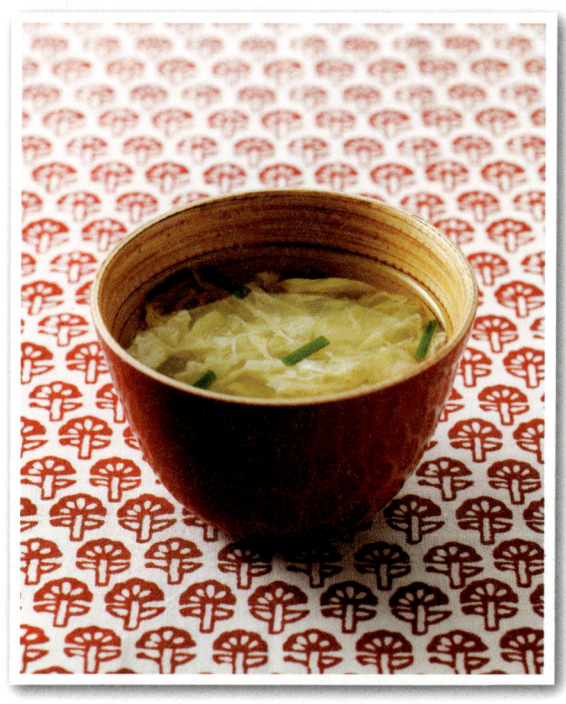

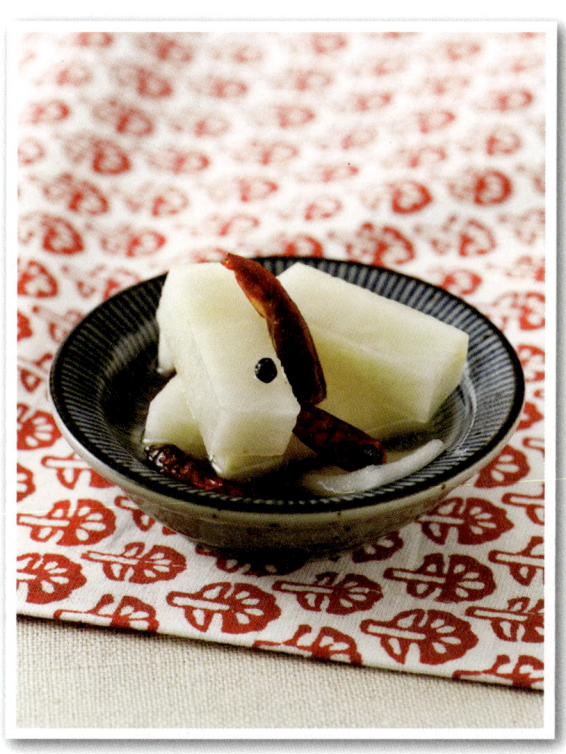

무피클

당질 1g **단백질** 1g **지질** 0g

10인분

재료
- 무 …… 600g
- 홍고추 …… 30g
- 피클양념 …… 1컵

피클양념
- 식초 …… 2/3컵
- 물 …… 1/3컵
- 설탕 …… 30g
- 소금 …… 10g
- 통후추 …… 5알

조리방법
1. 분량의 재료를 넣어 피클양념을 만든다.
2. 무는 4cm 길이로 썰고, 홍고추는 깨끗이 씻어서 건져 놓는다.
3. 준비한 무와 홍고추를 그릇에 담고 피클양념을 부어 골고루 뒤적인 후 실온에 6시간 두었다가 냉장 보관한다.

tip 무피클은 여러 번 먹을 양을 한번에 만들어 냉장고에 보관하면 편리하다.

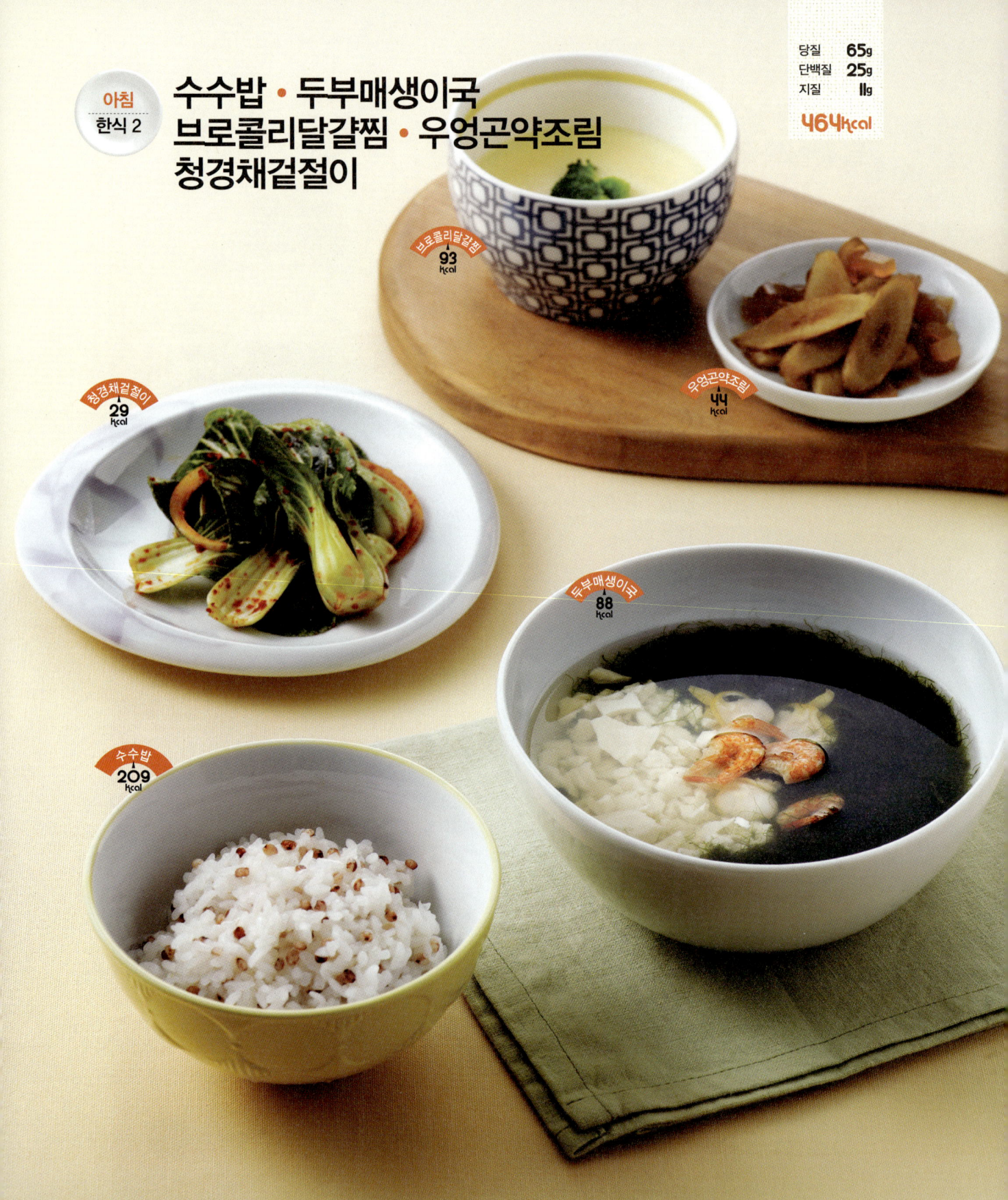

두부매생이국

당질 8g | 단백질 9g | 지질 3g

재료
매생이	50g
순두부	100g
모시조갯살	15g
건보리새우	3g
육수	1컵
국간장	1/2ts
소금	약간

육수
건새우	2g
건다시마	1조각(5cm 크기)
무	15g
대파	10g
물	적당량

조리방법
1 분량의 재료를 넣어 육수를 만든다.
2 매생이는 깨끗한 물에 씻어 체에 밭쳐 놓는다.
3 모시조갯살은 이물질을 골라내고 깨끗이 씻어 체에 밭쳐 놓는다.
4 건보리새우는 체에 밭쳐 가루를 털어낸다.
5 준비된 육수에 모시조갯살을 넣어 끓이다가 매생이와 건보리새우를 넣는다.
6 소금과 간장으로 간을 하고 마무리한다.

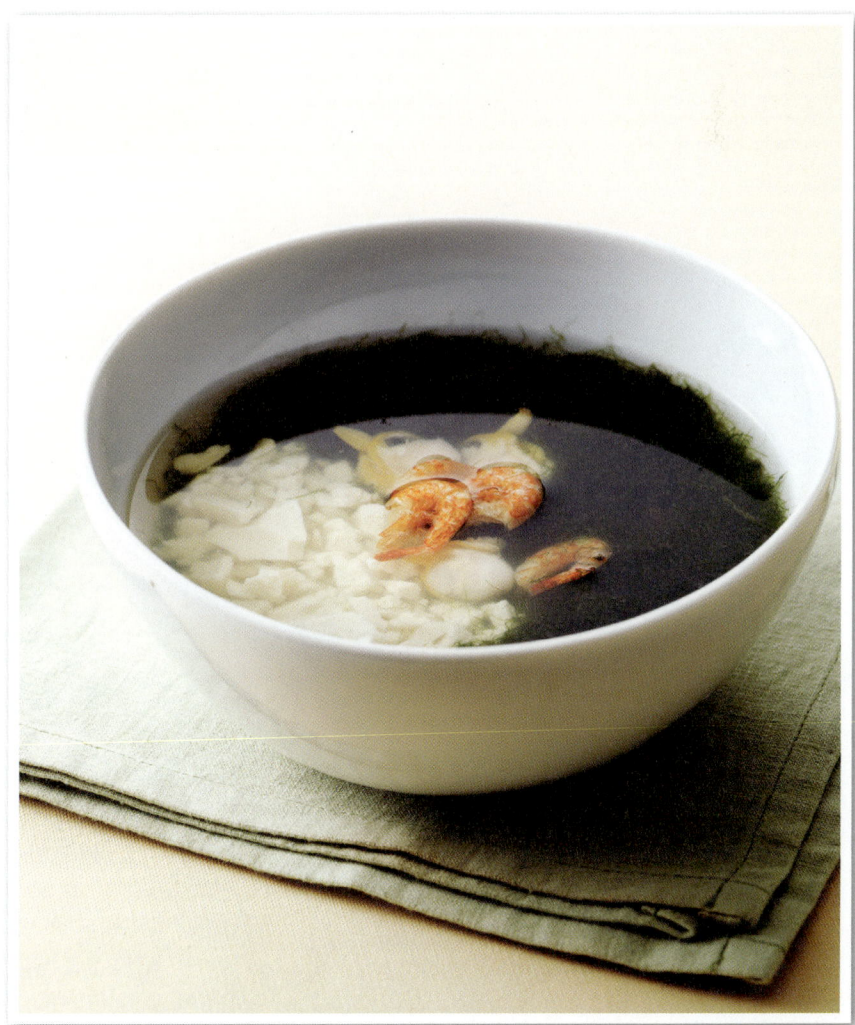

tip
매생이는 겨울철에 청정바다에서 많이 나며 소화흡수가 잘되는 알카리성 식품이다. 매생이국을 끓일 때 많이 저으면 국물이 텁텁해지고, 오래 끓이면 고유의 향과 맛이 떨어지므로 주의해야 한다.

브로콜리달걀찜

당질 2g **단백질** 8g **지질** 6g

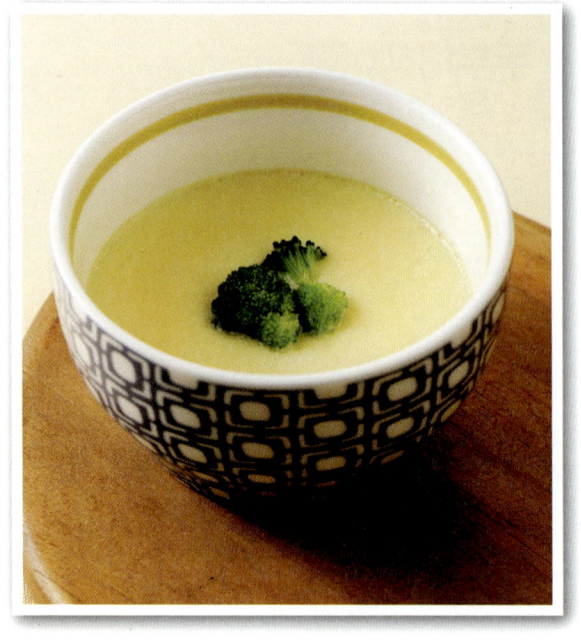

재료
- 달걀(중간 크기) ······ 1개
- 브로콜리 ······ 10g
- 다시마 ······ 1조각(5cm 크기)
- 맛술·소금 ······ 약간
- 물 ······ 적당량

조리방법
1. 다시마는 흐르는 물에 씻어 물에 담가 우려낸다.
2. 브로콜리는 작은 송이로 잘라 끓는 물에 소금을 약간 넣고 파랗게 데친 후 건져서 찬물에 헹군다.
3. 달걀에 다시마 우린물과 맛술, 소금을 넣어 고루 섞는다.
4. 3을 그릇에 담고 5분 정도 찌다가 데친 브로콜리를 얹고 5분 정도 더 찐다.

우엉곤약조림

당질 6g **단백질** 4g **지질** 1g

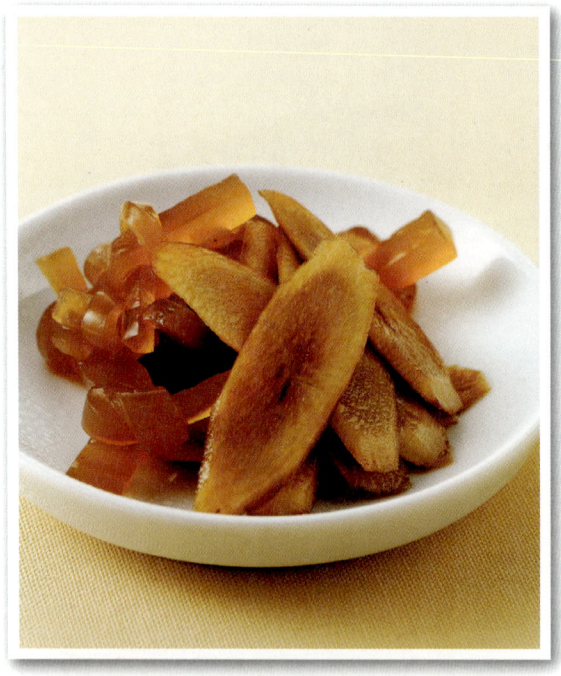

재료
- 우엉 ······ 30g
- 곤약 ······ 20g
- **우엉 데침용**
- 식초 ······ 약간
- **조림간장**
- 간장 ······ 1ts
- 설탕 ······ 1g
- 다시마국물 ······ 1/2컵
- 통후추 ······ 약간
- **다시마국물**
- 건다시마 ······ 1조각(5cm 크기)
- 가쓰오부시 ······ 5g
- 물 ······ 적당량

조리방법
1. 분량의 재료를 물에 담가 다시마국물을 만들고, 간장, 설탕, 통후추를 넣어 조림간장을 만든다.
2. 우엉은 껍질을 벗기고 0.2cm 두께로 어슷썰어 끓는 물에 식초를 약간 넣어 데친다.
3. 곤약은 적당한 크기로 잘라 끓는 물에 데친 후 길이로 칼집을 넣어 매잡과 모양으로 끼워 넣어 모양을 만든다.
4. 냄비에 조림간장을 넣고 데친 우엉과 곤약을 넣어 조림간장이 반 이상 졸아들 때까지 조린다.

tip 칼로리가 없고 포만감을 주는 곤약은 다이어트에 좋은 식품이다. 또한 장을 자극시켜 배변활동을 원활하게 하므로 변비로 고생하는 분들에게도 좋다.

청경채겉절이

당질 3g | 단백질 1g | 지질 2g

재료
청경채 ········ 20g
양파 ········ 5g
간장 ········ 1/2ts
고춧가루 ········ 2g
설탕·소금 ········ 약간
참기름·통깨 ········ 약간

조리방법
1 청경채는 너무 크지 않은 것으로 골라 한 장씩 떼어 흐르는 물에 깨끗이 씻은 후 체에 밭쳐 물기를 뺀다.
2 양파는 적당한 두께로 채썬다.
3 볼에 준비된 재료를 넣고 분량의 양념을 넣어 골고루 무친다.

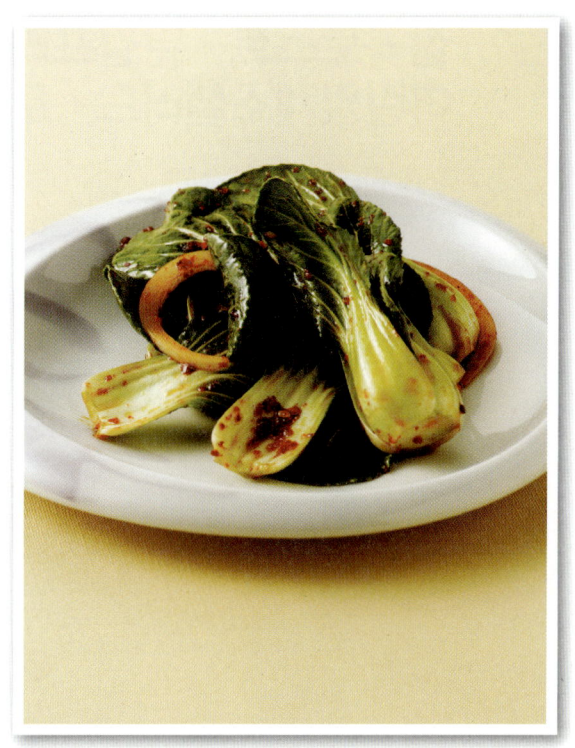

수수밥

당질 46g | 단백질 4g | 지질 0g

재료
수수밥 ········ 2/3공기(140g)

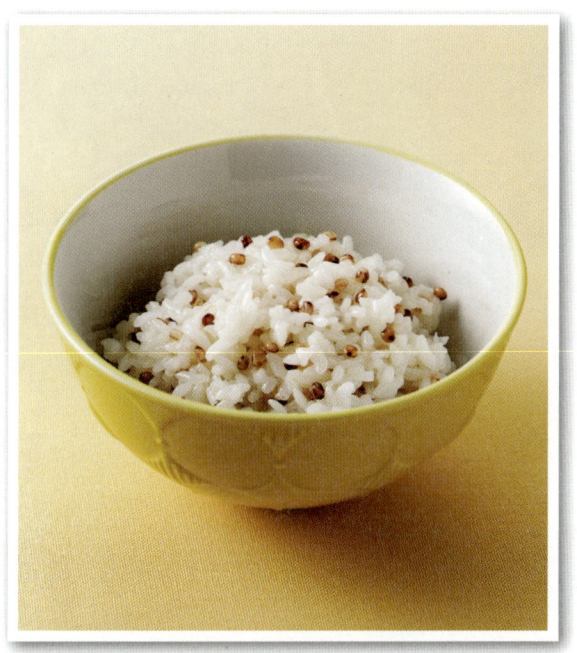

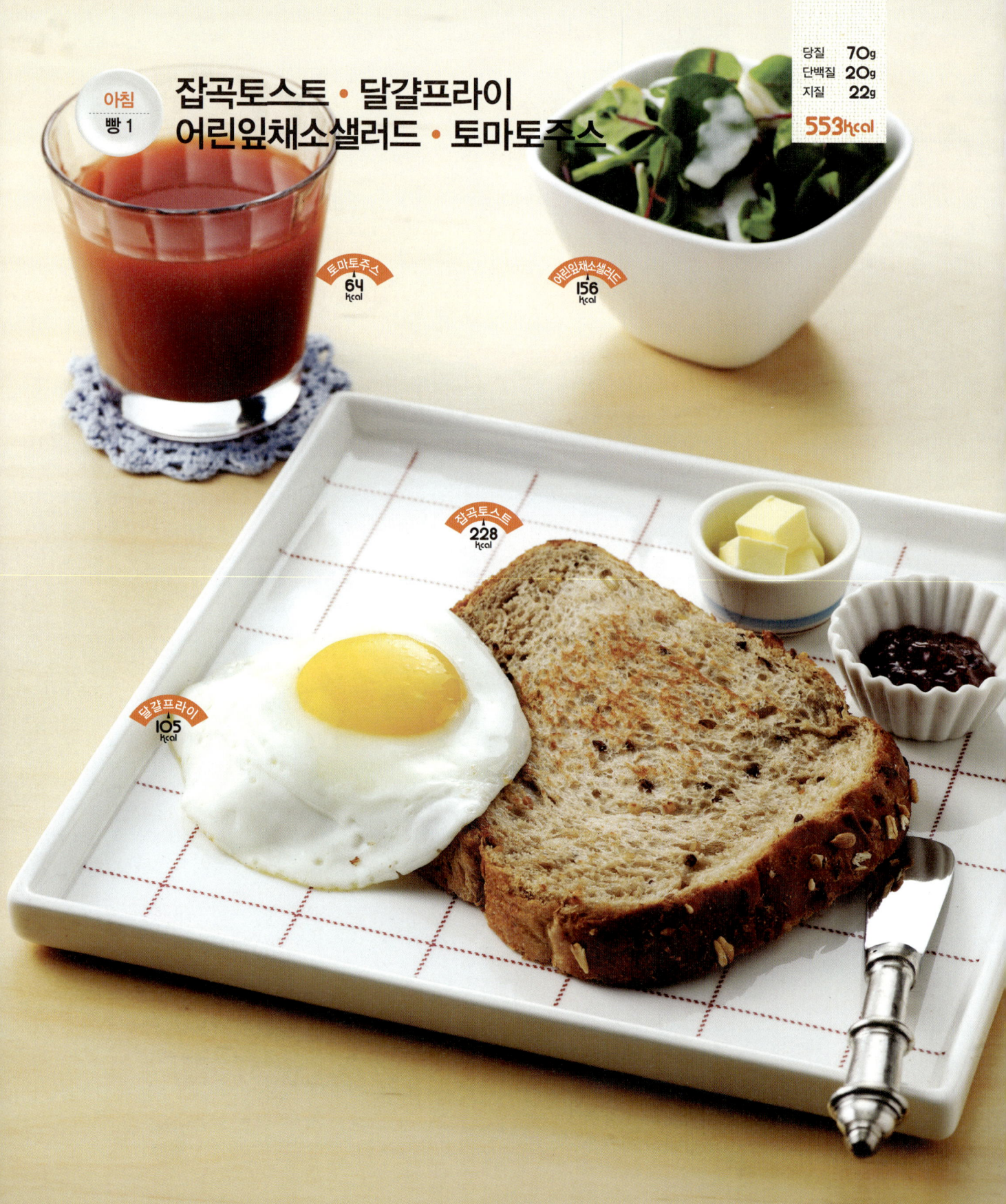

잡곡토스트

당질 **34g** / 단백질 **6g** / 지질 **8g**

재료
잡곡식빵	60g
딸기잼	10g
버터	5g

조리방법
1 식빵은 팬에 기름을 두르지 않고 약한 불로 은근하게 구워낸다.
2 딸기잼과 버터는 각각 분량만큼 확인하여 준비한다.

tip 식빵 한 장의 중량은 베이커리 브랜드마다 차이가 있으므로 반드시 저울로 확인하여 준비한다.

달걀프라이

당질 **1g** / 단백질 **7g** / 지질 **8g**

재료
달걀(중간 크기)	1개
식용유	1/3ts
소금	약간

조리방법
1 팬에 기름을 두르고 달걀 1개를 부쳐낸다.

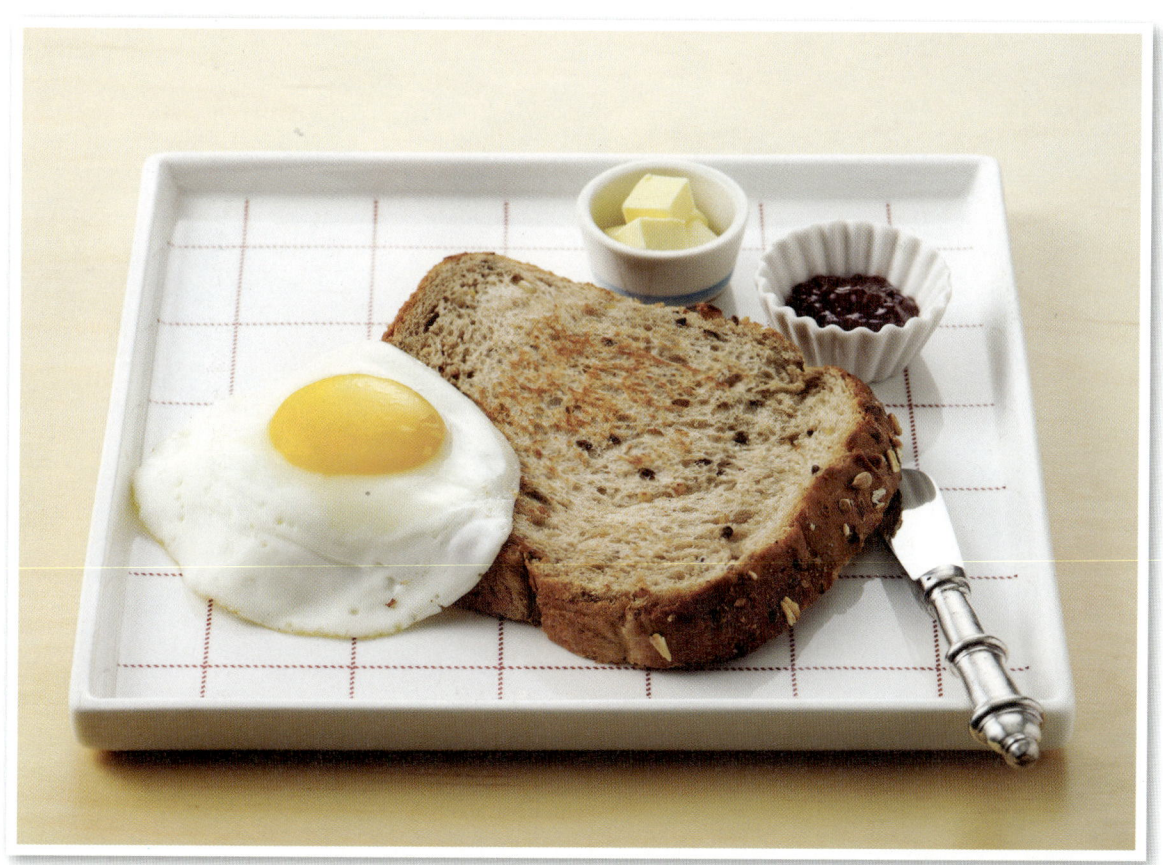

시작하자! 500칼로리 다이어트

어린잎채소샐러드

당질 19g 단백질 6g 지질 6g

재료
- 어린잎채소 ………… 30g
- 치즈 ………………… 1장

유자드레싱
- 유자청 ……………… 2ts
- 플레인요구르트 …… 2TS
- 꿀 …………………… 2ts
- 레몬주스 …………… 2ts
- 소금·후추 ………… 약간

조리방법
1. 샐러드 채소는 씻어서 물기를 제거한다.
2. 볼에 분량의 재료를 넣고 유자드레싱을 만든다.
3. 치즈는 먹기 좋은 크기로 자른다.
4. 그릇에 샐러드채소와 치즈를 넣고 유자드레싱을 뿌려 마무리한다.

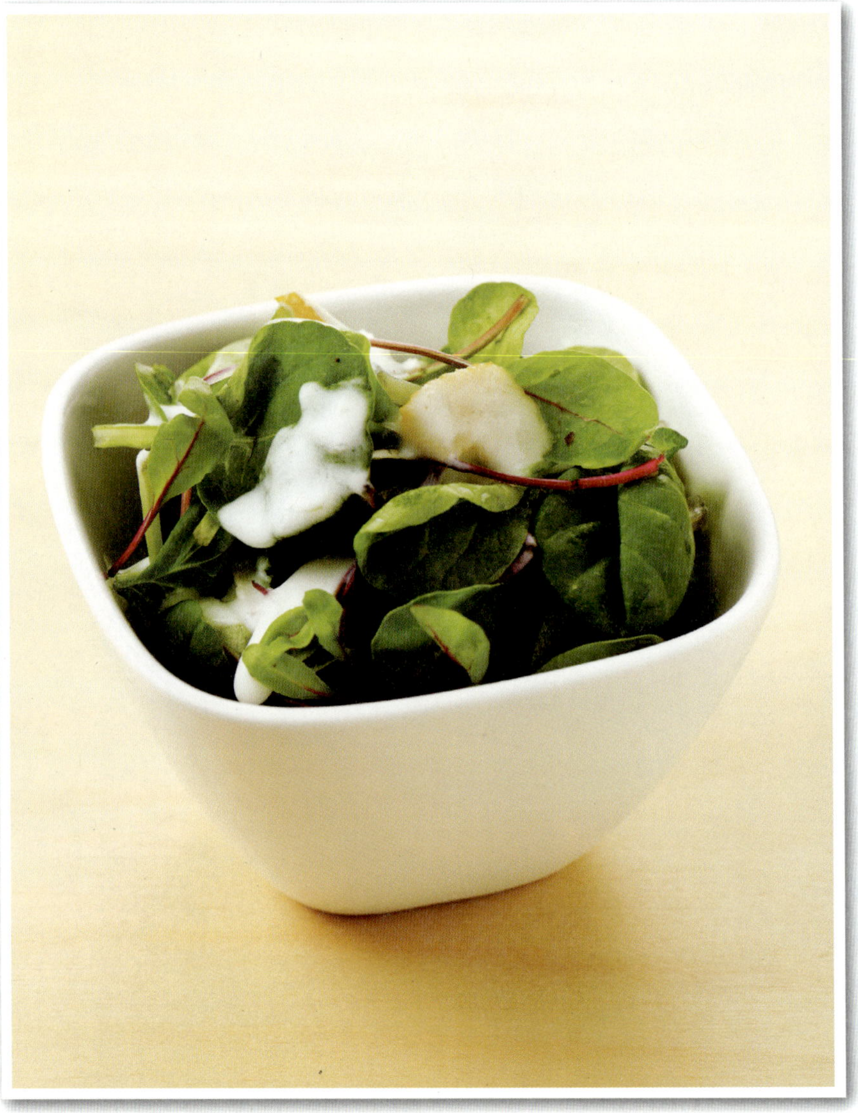

tip 유자는 비타민C 함량이 높아 겨울철에 유자차로 많이 이용되지만, 드레싱으로 만들 경우 열량이 높아지므로 너무 많은 양을 넣지 않도록 주의한다.

토마토주스

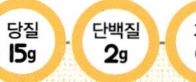

재료
토마토(큰 것) ·········· 1/2개(180g)
메이플시럽 ·········· 1TS
물 ·········· 2TS

조리방법
1 토마토는 껍질째 씻어 꼭지부분을 제거한 후 적당한 크기로 자른다.
2 믹서에 토마토, 메이플시럽, 물을 넣고 간다.

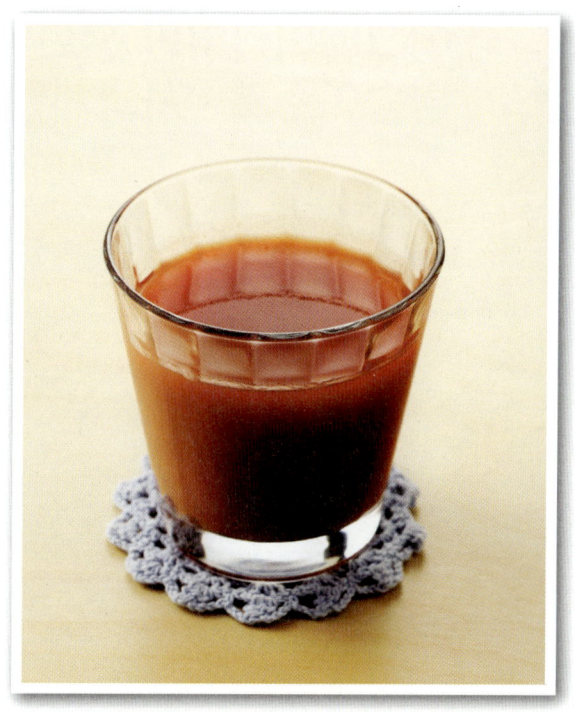

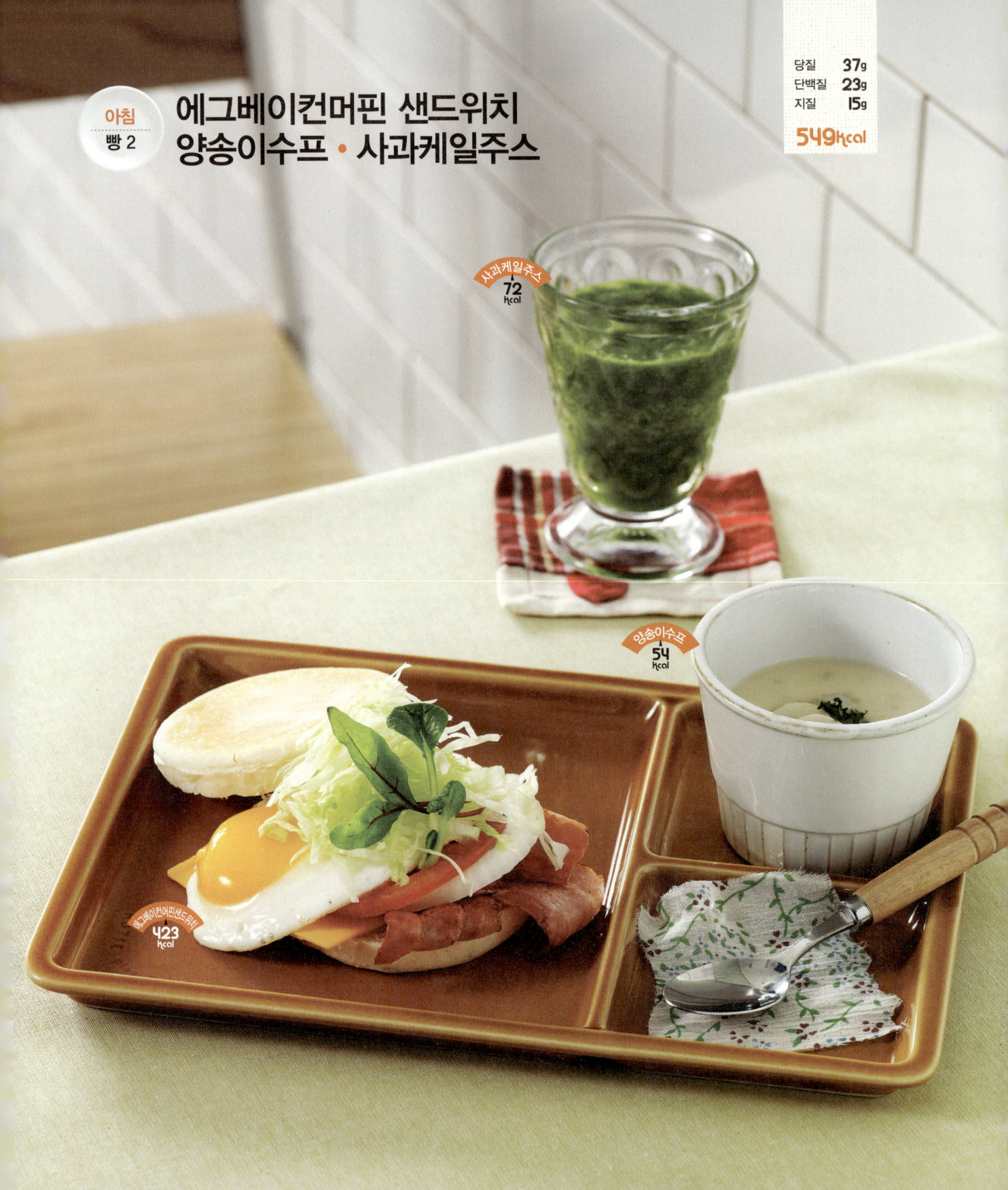

아침 빵 2

에그베이컨머핀 샌드위치
양송이수프 · 사과케일주스

당질 37g
단백질 23g
지질 15g

549kcal

사과케일주스 72kcal

양송이수프 54kcal

에그베이컨머핀샌드위치 423kcal

에그베이컨머핀 샌드위치

 당질 14g   단백질 19g   지질 12g

재료

잉글리시머핀	60g
양파	10g
토마토	10g
상추	5g
달걀(중간 크기)	1개
베이컨	15g
치즈	1/2장
양배추	15g
어린잎채소	3g
마요네즈	1/2ts
머스터드	1/2ts
식용유	약간

조리방법

1 상추는 흐르는 물에 깨끗이 씻어 적당한 크기로 자른다.
2 양파와 토마토는 깨끗이 씻어 먹기 좋은 두께로 썬다.
3 양배추와 어린잎채소를 깨끗이 씻어 양배추는 얇게 채썬다.
4 분량의 마요네즈와 머스터드를 골고루 섞은 다음 잉글리시머핀 안쪽에 고르게 펴 바른다.
5 팬에 식용유를 두르고 달걀 1개를 부쳐낸다.
6 베이컨은 살짝 구워 적당한 크기로 자르고, 치즈는 1/2만 준비한다.
7 준비된 잉글리시머핀에 재료를 넣어 마무리한다.

tip

1 베이컨은 구운 후 키친타월로 기름기를 닦아낸 후 사용하거나 데쳐서 사용하면 칼로리를 좀 더 낮출 수 있다.
2 달걀은 코팅이 잘 된 팬을 뜨겁게 달군 후 사용하면 눌어붙지 않아 기름양을 줄일 수 있다.

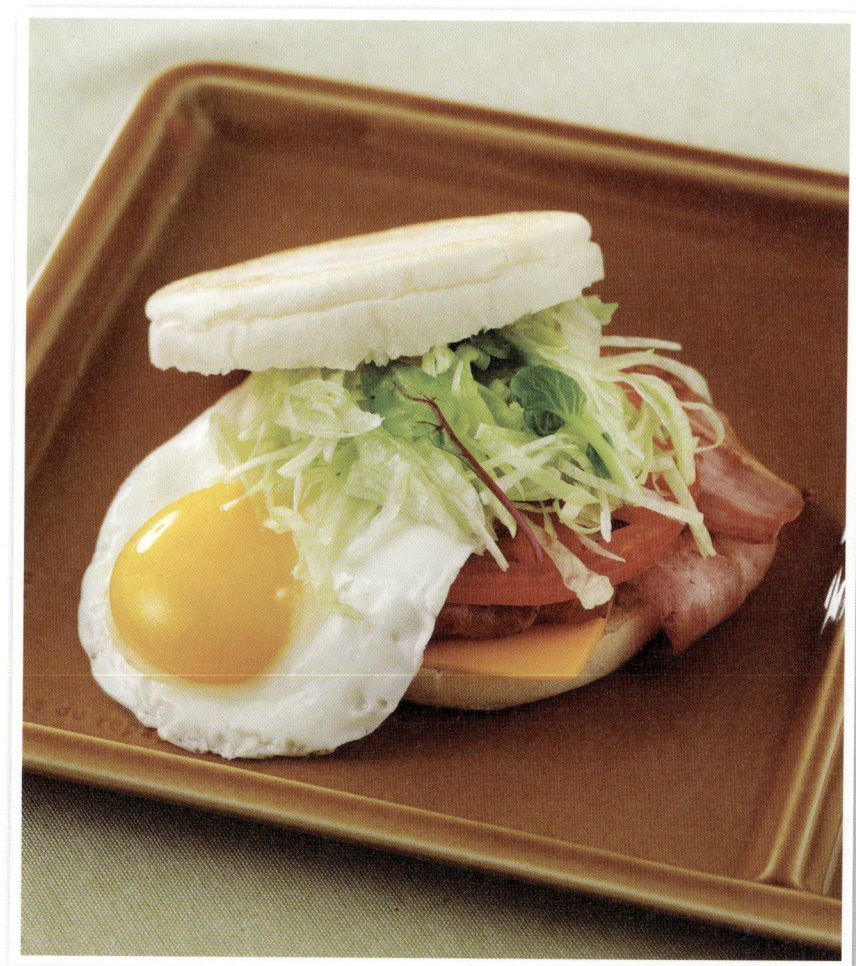

양송이수프

 당질 4g   단백질 3g   지질 3g

재료

양송이버섯	50g
양파	15g
대파	15g
치킨브로스	1/3컵
저지방우유	2TS
생크림	2ts
버터	1g
소금·후추	약간

조리방법

1 양송이는 편으로 잘게 썰고, 양파와 대파는 채썬다.
2 냄비에 버터를 두르고 양파, 대파를 넣고 볶다가 양송이를 넣고 수분을 날리면서 볶는다.
3 2에 치킨브로스를 넣고 끓으면 약한 불에서 15분 정도 끓인 다음 불을 끄고 식힌다.
4 3을 믹서로 곱게 갈아서 냄비에 다시 붓고 우유, 생크림, 소금, 후추를 넣고 끓여서 마무리한다.

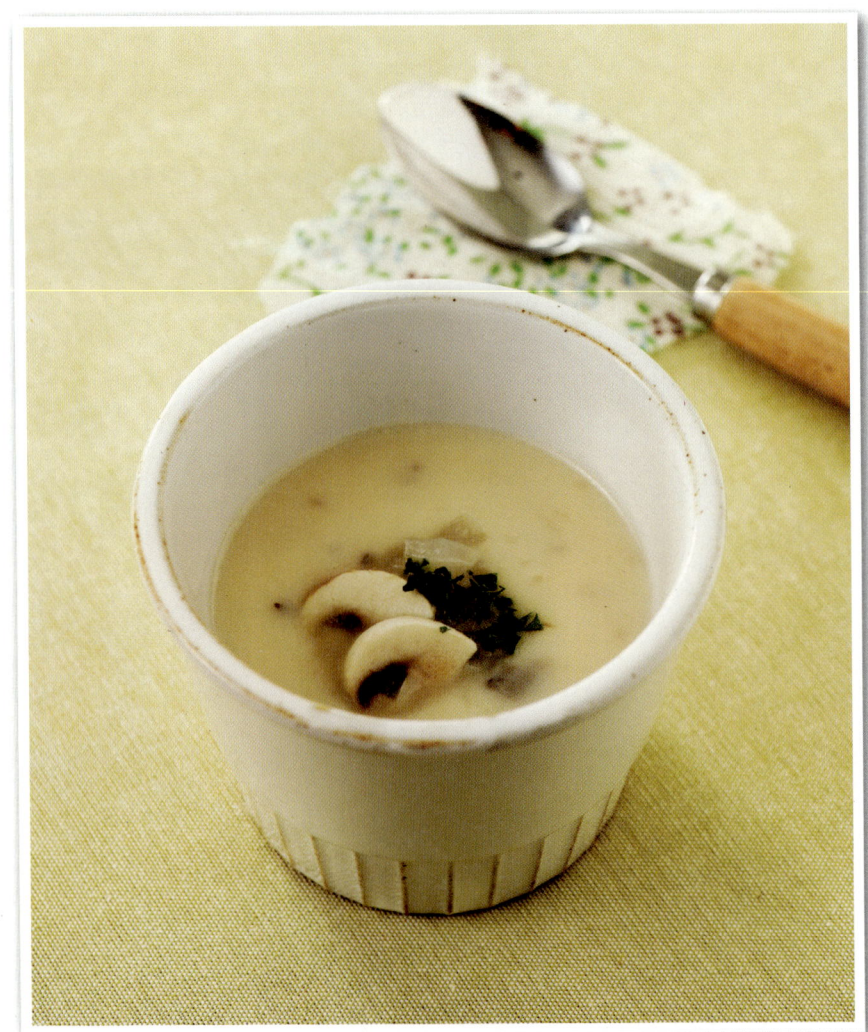

tip
치킨브로스란 닭육수의 일종으로, 수프나 국, 찌개 등 국물요리에 진한 맛을 내기 위해 사용한다. 직접 육수를 내어 사용하는 것보다 간편하다.

사과케일주스

당질 19g 단백질 1g 지질 0g

재료
사과(중간 크기) ······ 2/3개
(160g)
케일 ···················· 10g
물 ······················· 2TS

조리방법
1 사과는 깨끗이 씻어 꼭지와 씨를 제거하고 적당한 크기로 자른다.
2 케일은 씻어서 적당한 크기로 뜯어 놓는다.
3 믹서에 준비된 재료와 물을 넣고 간다.

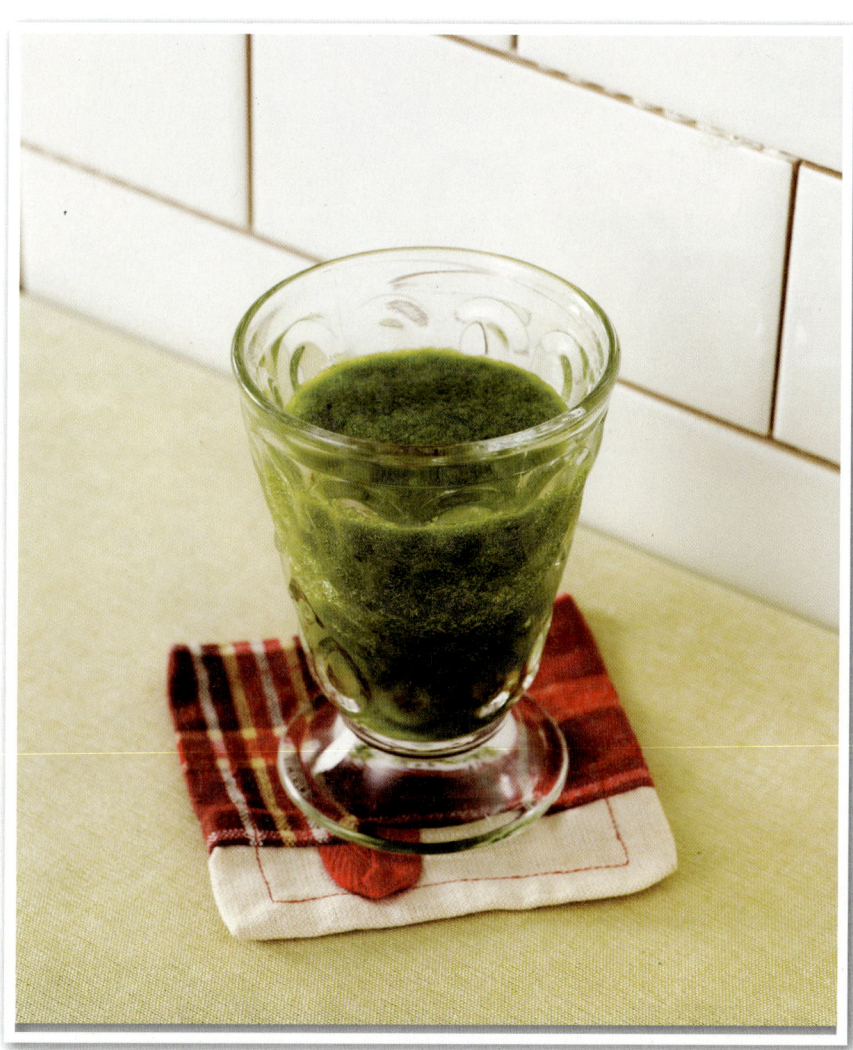

tip
케일은 녹황색 채소 중 베타카로틴 함량이 가장 높으며 섬유질 함량 또한 높다. 주스로 이용할 때는 잎이 크고 대가 굵은 녹즙용으로 선택하고, 사과와 함께 이용하면 설탕을 첨가하지 않아도 쓴맛을 완화시켜주어 먹기에 좋다.

아침 빵 3	마늘바게트 • 스크램블드에그
	과일샐러드 • 우유

당질 56g
단백질 19g
지질 19g
471kcal

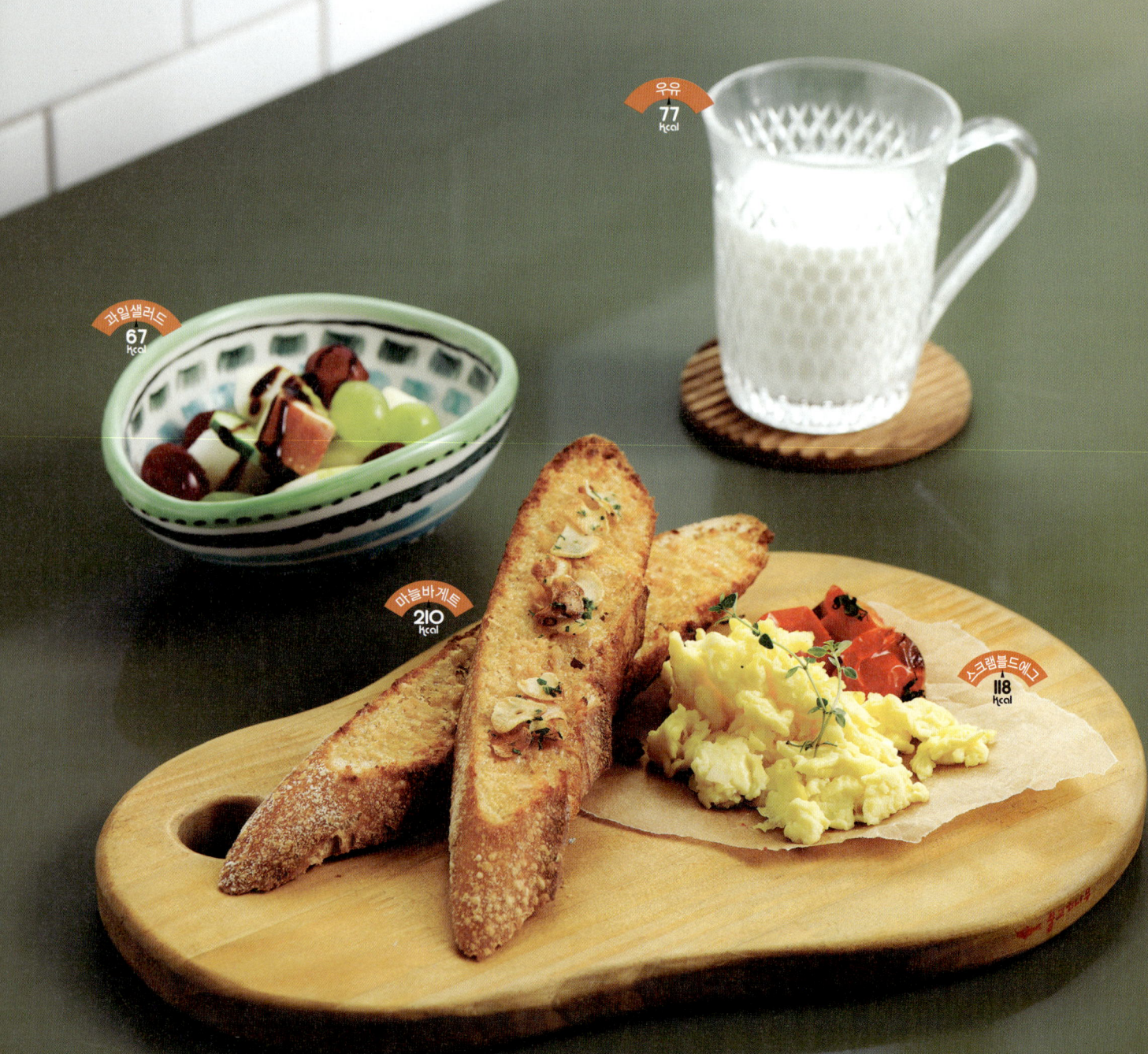

우유 77kcal
과일샐러드 67kcal
마늘바게트 210kcal
스크램블드에그 118kcal

스크램블드에그

 당질 2g 단백질 8g 지질 9g

재료

달걀 ······················· 1개
양파 ······················· 15g
버터 ······················· 3g
저지방우유 ················ 2ts
방울토마토 ················ 2개
소금 · 후추 ················ 약간

조리방법

1 달걀은 풀어서 1~2분 정도 저어준 후 소금, 후추, 우유와 잘 섞는다.
2 양파는 잘게 썰고, 방울토마토는 깨끗이 씻어 반으로 자른다.
3 팬에 버터를 두르고 양파를 볶는다.
4 양파를 볶다가 달걀물을 붓고 약한 불에서 나무주걱으로 저어가면서 익힌다.
5 토마토를 살짝 볶아 마무리한다.

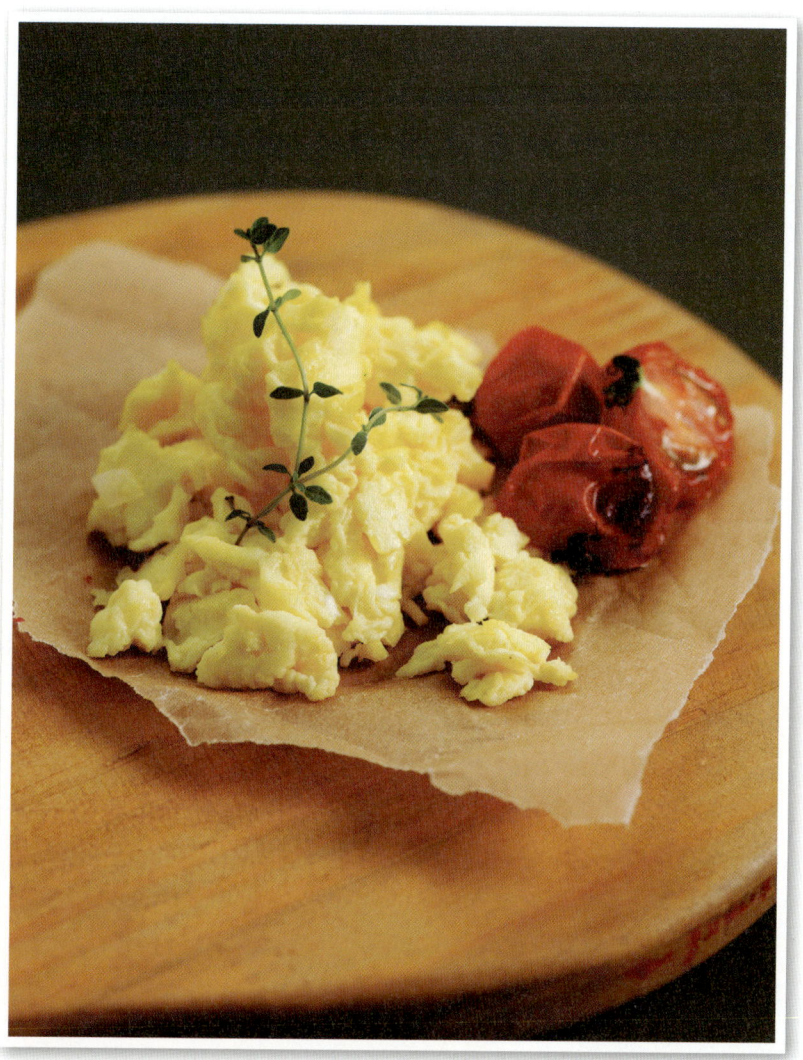

tip
코팅이 잘된 팬을 뜨겁게 달군 후 사용하면 눌어붙지 않아 버터량을 줄일 수 있어 열량을 줄일 수 있다. 또한 처음부터 토마토를 제외한 모든 재료를 함께 넣고 볶으면 버터 없이도 완성할 수 있다.

마늘바게트

당질 29g / 단백질 6g / 지질 8g

재료
- 바게트 ·············· 60g
- 마늘 ················ 5g

마늘버터
- 다진마늘 ············ 2g
- 버터 ················ 5g
- 파슬리가루 ········· 약간

조리방법
1. 바게트는 길게 어슷썰고, 마늘은 편으로 썬다.
2. 버터는 실온에 두어 부드럽게 한 후 다진마늘과 파슬리가루를 넣어 마늘버터를 만든다.
3. 바게트 한쪽 면에 마늘버터를 고루 펴 바르고 마늘을 얹어 팬이나 오븐에 구워 마무리한다. 오븐에 구울 때는 180℃에서 10분간 굽는다.

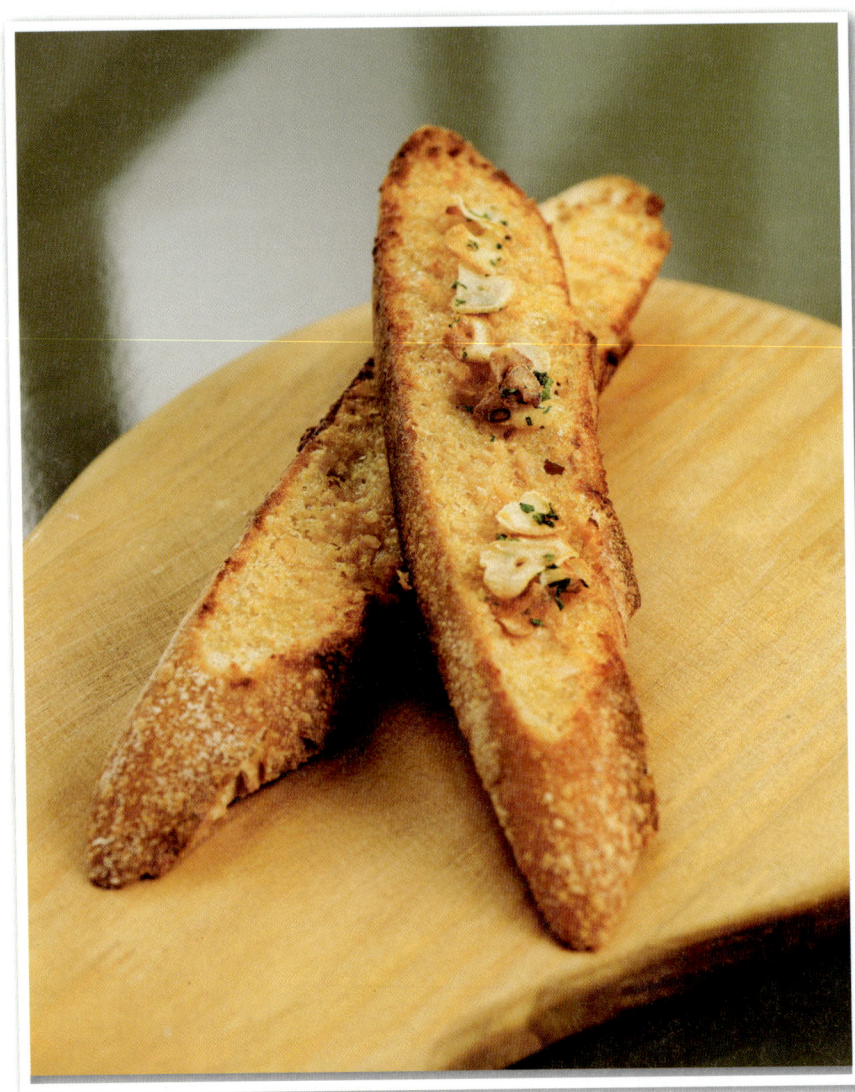

tip
버터 대신 올리브유를 이용하면 칼로리를 낮출 수 있다.

1. 올리브유에 통마늘과 허브(로즈마리, 타임)를 넣고 오븐에서 마늘오일을 만든다(180℃ 15분).
2. 바게트에 식힌 마늘오일을 붓으로 고르게 발라 약간의 소금, 후추를 넣어 다시 오븐에 굽는다(180℃ 5분).

과일샐러드

당질 **17g** | 단백질 **0g** | 지질 **0g**

재료

배	20g	오이	20g
사과	20g	발사믹식초	2ts
포도	20g	꿀	1.5ts

조리방법

1 사과, 배, 오이는 깨끗이 씻어 먹기 좋은 크기로 썬다.
2 포도는 한 알씩 떼어 깨끗이 씻어 준비한다.
3 발사믹식초와 꿀을 섞어 준비된 과일에 골고루 뿌려 마무리한다.

tip 발사믹식초란 포도와 와인을 숙성시킨 식초로, 맛이 새콤달콤하여 드레싱이나 소스를 만들 때 주로 사용한다.

우유

당질 **8g** | 단백질 **5g** | 지질 **2g**

재료

저지방우유 ········· 3/4컵

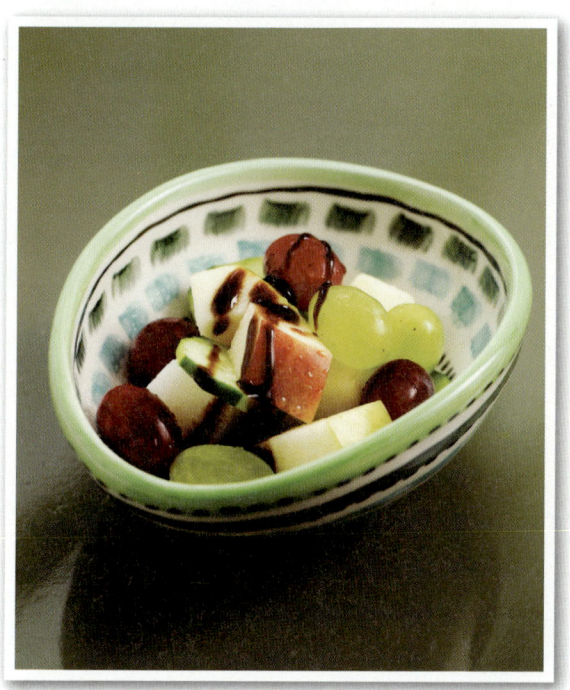

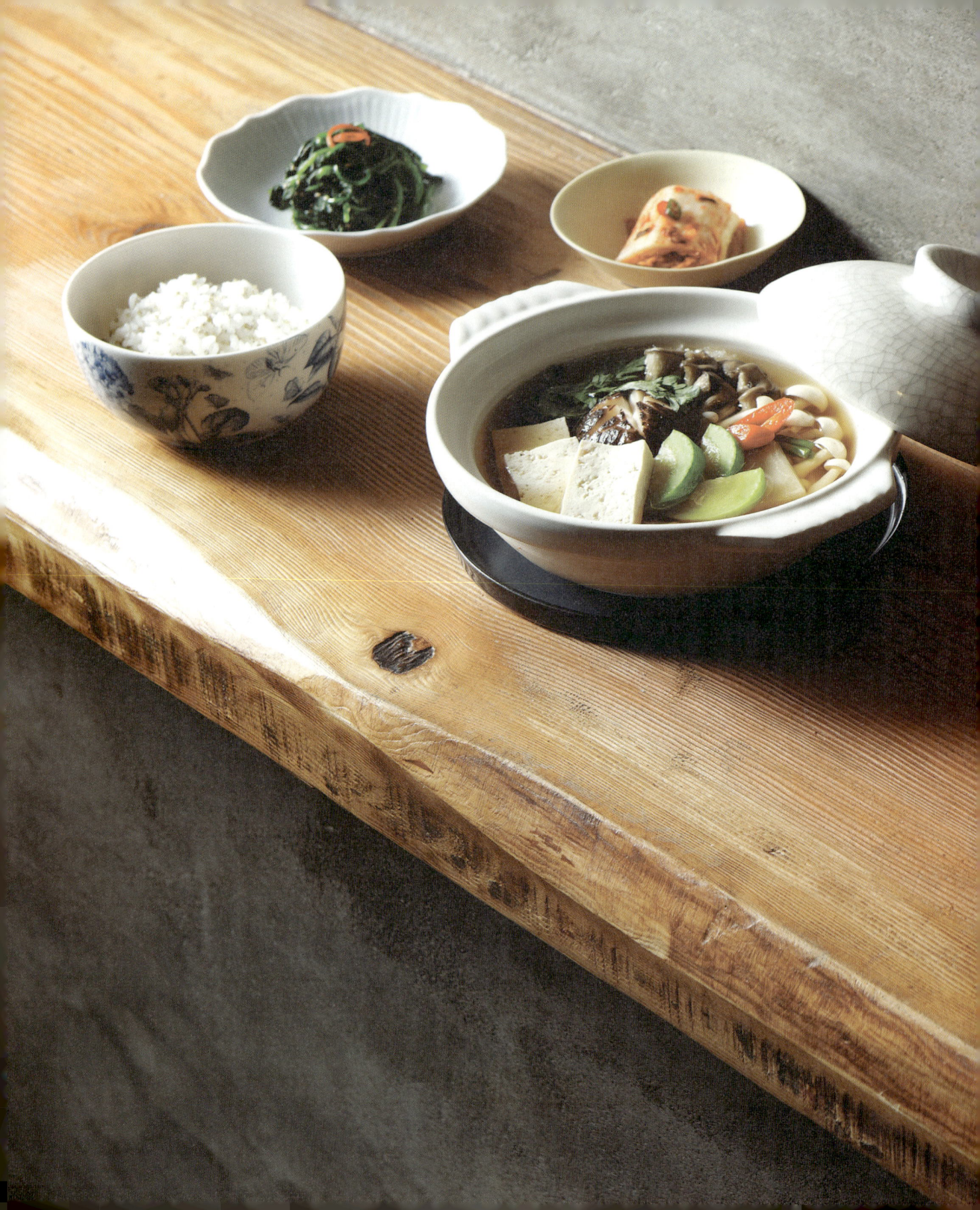

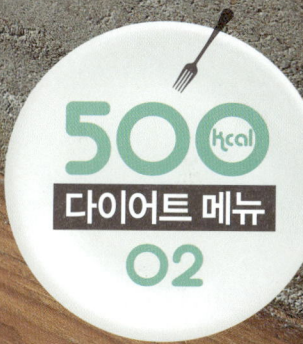

균형 잡힌 한식으로 차린 500칼로리 식단

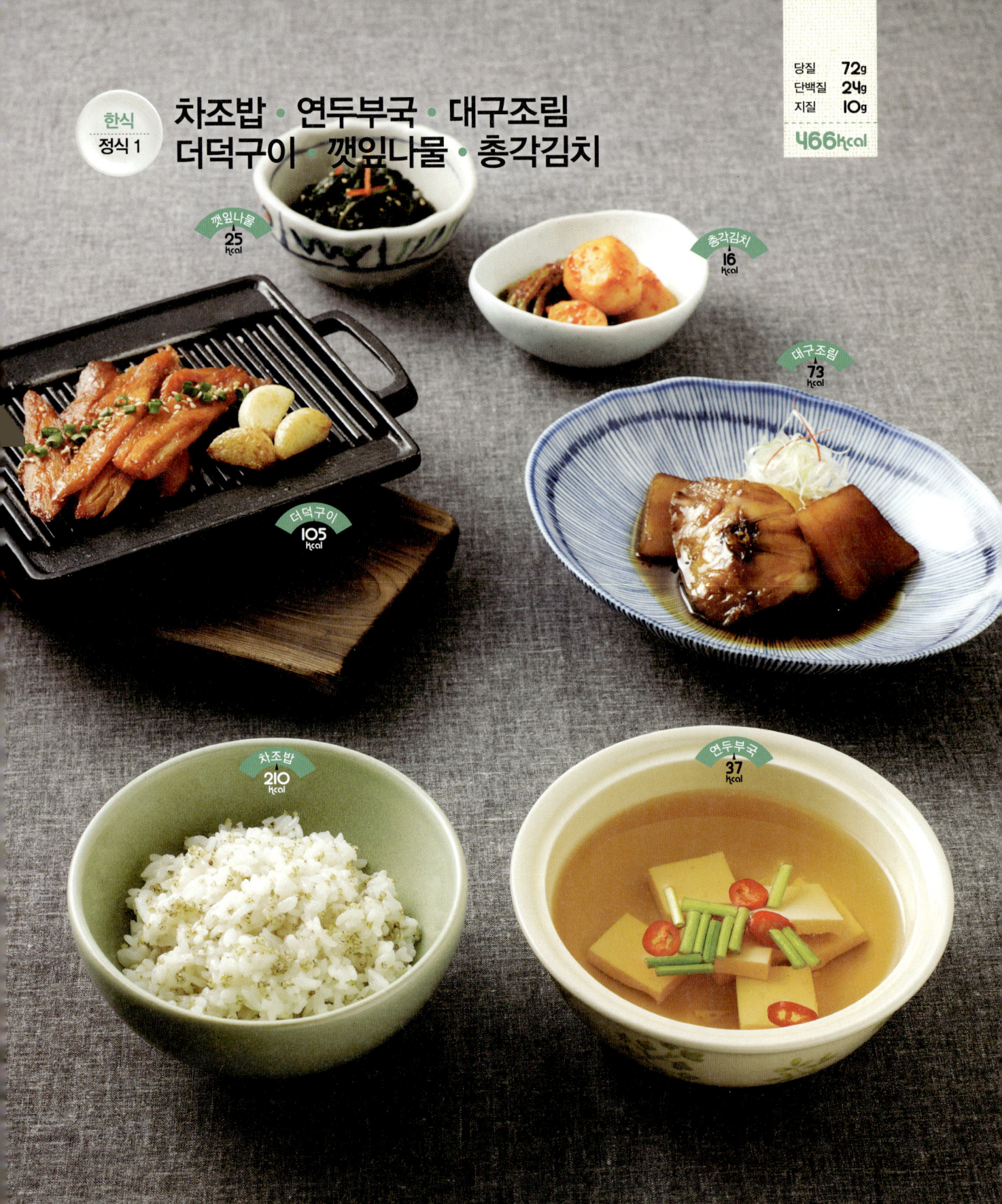

대구조림

당질 6g / 단백질 10g / 지질 1g

재료
대구	50g
무	40g
대파	2g

조림장
간장	2ts
맛술	1ts
설탕·다진마늘	약간
다진생강	약간
물	적당량

조리방법
1 대구는 깨끗하게 손질해 찬물에 씻어 체에 밭쳐 놓는다.
2 무는 납작썰기하고, 파는 흰부분으로 골라 가늘게 채썬다.
3 분량의 재료를 넣어 조림장을 만든다.
4 냄비에 대구, 무, 조림장을 넣은 후 물을 잠기도록 넣고, 조림장이 반 이상 졸아들 때까지 조린다.
5 그릇에 담고 채썬 파를 곁들여낸다.

tip 생선조림을 할 때는 냄비에 무를 먼저 넣고 그 위에 생선을 올려 조려야 양념이 타거나 생선살이 들러붙어 부서지는 것을 방지할 수 있다.

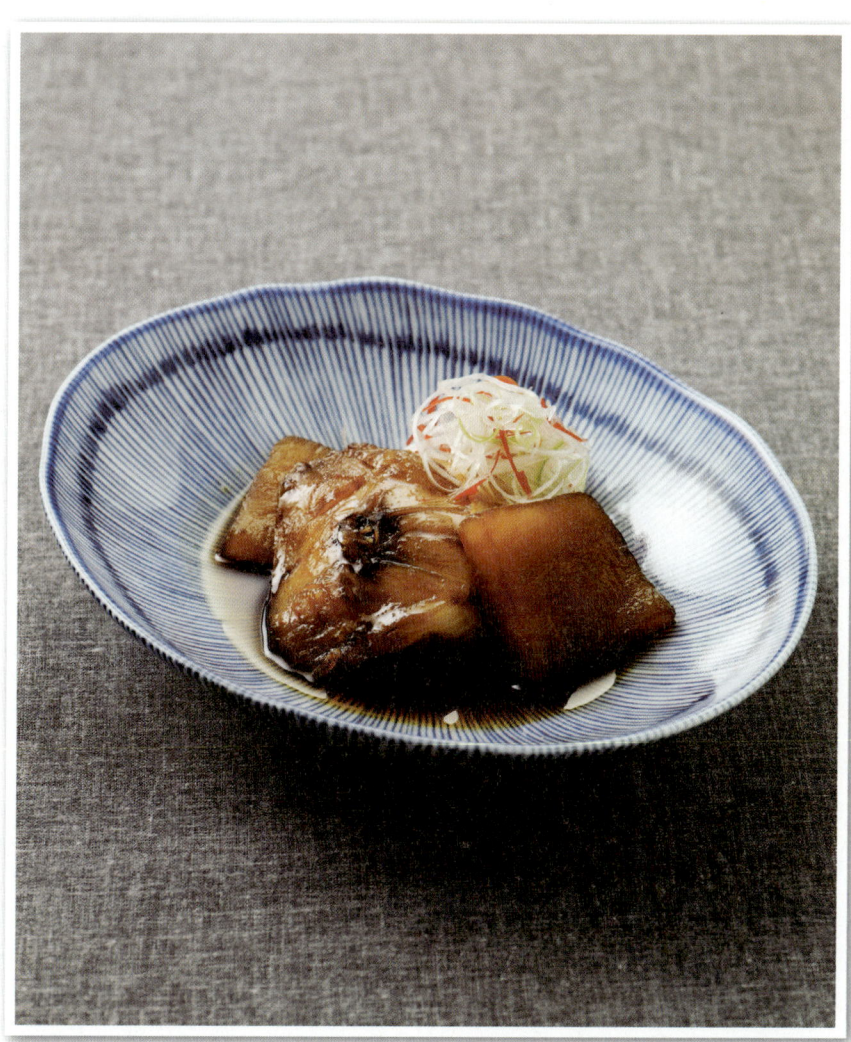

시작하자! 500칼로리 다이어트

연두부국

당질 3g | 단백질 4g | 지질 2g

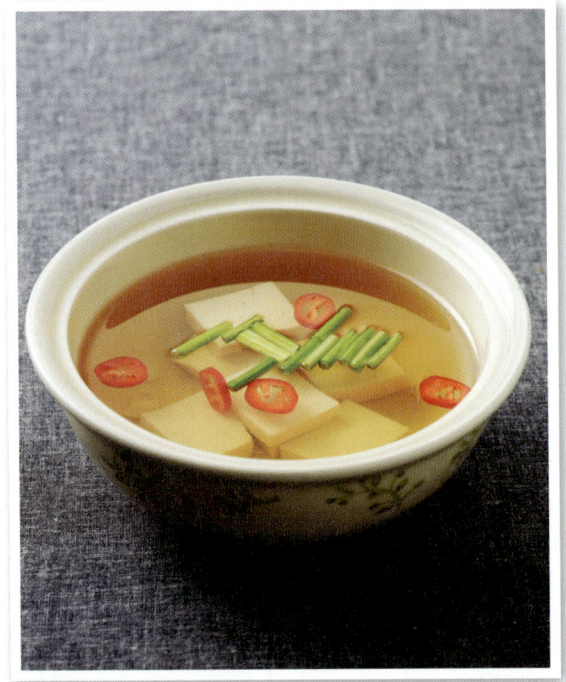

재료
- 연두부 … 60g
- 미나리 … 5g
- 홍고추 … 2g
- 국간장 … 1/2ts
- 소금·다진마늘 … 약간
- 멸치국물 … 1컵

멸치국물
- 마른 멸치 … 3g
- 건다시마 … 1조각(5cm 크기)
- 무 … 10g
- 대파 … 5g
- 물 … 적당량

조리방법
1. 분량의 재료를 넣어 멸치국물을 만든다.
2. 연두부는 먹기 좋은 크기로 썬다.
3. 미나리는 깨끗이 씻어 1.5cm 길이로 썰고, 홍고추는 얇게 썬다.
4. 준비된 멸치국물에 연두부를 넣고 끓이다가 간장과 소금으로 간을 하고, 마지막에 미나리와 홍고추를 넣고 마무리한다.

더덕구이

당질 1g | 단백질 3g | 지질 6g

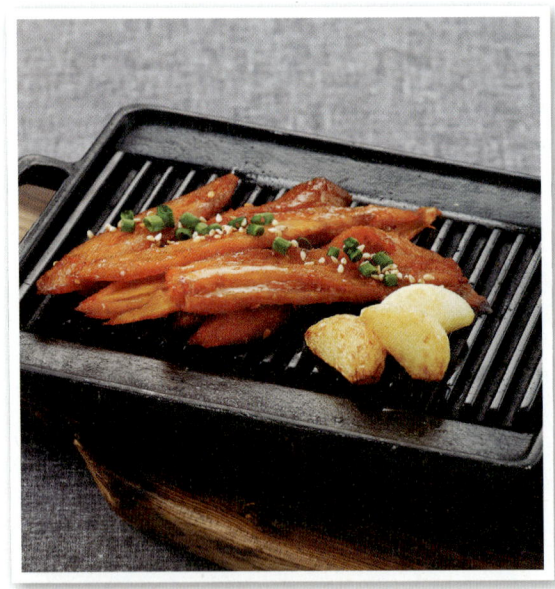

재료
- 더덕 … 25g
- 마늘 … 3쪽
- 실파 … 2g
- 식용유 … 1/2ts
- 소금·통깨 … 약간

유장
- 참기름 … 1/2ts
- 간장 … 1/4ts

양념고추장
- 고추장 … 5g
- 간장 … 1/3ts
- 설탕·참기름·통깨 … 약간

조리방법
1. 더덕은 껍질을 벗기고 반으로 가른 후 소금물에 20분 정도 담가둔 다음 방망이로 두들겨 펴서 부드럽게 해준다.
2. 분량의 재료를 섞어 유장과 양념고추장을 만든다
3. 실파는 깨끗이 씻어 0.2cm 길이로 썬다.
4. 더덕에 유장을 발라 팬에 타지 않도록 약한 불로 굽는다.
5. 유장을 발라 구운 더덕에 양념고추장을 발라서 타지 않도록 약한 불로 굽는다.
6. 다 구워진 더덕을 그릇에 담고, 실파와 통깨를 뿌리고 구운 마늘을 곁들여낸다.

tip 맛과 향이 더덕과 유사하며 손쉽게 구할 수 있는 통도라지를 이용해도 좋다.

깻잎나물

당질 **3g** | 단백질 **2g** | 지질 **1g**

재료
- 깻잎순 ·············· 50g
- 홍고추 ·············· 2g
- 간장 ················ 1/2ts
- 다진마늘·들기름 ······ 약간
- 소금·통깨 ··········· 약간
- 물 ················· 적당량

조리방법
1. 깨끗하게 손질한 깻잎을 소금물에 살짝 데쳐 물기를 짠 후 다진마늘, 소금, 간장을 넣고 버무린다.
2. 팬에 물을 약간 두르고 깻잎순을 볶다가 들기름, 통깨, 홍고추를 넣고 마무리한다.

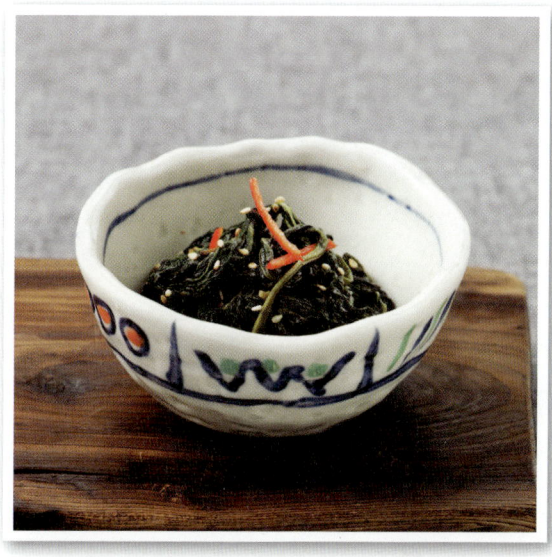

tip 나물을 볶을 때 기름 대신 물을 이용하면 열량도 낮출 수 있다.

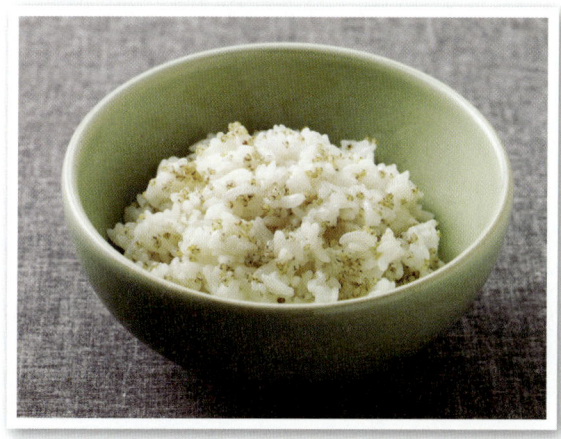

차조밥

당질 **46g** | 단백질 **4g** | 지질 **0g**

재료
- 차조밥 ·············· 2/3공기(140g)

총각김치

당질 **3g** | 단백질 **1g** | 지질 **0g**

재료
- 총각김치 ············ 50g

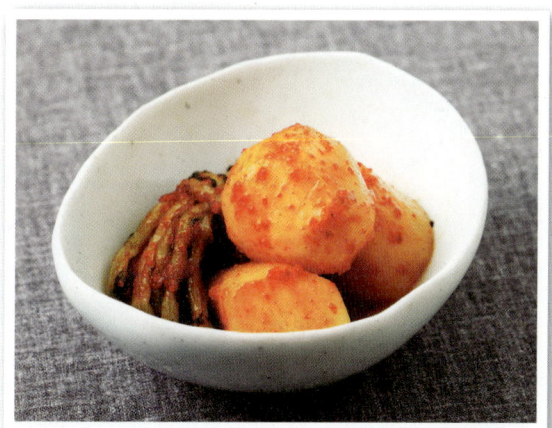

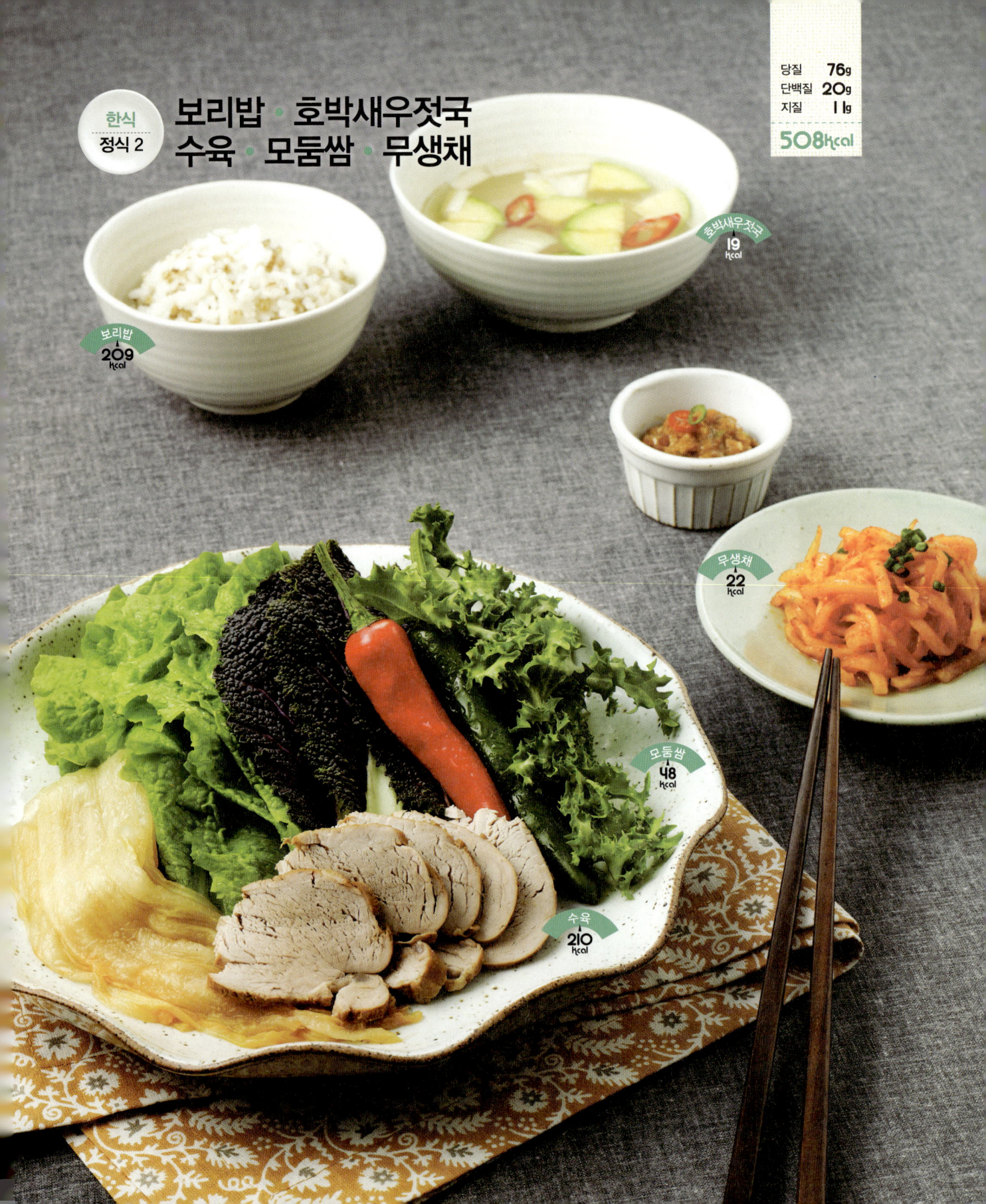

수육

당질 16g · 단백질 11g · 지질 9g

재료
- 돼지고기(안심) … 60g
- 대파 … 10g
- 마늘 … 5g
- 통후추 … 약간
- 물 … 적당량

삶기 재료
- 된장 … 1ts
- 맛술 … 1TS

조리방법
1. 분량의 재료를 넣고 물을 끓이다가 돼지고기를 넣고 익힌다.
2. 돼지고기가 익으면 꺼내어 납작하게 썬다.

tip 돼지고기 부위 중 안심은 지방함량이 가장 적은 부위이다. 따라서 안심을 사용하면 열량은 물론 포화지방산 섭취도 줄일 수 있다.

모둠쌈

당질 7g · 단백질 3g · 지질 2g

재료
- 상추 … 25g
- 적겨자 … 15g
- 치커리 … 10g
- 숙성김치 … 45g
- 풋고추 … 10g
- 홍고추 … 10g

된장파인애플쌈장
- 된장 … 5g
- 파인애플 … 7g
- 다진양파 … 2g
- 다진파 … 1g
- 잣가루 … 1g
- 다진마늘·통깨 … 약간

조리방법
1. 쌈채소류는 깨끗하게 씻어 물기를 제거한다.
2. 분량의 재료를 넣어 파인애플쌈장을 만든다.
3. 준비된 쌈채소류와 쌈장을 곁들여낸다.

tip 된장파인애플쌈장은 파인애플, 잣 등을 첨가하여 달콤함과 고소함을 더했으며, 기존 쌈장보다 된장이 적게 포함된 저염쌈장이다.

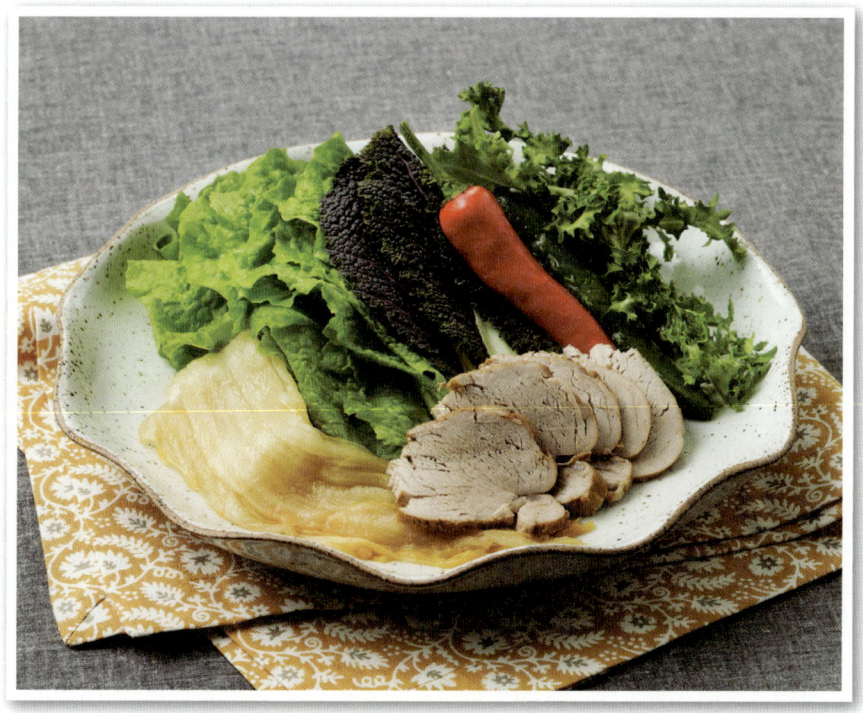

호박새우젓국

 당질 4g 단백질 1g 지질 0g

재료

- 애호박 ······ 20g
- 양파 ······ 10g
- 대파 ······ 1g
- 홍고추 ······ 2g
- 다시마국물 ······ 1컵
- 새우젓 ······ 3g
- 국간장·다진마늘 ······ 약간
- 후추 ······ 약간

다시마국물

- 건다시마 ······ 1조각(5cm 크기)
- 가쓰오부시 ······ 2g
- 물 ······ 적당량

조리방법

1 애호박은 세로로 4등분하여 0.2cm 두께로 썬다.
2 대파는 어슷썰고, 홍고추는 0.2cm 두께로 썰고, 양파는 적당한 크기로 썬다.
3 분량의 재료를 넣어 다시마국물을 만든다.
4 다시마국물에 애호박, 양파를 넣어 끓이다가 새우젓, 간장으로 간을 하고, 대파와 홍고추를 넣어 마무리한다.

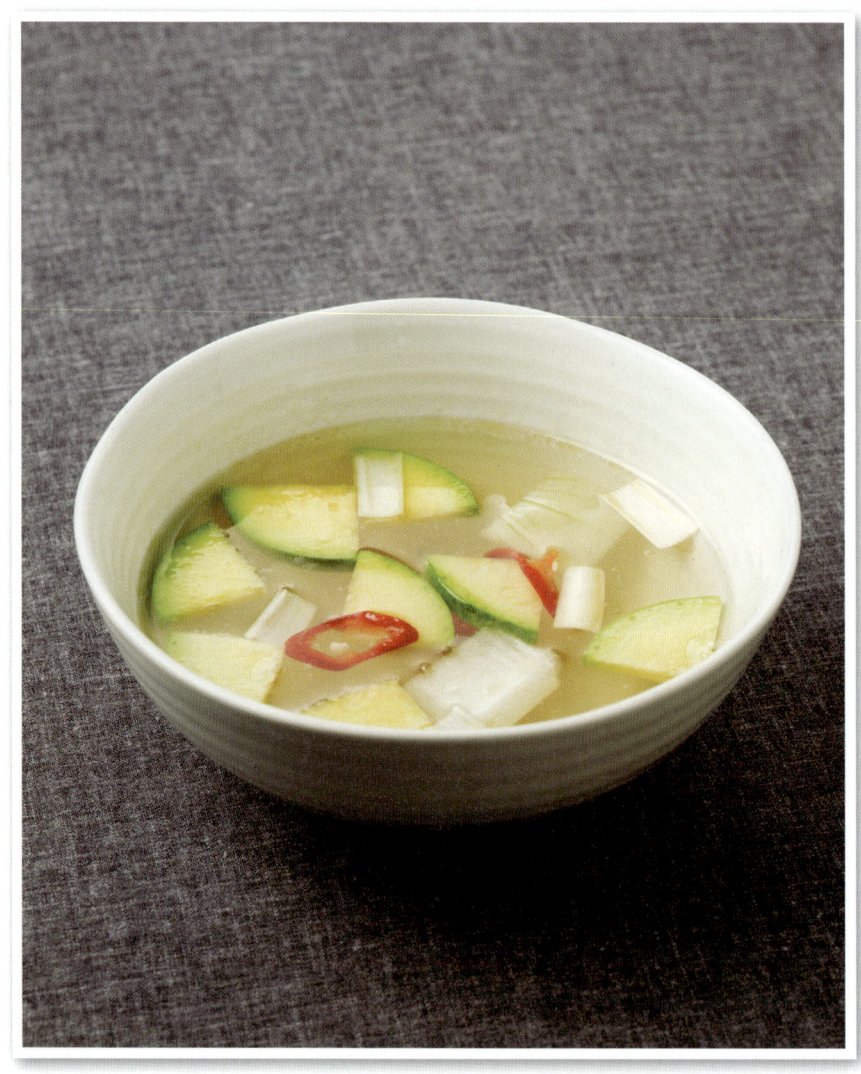

무생채

당질 4g | 단백질 1g | 지질 0g

재료
무	60g
대파	1g
고춧가루	2g
마늘	1g
설탕·소금	약간

조리방법
1 무는 채썰어 고춧가루에 버무려 놓는다.
2 고춧가루에 버무린 무에 파, 마늘, 설탕, 소금으로 간을 한다.

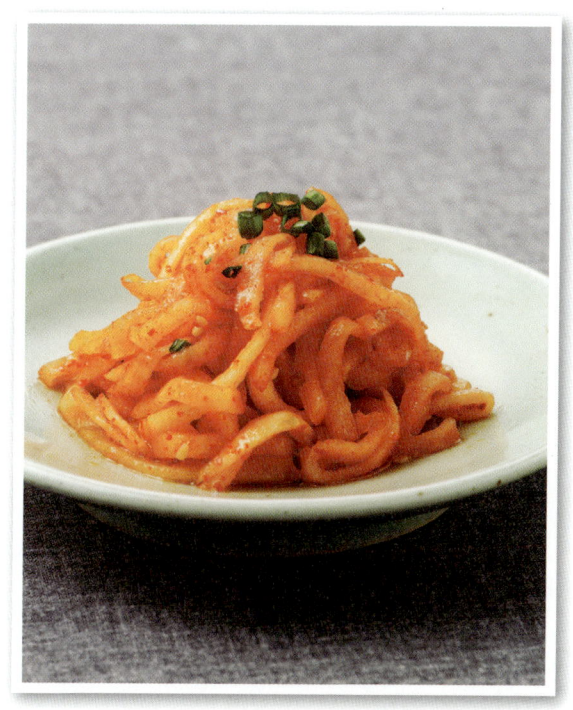

보리밥

당질 46g | 단백질 4g | 지질 0g

재료
보리밥	2/3공기(140g)

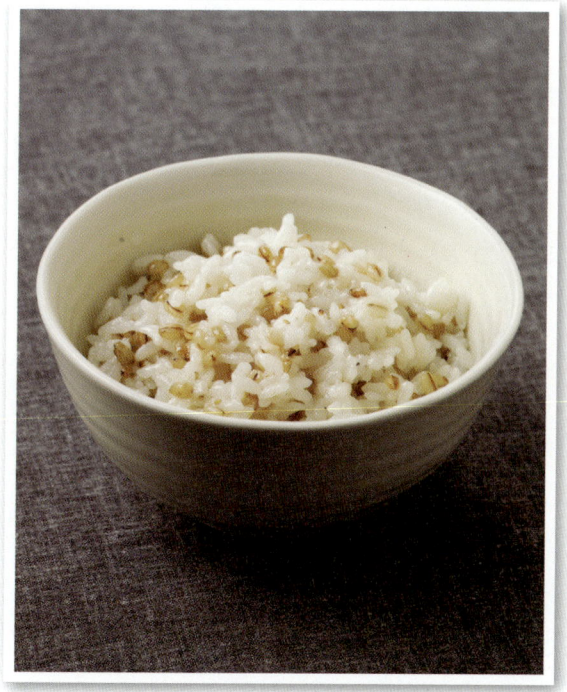

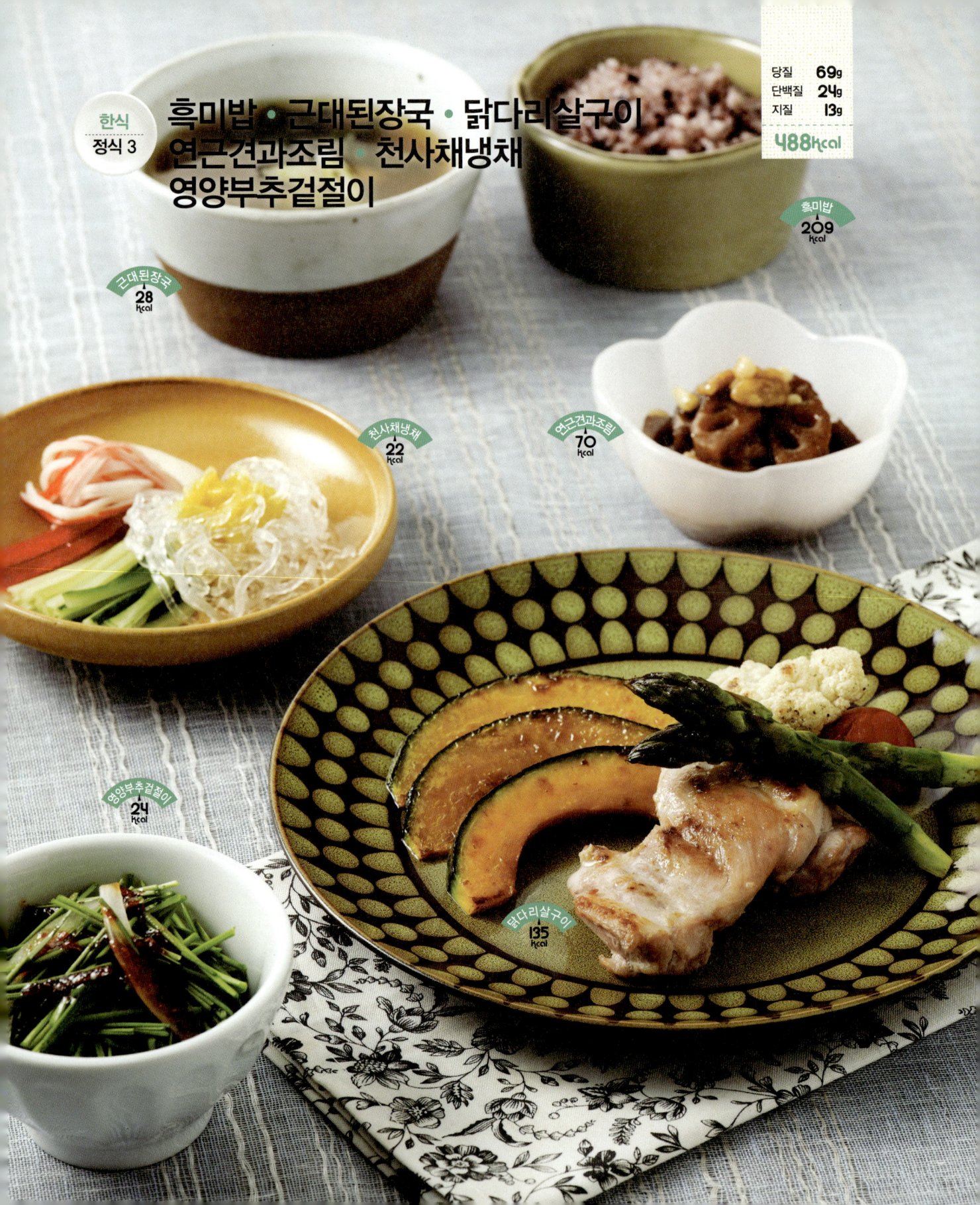

한식 정식 3

흑미밥 · 근대된장국 · 닭다리살구이
연근견과조림 · 천사채냉채
영양부추겉절이

당질 69g
단백질 24g
지질 13g
488kcal

흑미밥 209kcal
근대된장국 28kcal
천사채냉채 22kcal
연근견과조림 70kcal
영양부추겉절이 24kcal
닭다리살구이 135kcal

근대된장국

 당질 4g 단백질 2g 지질 1g

재료
근대	30g
멸치국물	1컵
된장	1ts
대파	1g
다진마늘·소금	약간

멸치국물
마른멸치	3g
건다시마	1조각(5cm 크기)
무	10g
대파	5g
물	적당량

조리방법
1. 근대는 손질하여 끓는 물에 살짝 데쳐서 찬물에 헹군 다음 물기를 짠다.
2. 분량의 재료를 넣어 멸치국물을 준비한다.
3. 멸치국물에 된장을 풀고 근대를 넣어 끓인다.
4. 근대가 부드럽게 익으면 파, 마늘을 넣고 마무리한다.

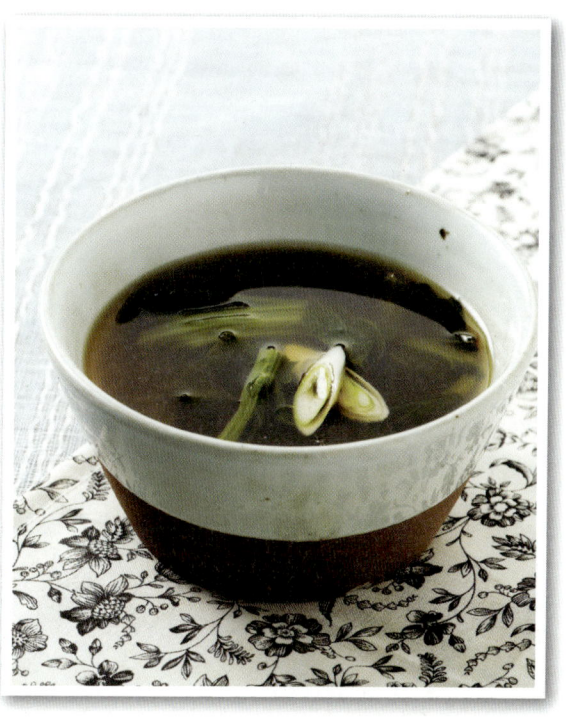

닭다리살구이

당질 4g 단백질 14g 지질 7g

재료
닭다리살	60g
식용유	1ts
마늘	1g
소금	1g
후추·맛술	약간

야채구이
단호박	40g
아스파라거스	20g
콜리플라워	10g
방울토마토	1개

조리방법
1. 닭다리살은 껍질을 제거하고 소금, 후추, 맛술로 밑간한다.
2. 팬에 식용유를 두르고 닭다리살을 굽는다.
3. 단호박, 아스파라거스, 데친 콜리플라워, 방울토마토는 구워서 닭다리살구이와 함께 곁들여낸다.

tip 팬 위에 쿠킹호일을 깔고 굽거나 오븐을 활용하면 기름 사용량을 줄일 수 있어 열량을 좀 더 낮출 수 있다.

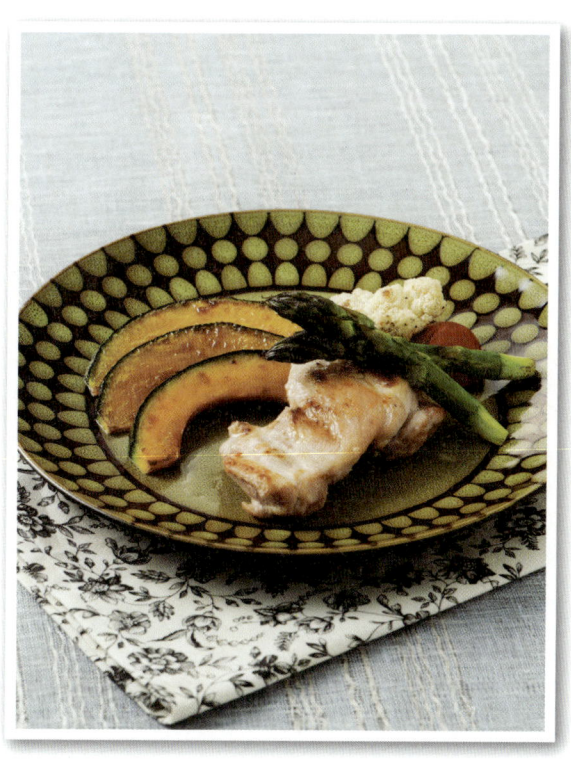

시작하자! 500칼로리 다이어트

연근견과조림

당질 8g · 단백질 2g · 지질 4g

재료
- 연근 40g
- 호두 3g
- 잣 1g

조림간장
- 간장 1ts
- 설탕 1g
- 다시마국물 1/2컵
- 통후추 약간

다시마국물
- 건다시마 1조각(5cm 크기)
- 가쓰오부시 5g
- 물 적당량

조리방법
1. 분량의 재료를 넣어 다시마국물을 만들고 조림간장을 만든다.
2. 연근은 끓는 물에 살짝 데친다.
3. 냄비에 연근과 조림간장을 넣고 조림장이 반 이상 졸아들 때까지 조린다.
4. 마지막에 호두와 잣을 넣어 마무리한다.

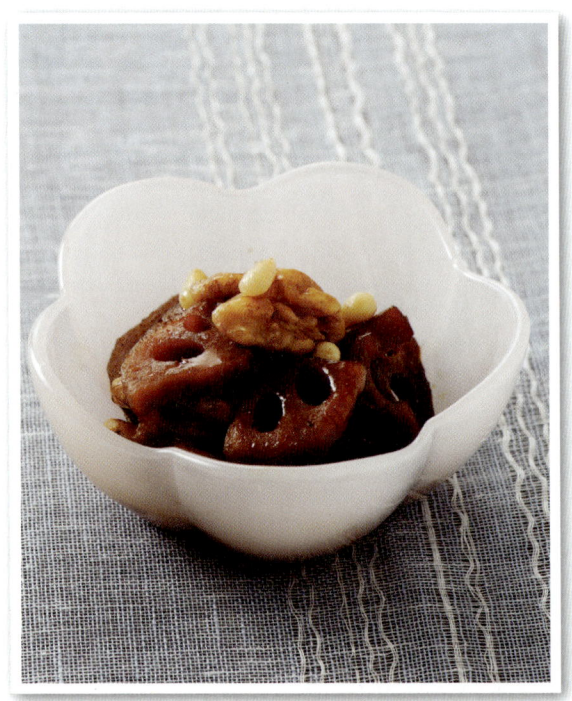

천사채냉채

당질 4g · 단백질 1g · 지질 0g

재료
- 천사채 20g
- 오이 10g
- 게맛살 5g
- 양파 5g
- 파프리카 5g

겨자소스
- 겨자가루 1g
- 식초 1/2ts
- 설탕·소금 약간
- 다진마늘·통깨 약간

조리방법
1. 천사채는 뜨거운 물에 살짝 데쳐 식힌 후 먹기 좋은 길이로 썬다.
2. 오이, 게맛살, 양파, 파프리카는 채썬다.
3. 분량의 재료를 넣어 겨자소스를 만든다.
4. 준비된 재료에 겨자소스를 곁들여낸다.

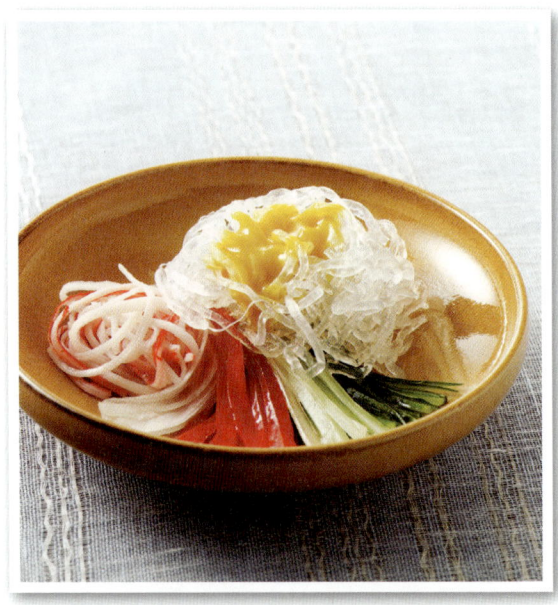

tip 천사채는 다시마를 가공해서 만든 것으로, 포만감을 주며 장운동을 촉진시켜 변비와 다이어트에 효과적이다. 냉채, 무침, 잡채 등 다양하게 이용할 수 있다.

영양부추겉절이

당질 3g　**단백질** 1g　**지질** 1g

재료
- 영양부추 ·············· 15g
- 양파 ·············· 5g
- 간장 ·············· 1/2ts
- 고춧가루 ·············· 2g
- 설탕 · 소금 · 참기름 · 통깨 ·············· 약간

조리방법
1. 영양부추는 뿌리를 깨끗하게 손질해 씻어 4cm 길이로 자르고, 양파는 채썬다.
2. 준비된 재료에 분량의 양념을 넣어 잘 버무린다.

tip 새콤한 맛을 원한다면 식초를 조금 넣는다.

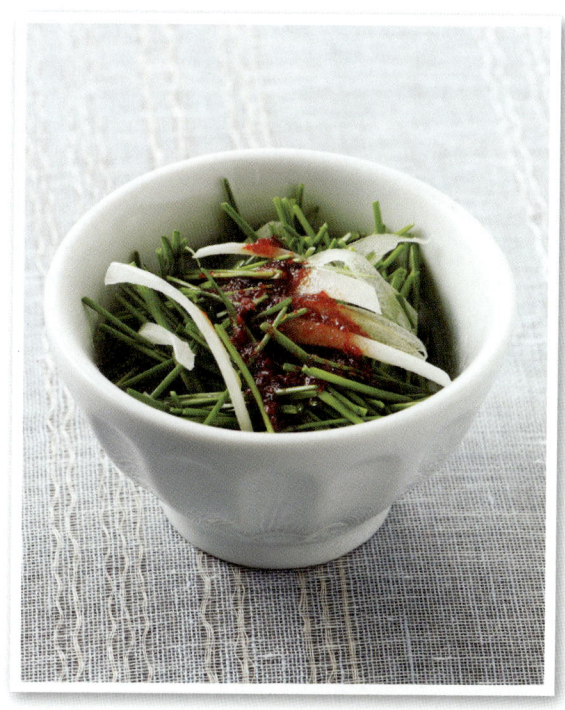

흑미밥

당질 46g　**단백질** 4g　**지질** 0g

재료
- 흑미밥 ·············· 2/3공기(140g)

tip 흑미는 따로 불려서 넣는다.

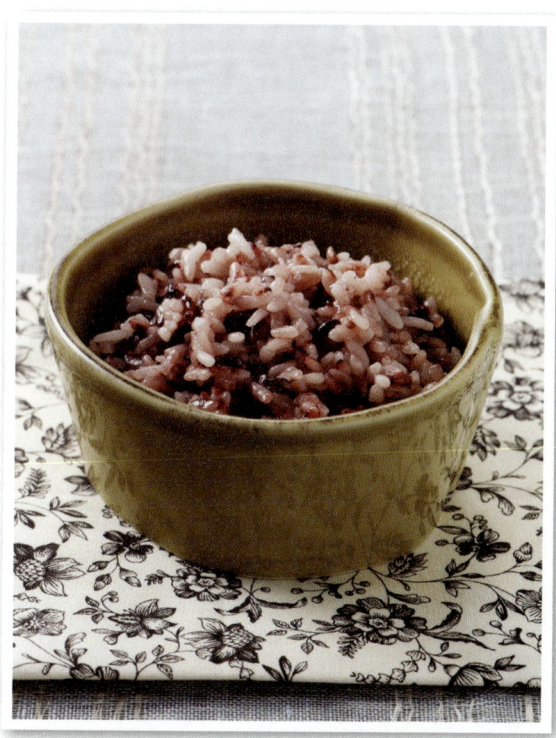

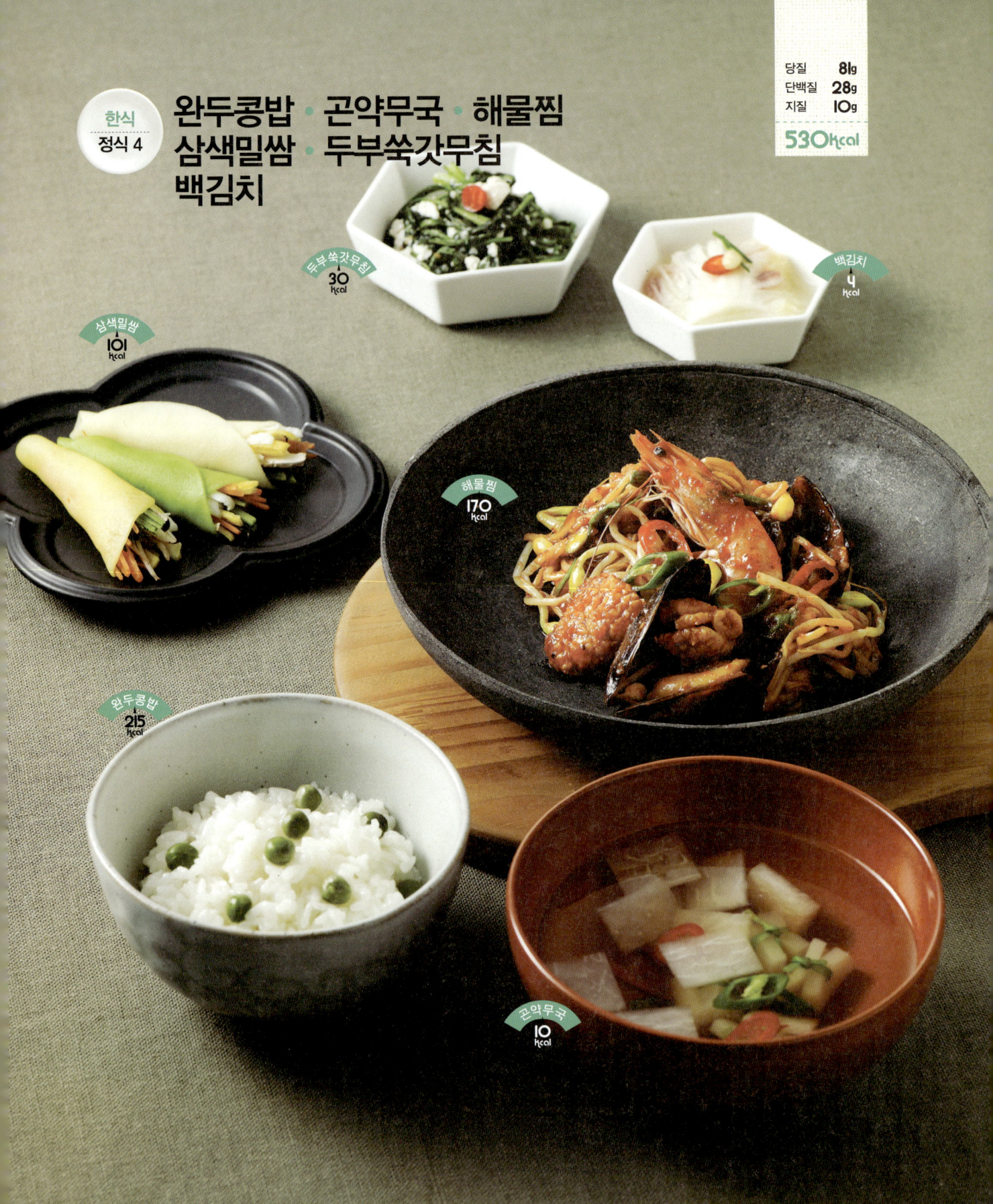

해물찜

당질 15g
단백질 17g
지질 5g

재료
- 새우(중하) ······ 1마리
- 홍합 ······ 3개
- 오징어 ······ 40g
- 미더덕 ······ 15g
- 콩나물 ······ 40g
- 미나리 ······ 10g
- 홍고추 ······ 2g
- 식용유 ······ 1/2ts
- 참기름·통깨·후추 ······ 약간

양념
- 고추장 ······ 1/2ts
- 간장 ······ 1ts
- 고춧가루 ······ 5g
- 다진마늘 ······ 1g
- 설탕·맛술 ······ 약간

찹쌀풀
- 찹쌀가루 ······ 10g
- 물 ······ 약간

조리방법
1. 새우는 수염을 잘라내고 내장을 제거한 뒤 깨끗이 씻는다.
2. 홍합과 미더덕은 깨끗이 손질한 후 씻는다.
3. 오징어는 껍질을 벗기고 안쪽에 일정간격으로 칼집을 내어 솔방울 모양이 되도록 한다.
4. 콩나물은 뿌리를 떼어내고, 미나리는 4㎝ 길이로 썰고, 홍고추와 풋고추는 어슷썬다.
5. 팬에 식용유를 두르고 마늘을 볶다가 해물과 양념을 넣고 재료가 반쯤 익을 때까지 볶는다.
6. 국물이 끓으면 살짝 데친 콩나물과 미나리, 홍고추를 넣는다.
7. 찹쌀풀을 만들어 마지막에 넣어 농도를 맞추고, 참기름과 통깨, 후추를 넣는다.

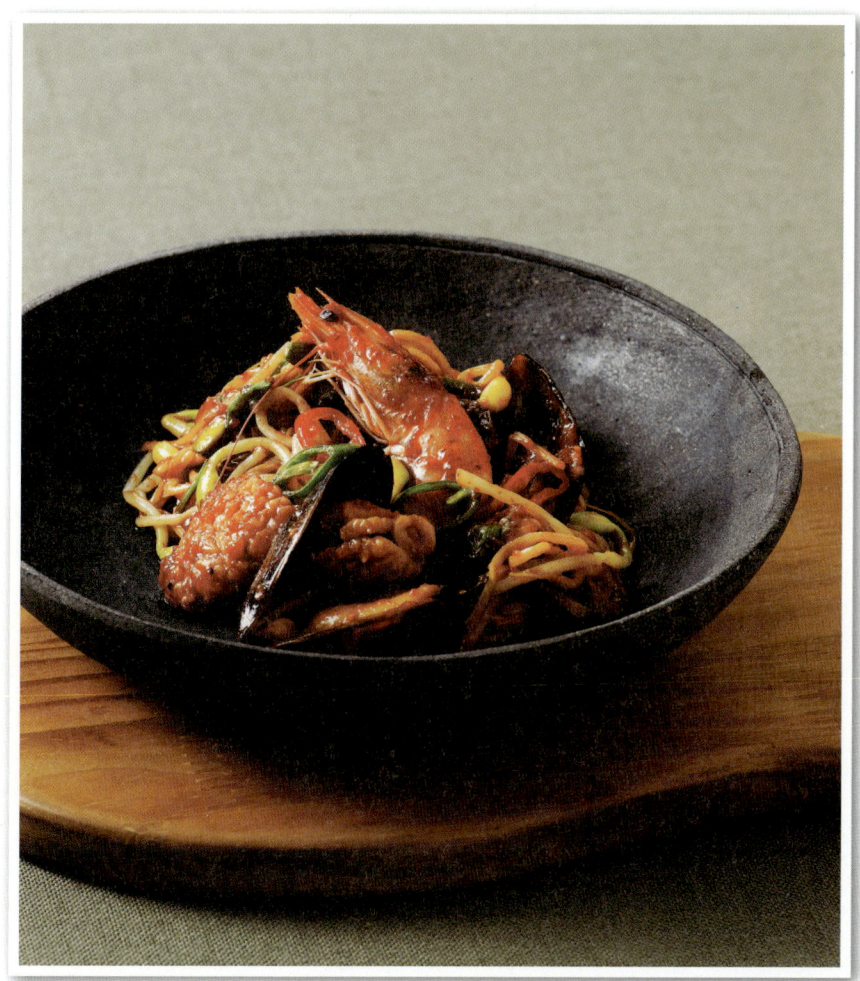

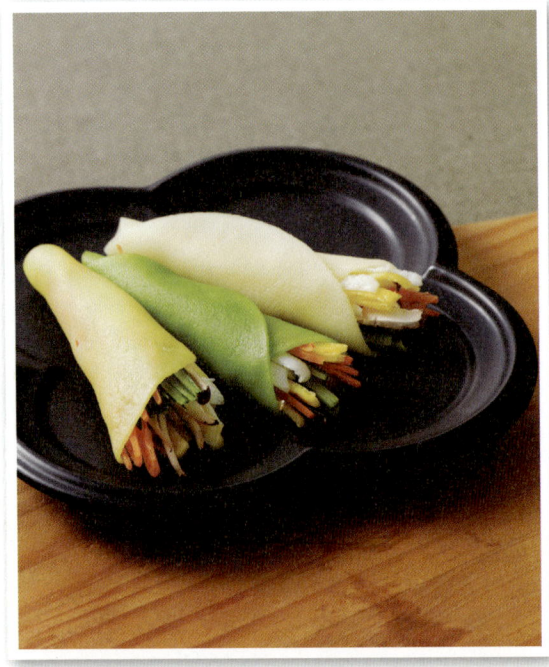

삼색밀쌈

당질 15g · 단백질 4g · 지질 3g

재료

밀전병
밀가루 ·············· 15g
식용유 ·············· 약간
물·시금치물·치자물 ····· 적당량

속재료
당근·오이 ·············· 10g
소금 ·············· 약간

달걀지단(속재료)
달걀 ·············· 15g
식용유 ·············· 약간

표고버섯(속재료) 밑간
표고버섯 ·············· 5g
참기름·간장 ·············· 약간

겨자소스
겨자가루 ·············· 1g
식초 ·············· 1/2ts
설탕·소금 ·············· 약간

조리방법

1 밀가루에 시금치물과 치자물을 넣어 흰색, 연두색, 노란색으로 각각 반죽을 한 다음 팬에 식용유를 살짝 두르고 얇게 부친다.
2 당근, 오이는 얇게 채썰어 소금으로 살짝 절인다.
3 표고버섯은 얇게 채썰어 데친 후 물기를 꼭 짜서 간장과 참기름으로 밑간한다.
4 달걀은 흰자, 노른자를 각각 지단으로 부친 후 식으면 다른 재료의 길이에 맞춰 채썬다.
5 밀전병 위에 준비된 재료를 올리고 겨자소스를 넣어 먹기 좋게 말아준다.

tip 밀전병을 예쁘게 부치려면 팬에 기름을 바르듯이 두르고 숟가락으로 원을 그리듯이 반죽을 부어 약한 불에서 부친다. 끝부분이 투명해지면 뒤집어 살짝 익힌다.

두부쑥갓무침

당질 2g · 단백질 3g · 지질 2g

재료
쑥갓 ·············· 30g
두부 ·············· 20g
대파 ·············· 1g
다진마늘·홍고추 ····· 약간
참기름·소금·통깨 ····· 약간

조리방법

1 두부는 데쳐서 곱게 으깬다.
2 쑥갓은 끓는 물에 데쳐서 찬물에 헹군 다음 4㎝ 길이로 자른다.
3 볼에 두부와 쑥갓을 담고 분량의 양념재료를 넣어 골고루 무치고 홍고추를 넣어 마무리한다.

tip 두부의 고소한 맛과 쑥갓의 향이 어우러져 강한 향을 좋아하지 않을 때도 이용하면 좋다.

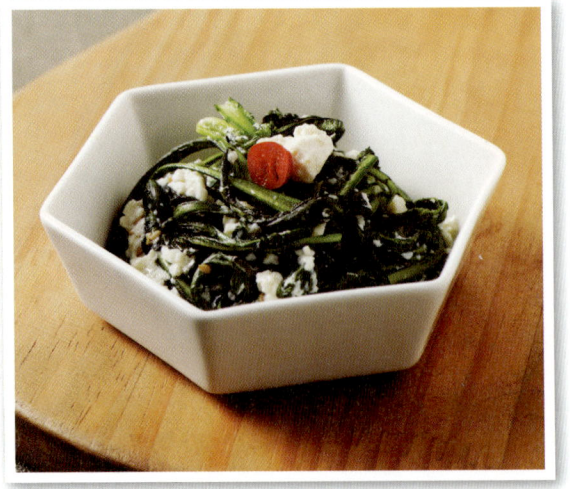

곤약무국

당질 2g　**단백질** 0g　**지질** 0g

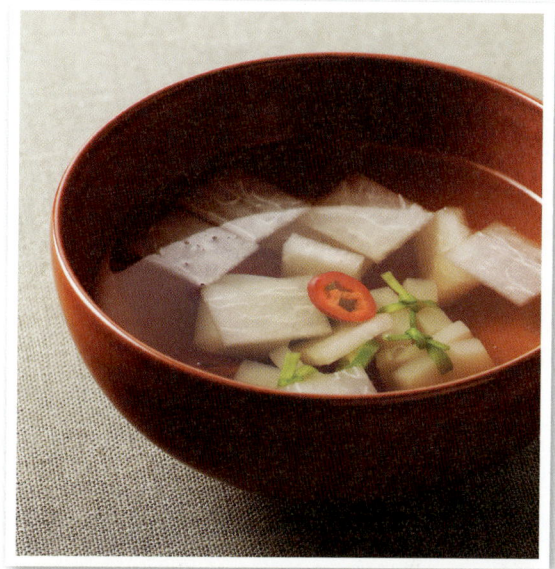

재료
곤약	20g
무	20g
홍고추·풋고추	약간
다진마늘	약간
멸치국물	1컵
국간장	1/2ts
소금	약간

멸치국물
마른멸치	3g
건다시마	1조각(5cm 크기)
무	10g
대파	5g
물	적당량

조리방법
1. 곤약과 무는 먹기 좋은 크기로 썰고, 풋고추와 홍고추는 얇게 어슷썬다.
2. 분량의 재료를 넣어 멸치국물을 만든다.
3. 멸치국물에 곤약과 무, 다진마늘을 넣고 국간장과 소금으로 간을 한 다음 마지막에 풋고추, 홍고추를 띄워 마무리한다.

tip 칼로리가 없고 포만감을 주는 곤약은 다이어트에 좋은 식품이다. 또한 장을 자극시켜 배변활동을 원활하게 하므로 변비로 고생하는 분들에게도 좋다.

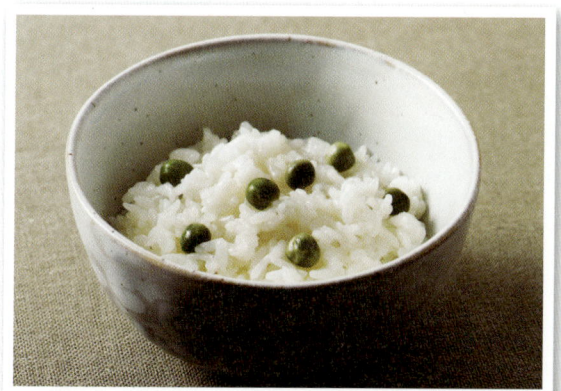

완두콩밥

당질 47g　**단백질** 4g　**지질** 0g

재료
완두콩밥	2/3공기(140g)

tip 완두콩은 따로 불려서 넣는다.

백김치

당질 1g　**단백질** 0g　**지질** 0g

재료
백김치	50g

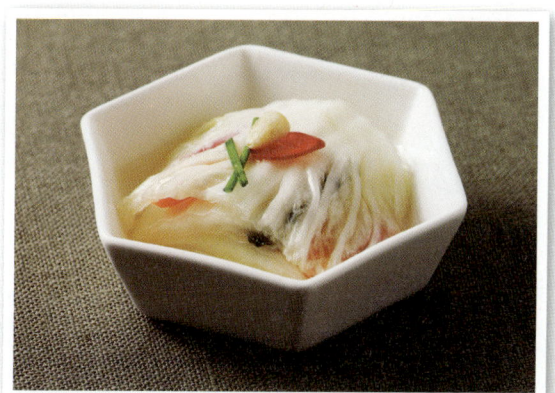

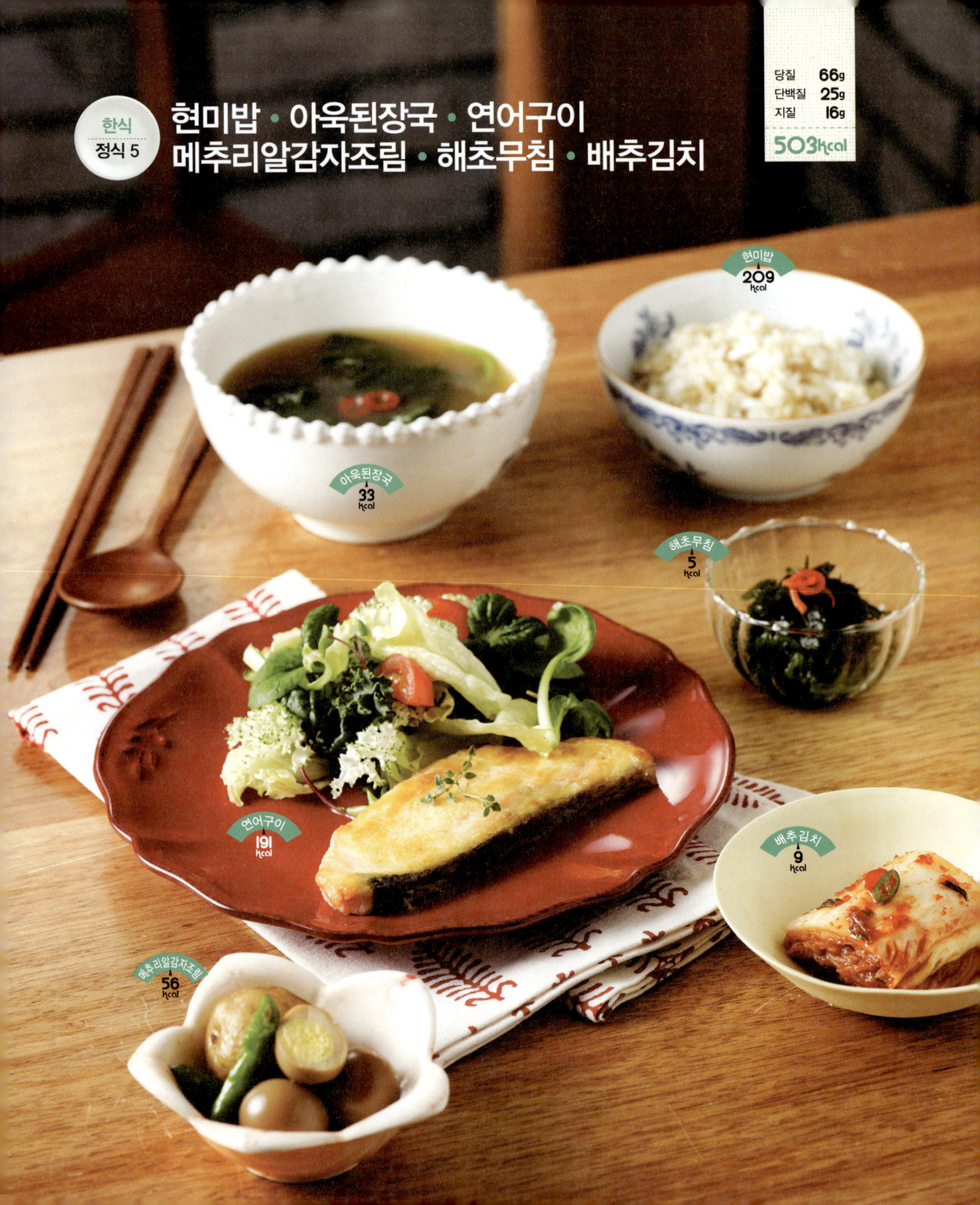

연어구이

 당질 9g   단백질 12g   지질 12g

재료
- 연어 ······ 50g
- 밀가루 ······ 3g
- 올리브유 ······ 1/2ts
- 소금·후추·맛술 ······ 약간

토핑소스
- 마요네즈 ······ 1ts
- 달걀노른자 ······ 3g
- 미소된장 ······ 약간

샐러드
- 양상추 ······ 20g
- 비타민 ······ 10g
- 방울토마토 ······ 1개

폰즈 드레싱
- 간장 ······ 1ts
- 가쓰오부시국물 ······ 2ts
- 식초 ······ 1ts
- 맛술 ······ 1ts
- 레몬즙 ······ 1ts
- 설탕 ······ 약간

조리방법
1 연어는 소금, 후추, 맛술로 1시간 정도 밑간을 해둔다.
2 분량의 재료를 넣어 토핑소스를 만든 후 밑간해둔 연어에 발라준다.
3 샐러드 야채는 깨끗이 씻어 물기를 제거하고 분량의 재료를 넣어 드레싱을 만든다.
4 팬에 올리브유를 두르고 연어를 구워낸다.
5 접시에 연어와 샐러드 야채를 같이 곁들여낸다.

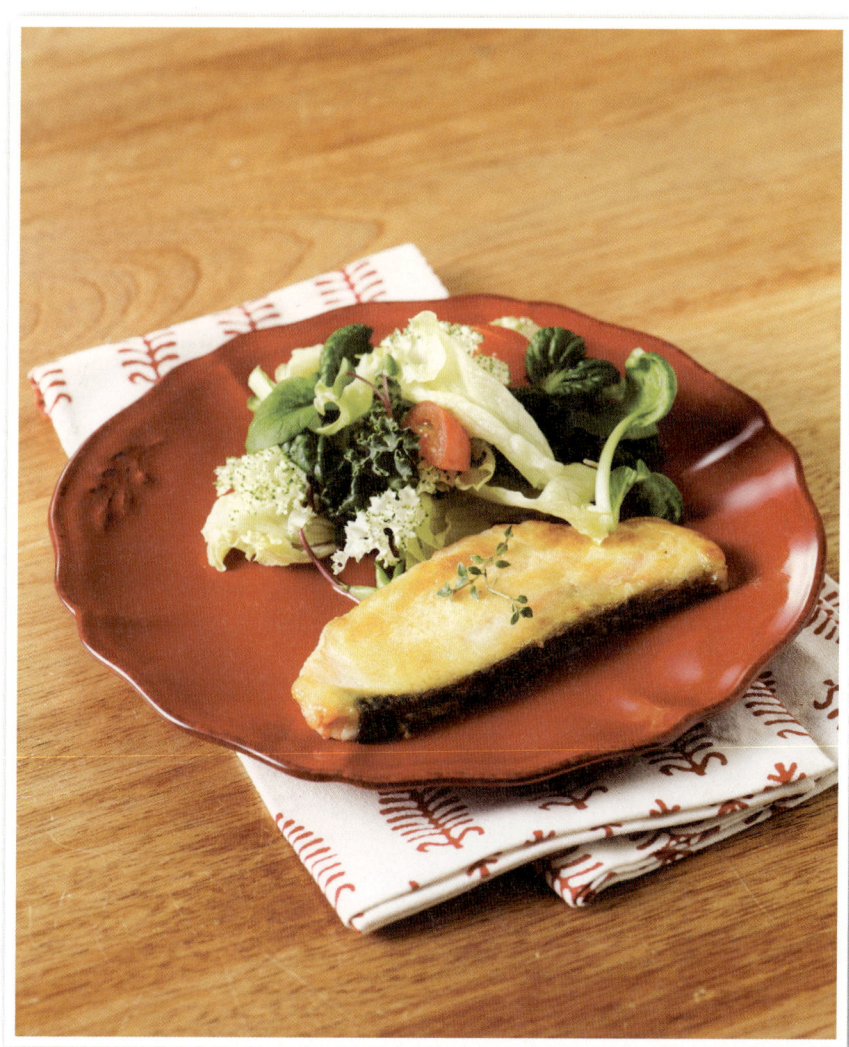

tip
1 연어는 오메가3 지방산이 풍부한 단백질 식품으로 아스파라거스, 토마토 등 녹황색 채소와 함께 먹으면 산화방지에도 좋고 영양균형도 잘 맞는다.
2 맛술은 고기, 해물, 생선 등을 요리할 때 누린내나 비린내 등의 냄새를 제거해준다.

아욱된장국

당질 5g | 단백질 3g | 지질 1g

재료
- 아욱 ········· 30g
- 멸치국물 ······· 1컵
- 된장 ·········· 1ts
- 다진마늘·소금·홍고추 ·· 약간

멸치국물
- 마른멸치 ······· 3g
- 건다시마 ··· 1조각(5cm 크기)
- 무 ··········· 10g
- 대파 ·········· 5g
- 물 ··········· 적당량

조리방법
1. 분량의 재료를 넣어 멸치국물을 준비한다.
2. 아욱은 손질하여 끓는 물에 살짝 데쳐서 찬물에 헹군 다음 물기를 짠다.
3. 멸치국물에 된장을 풀어서 아욱을 넣고 끓인다.
4. 아욱이 부드럽게 익으면 다진마늘과 홍고추를 넣어 마무리한다.

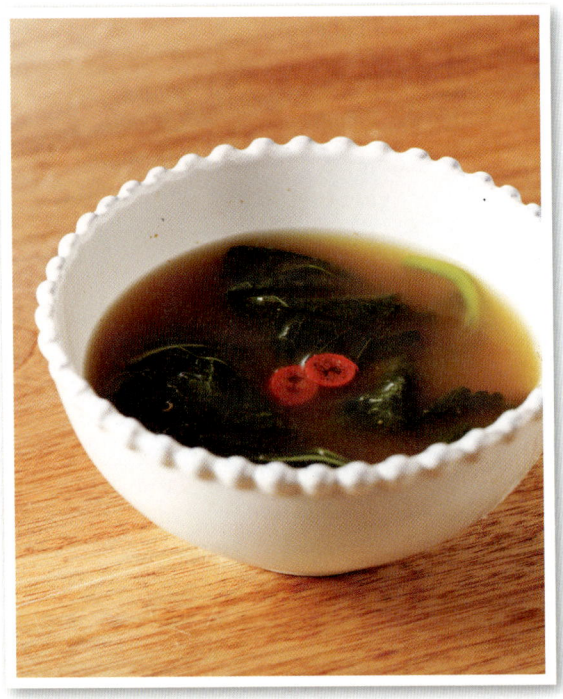

메추리알감자조림

당질 5g | 단백질 4g | 지질 2g

재료
- 메추리알 ······· 2개
- 알감자 ······ 1개(20g)
- 꽈리고추 ······· 3g

조림간장
- 간장 ·········· 1ts
- 다시마국물 ····· 1/2컵
- 다진마늘 ······· 약간
- 설탕·통후추 ····· 약간

다시마국물
- 건다시마 ··· 1조각(5cm 크기)
- 가쓰오부시 ······ 5g
- 물 ··········· 적당량

조리방법
1. 분량의 재료를 넣어 다시마국물을 만든다.
2. 메추리알과 알감자는 삶아서 준비한다.
3. 꽈리고추는 크게 어슷썬다.
4. 준비된 재료를 냄비에 넣고 다시마국물을 부어 국물이 반 이상 졸아들 때까지 조린다.
5. 마지막에 꽈리고추를 넣고 마무리한다.

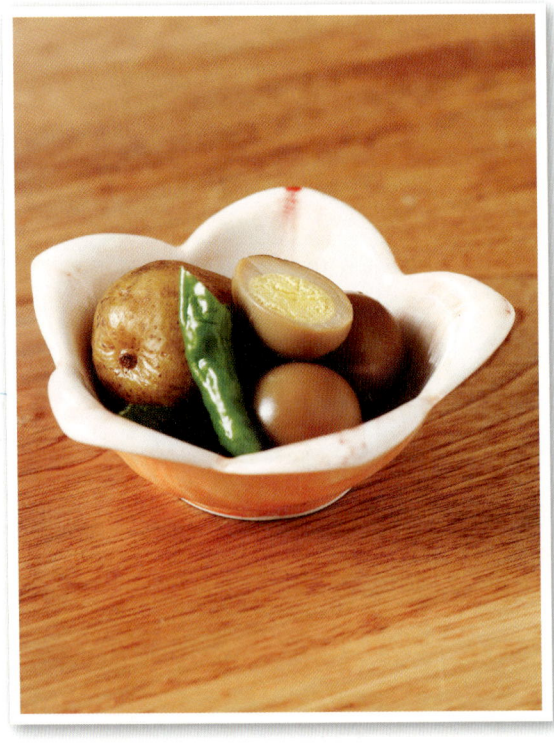

해초무침

당질 0g | 단백질 1g | 지질 0g

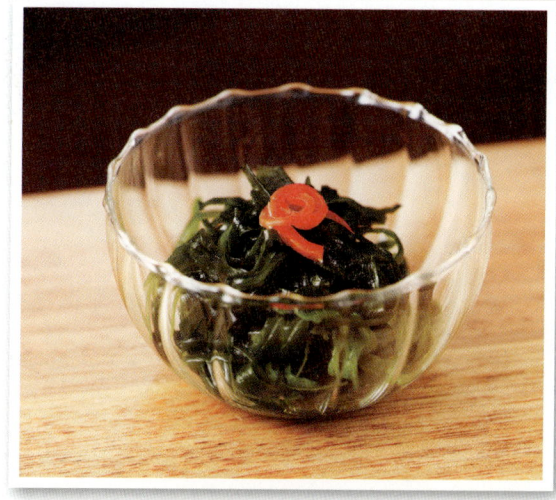

재료
해초 ·················· 25g
홍고추 ················ 약간
식초·설탕·소금 ········· 약간

조리방법
1 해초는 깨끗한 물에 헹궈 물기를 뺀 뒤 먹기 좋은 크기로 썬다.
2 식초, 설탕, 소금을 약간 넣고 고루 버무린 다음, 홍고추를 넣어 마무리한다.

tip 해초는 요오드, 철분, 칼슘, 칼륨 등 무기질과 식이섬유가 풍부하여 포만감을 주면서 열량이 낮아 다이어트 식품으로 좋다.

현미밥

당질 46g | 단백질 4g | 지질 0g

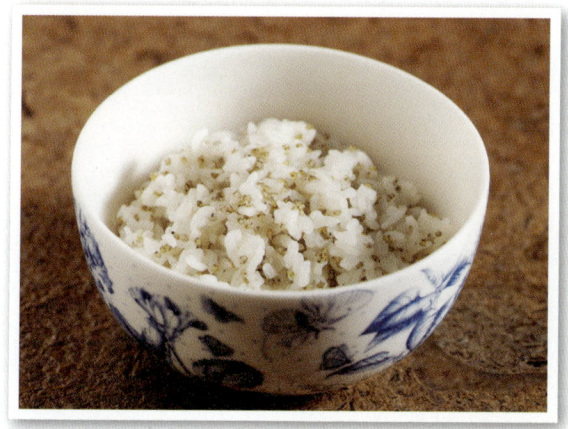

재료
현미밥 ·················· 2/3공기(140g)

tip 현미는 따로 불려서 넣는다.

배추김치

당질 1g | 단백질 1g | 지질 0g

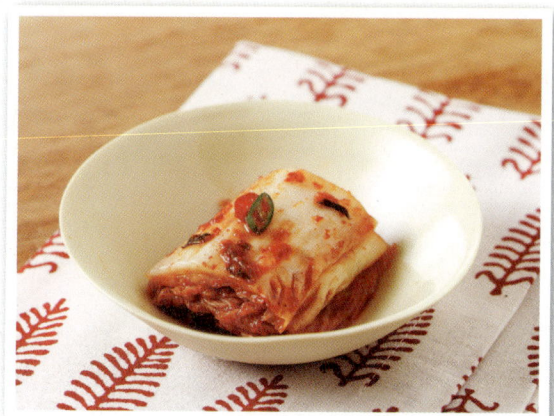

재료
배추김치 ·················· 50g

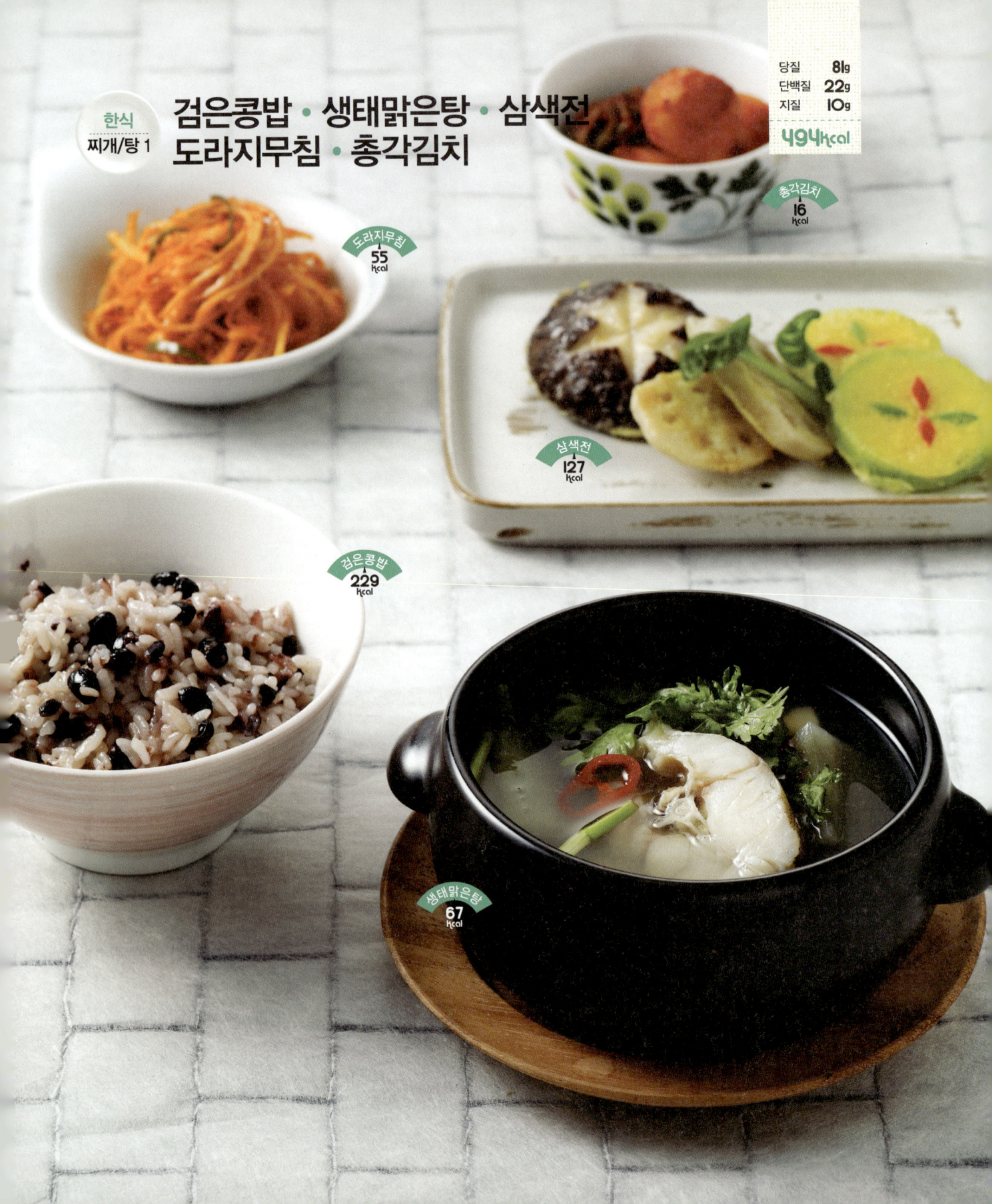

생태맑은탕

 당질 4g 단백질 10g 지질 1g

재료
- 생태 ······ 50g
- 두부 ······ 20g
- 무 ······ 20g
- 쑥갓 ······ 5g
- 미나리 ······ 3g
- 홍고추 ······ 2g
- 대파 ······ 약간
- 멸치국물 ······ 1컵

멸치국물
- 건멸치 ······ 3g
- 건다시마 ······ 1조각(5cm 크기)
- 무 ······ 10g
- 대파 ······ 5g
- 물 ······ 적당량

양념
- 국간장 ······ 1/2ts
- 맛술 ······ 1/2ts
- 소금·다진마늘 ······ 약간
- 후춧가루 ······ 약간

조리방법
1. 생태는 내장을 떼어내고 깨끗이 씻는다.
2. 분량의 재료를 넣어 멸치국물을 만든다.
3. 두부와 무는 먹기 좋은 크기로 썬다.
4. 미나리는 다듬어서 씻은 후 4cm 길이로 썰고, 쑥갓은 한 잎씩 떼고, 대파는 채썬다.
5. 냄비에 멸치국물을 붓고 대구, 무를 넣어 한소끔 끓인 다음 두부를 넣고 분량의 양념을 넣고 간을 맞춘다.
6. 5에 쑥갓, 미나리, 대파, 홍고추를 넣고 끓인 다음 불을 끈다.

> **tip**
> 생태는 지방이 적어 맛이 담백하며 특히 겨울철에 제 맛이 난다. 생태를 손질할 때는 내장을 꼭 제거해야 국물이 씁쓸해지지 않는다.

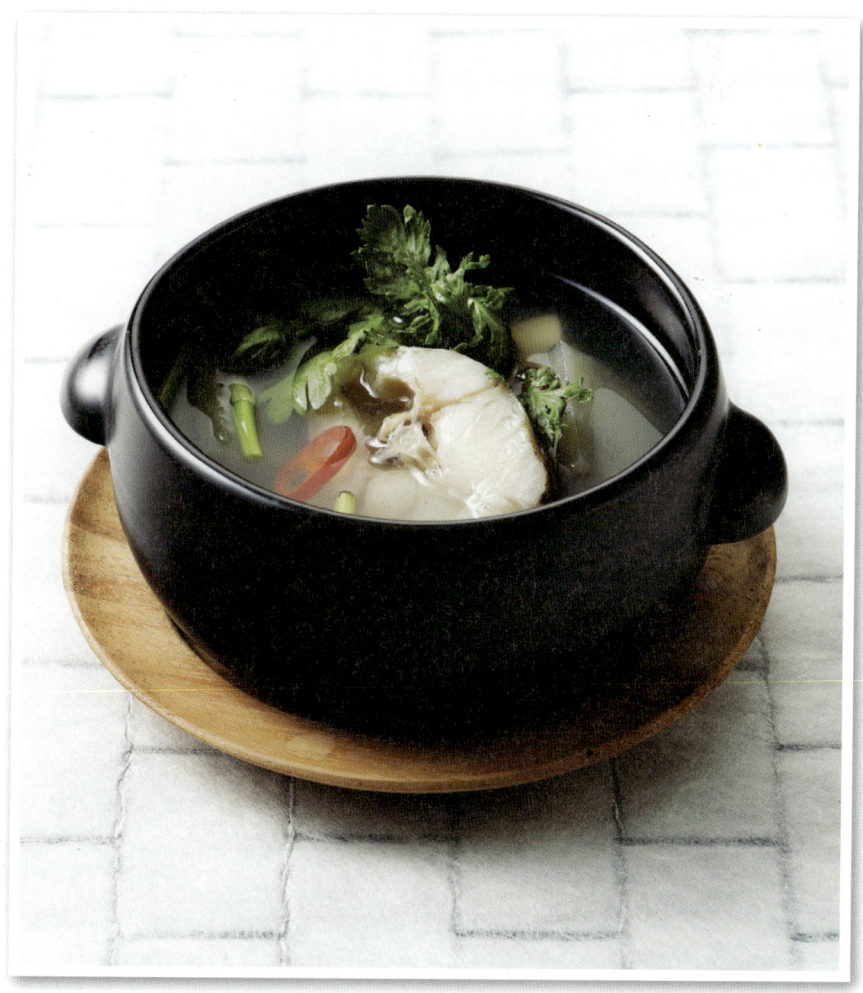

삼색전

당질 17g / 단백질 4g / 지질 6g

재료
- 애호박 …………… 30g
- 표고버섯 ………… 15g
- 연근 ……………… 10g
- 부침가루 ………… 15g
- 물 ………………… 적당량
- 식용유 …………… 1ts

표고버섯 밑간용
- 간장·참기름·설탕 … 약간

애호박·연근 밑간용
- 소금 ……………… 약간

조리방법
1. 애호박은 0.5㎝ 두께로 통썰기 하여 소금을 약간 뿌려둔다.
2. 표고버섯은 기둥을 떼고 씻은 후 물기를 제거하고, 겉표면에는 칼집을 넣어 모양을 내고, 안쪽에는 간장, 설탕, 참기름으로 밑간을 해준다.
3. 연근은 0.5㎝ 두께로 썰어 끓는 물에 데친 후 찬물에 담가 쓴맛을 제거한 후 소금을 약간 뿌려둔다.
4. 부침가루에 물을 넣고 풀어서 반죽을 만든 다음 재료를 넣어 반죽을 입힌다.
5. 팬에 식용유를 두르고 재료들을 앞뒤로 노릇노릇하게 굽는다.

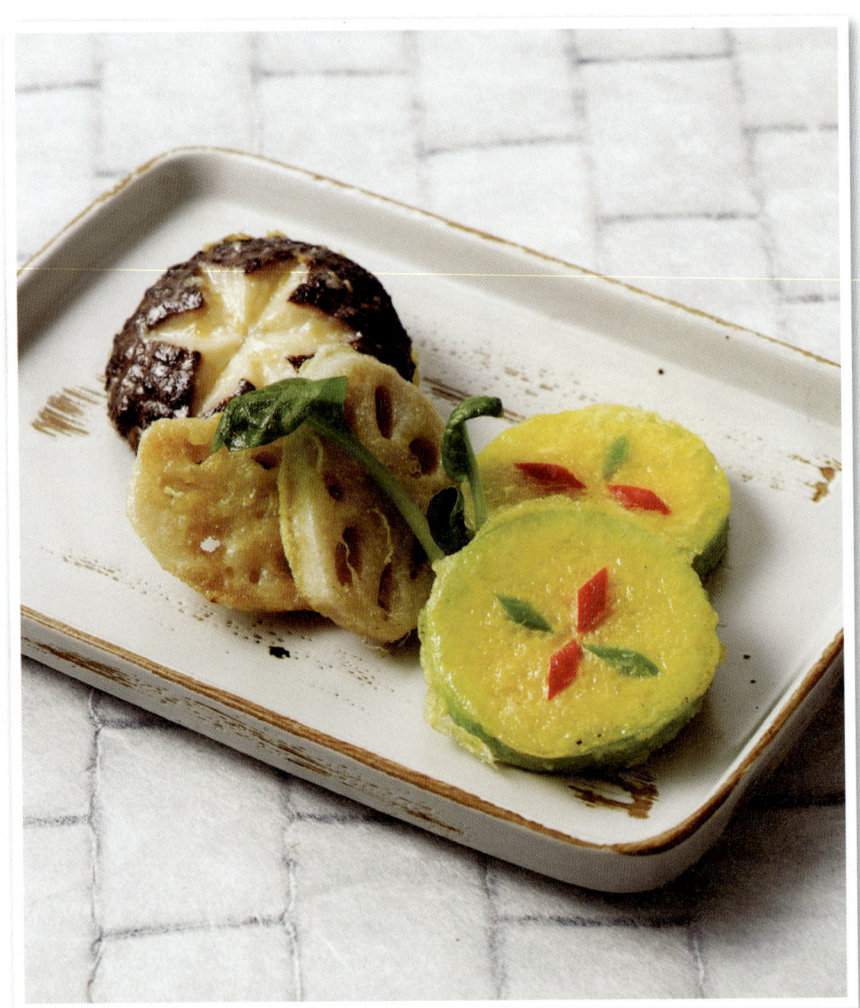

tip 전을 부칠 때 코팅이 잘 된 팬을 뜨겁게 달군 후 사용하면 눌어붙지 않아 기름양을 줄일 수 있어 열량을 낮출 수 있다.

도라지무침

당질 10g | 단백질 1g | 지질 2g

재료
도라지 ·············· 40g
대파 · 굵은소금 ········ 약간
무침양념
고춧가루 ············ 2g
소금 ··············· 0.5g
설탕 · 다진마늘 ········ 약간
참기름 · 통깨 ········· 약간

조리방법
1 도라지는 굵은 소금으로 문질러 씻은 후 가늘게 찢어서 준비한다.
2 준비된 도라지에 고춧가루를 넣고 버무린다.
3 2에 무침양념 재료를 넣고 무친다.

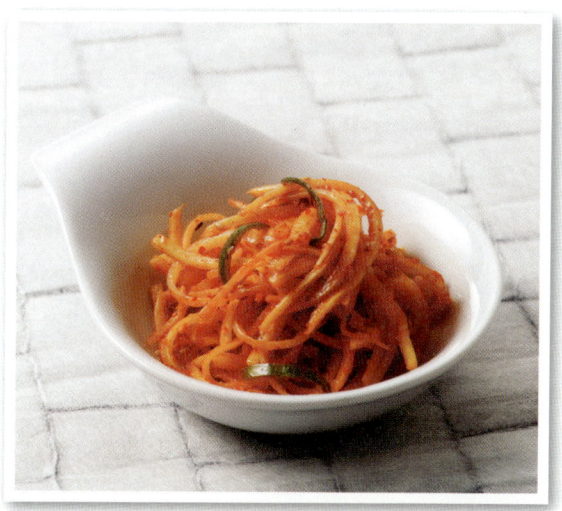

tip 도라지의 사포닌 성분은 열에 민감해 증발하거나 파괴되므로 생으로 먹는 것이 좋다.

검은콩밥

당질 48g | 단백질 6g | 지질 1g

재료
검은콩밥 ·································· 2/3공기(140g)

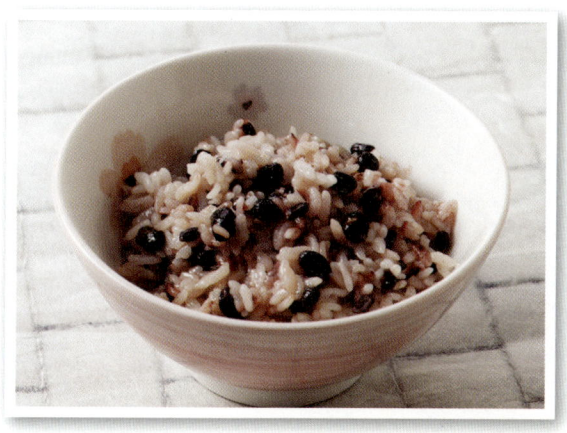

tip 콩은 따로 불려서 넣는다.

총각김치

당질 3g | 단백질 1g | 지질 0g

재료
총각김치 ···························· 50g

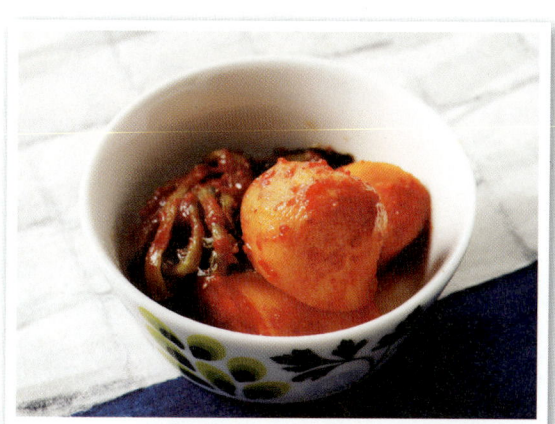

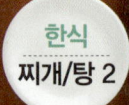
한식
찌개/탕 2

기장밥 • 두부버섯전골 • 닭가슴살양배추롤
시금치나물 • 배추김치

당질 68g
단백질 27g
지질 8g

451 kcal

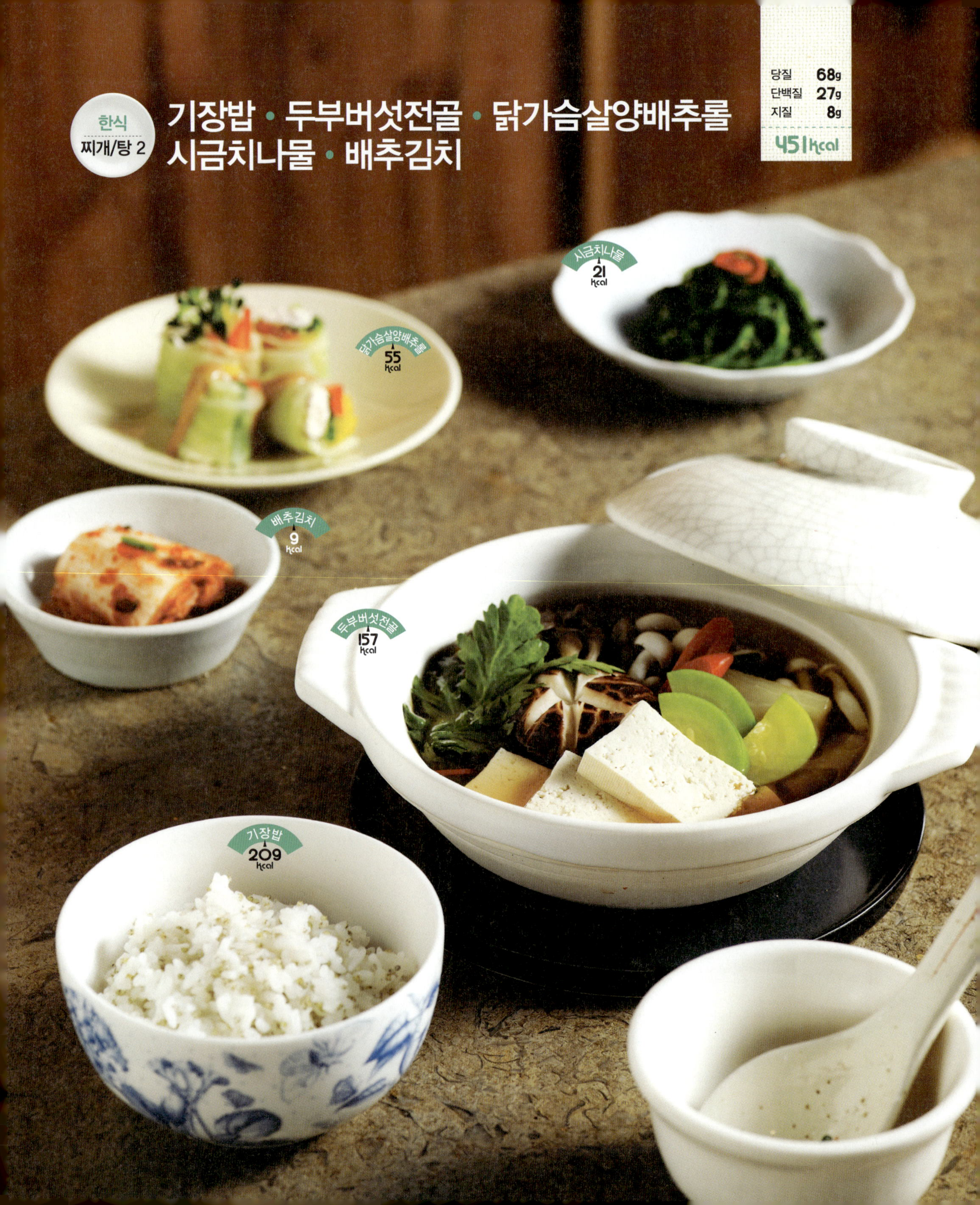

- 시금치나물 21 kcal
- 닭가슴살양배추롤 55 kcal
- 배추김치 9 kcal
- 두부버섯전골 157 kcal
- 기장밥 209 kcal

두부버섯전골

 당질 14g   단백질 12g   지질 6g

재료

두부	60g
소고기(채끝)	20g
표고버섯	15g
느타리버섯	15g
만가닥버섯	15g
무	40g
애호박	20g
대파	3g
쑥갓	5g
홍고추	2g
다진마늘	1g
멸치국물	1¾컵

양념

국간장	1ts
소금·다진마늘	약간
후춧가루	약간
참기름	약간

멸치국물

마른 멸치	3g
건다시마	1조각(5cm 크기)
무	10g
대파	5g
물	적당량

조리방법

1. 소고기는 채썰고, 두부는 먹기 좋은 크기로 납작하게 썬다.
2. 표고버섯은 기둥을 떼어내고, 느타리버섯과 만가닥버섯은 다듬어서 잘 씻는다.
3. 무는 납작썰기, 호박은 반달썰기 한다.
4. 홍고추, 대파는 어슷썰기 하고, 쑥갓은 한 잎씩 떼어낸다.
5. 분량의 멸치국물 재료를 넣어 국물을 만든다.
6. 전골냄비에 준비한 재료를 담고, 멸치국물을 부은 후 끓이다가 분량의 양념재료로 간을 한다.

tip 만가닥버섯은 무리지어 자생하는 특성이 있는 버섯으로 조직이 연하고 담백하여 찌개나 전골요리에 많이 이용한다.

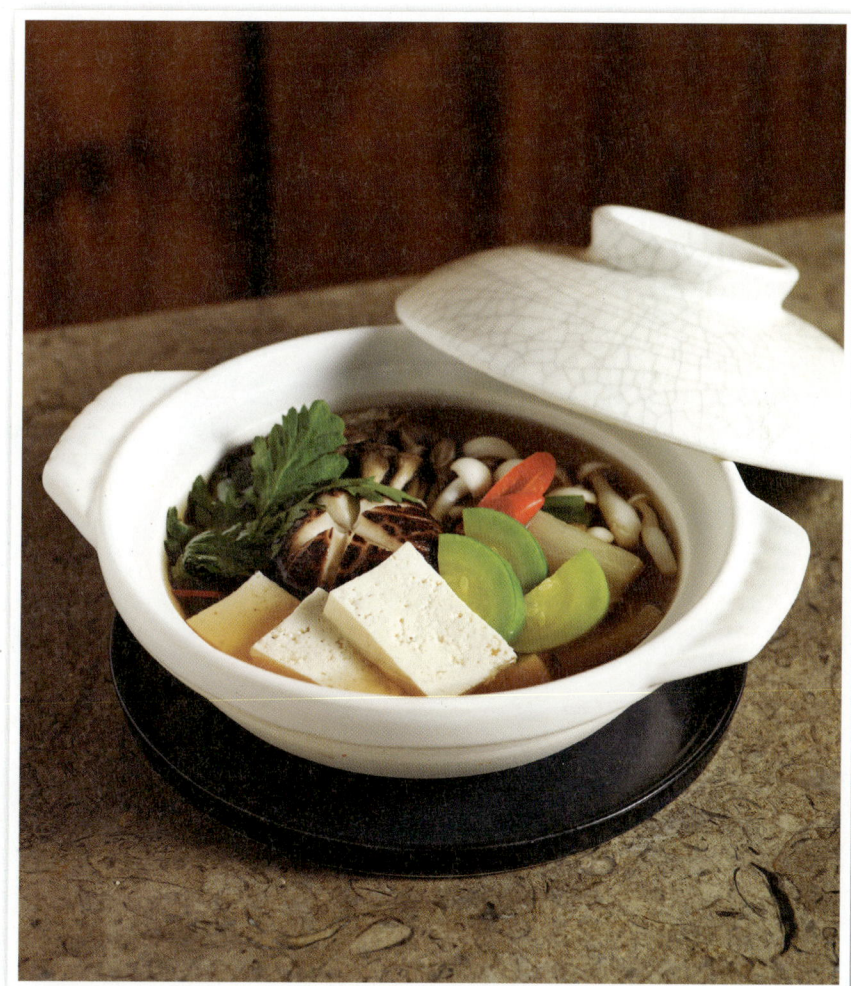

닭가슴살양배추롤

당질 5g · 단백질 8g · 지질 1g

재료
- 닭가슴살 ………… 30g
- 파프리카(적) ……… 10g
- 파프리카(황) ……… 10g
- 무순 ………………… 3g
- 양배추 ……………… 40g
- 실파 ………………… 20g
- 소금·후추 …………… 약간

소스
- 간장 ………………… 1/2ts
- 땅콩버터 …………… 10g
- 레몬즙 ……………… 약간
- 올리고당 …………… 약간
- 연겨자 ……………… 3g
- 통깨 ………………… 약간

조리방법
1. 닭가슴살은 끓는 물에 데쳐서 찢은 다음 소금, 후추로 간을 한다.
2. 파프리카는 씨를 빼내고 씻어서 채썬다.
3. 양배추는 깨끗이 씻어서 찜통에 찐다.
4. 실파는 깨끗이 씻어서 데친 후 6㎝ 길이로 썰고, 무순은 씻어서 물기를 제거한다.
5. 분량의 재료를 넣어 땅콩소스를 만든다.
6. 찐 양배추를 적당한 크기로 잘라서 넓게 펴고, 닭가슴살, 파프리카, 무순, 실파를 넣어 말아준 후 먹기 좋은 크기로 자른다.
7. 준비한 땅콩소스를 곁들여낸다.

> **tip**
> 닭가슴살은 지방이 적고 단백질이 많아 다이어트 식품으로 인기가 많지만 식감이 퍽퍽하다. 따라서 닭가슴살로만 요리하는 것보다 채소를 곁들이면 먹기에 훨씬 좋다.

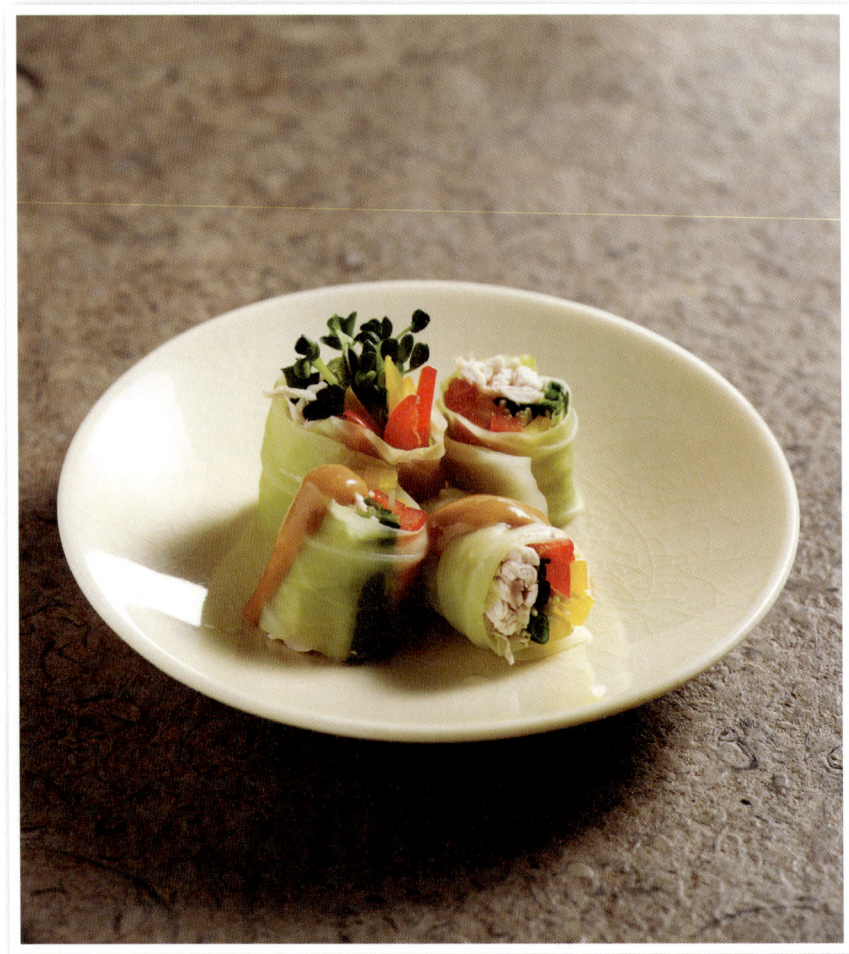

시금치나물

당질 3g   **단백질** 2g   **지질** 1g

재료
시금치 ·············· 50g
대파 ·············· 1g
소금 · 다진마늘 · 참기름 · 홍고추 · 통깨 ·············· 약간

조리방법
1. 시금치는 깨끗하게 씻어 끓는 물에 살짝 데쳐서 찬물에 헹군 다음 물기를 꼭 짠다.
2. 볼에 시금치를 넣고 분량의 양념을 넣어 무친다.

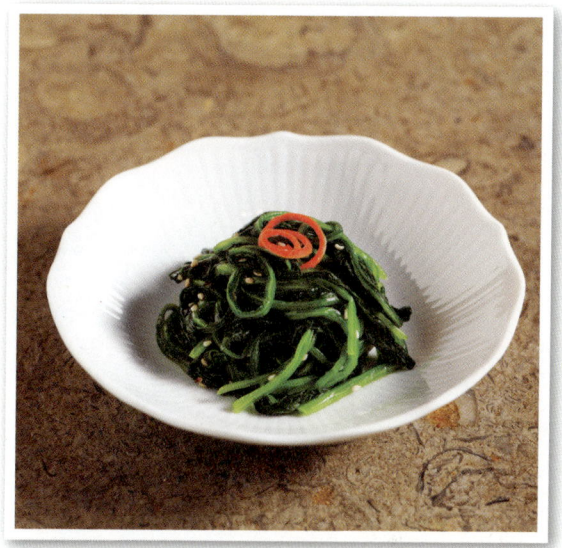

기장밥

당질 46g   **단백질** 4g   **지질** 0g

재료
기장밥 ·············· 2/3공기(140g)

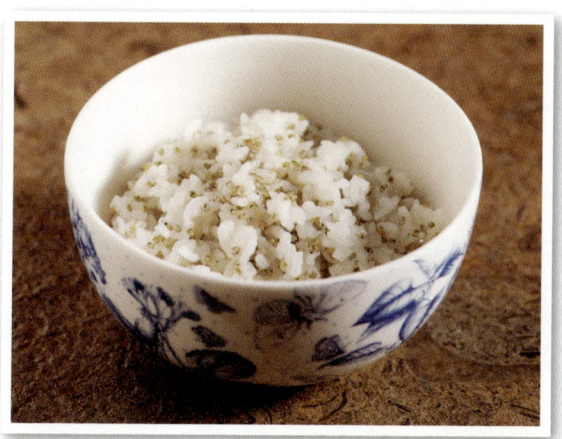

배추김치

당질 1g   **단백질** 1g   **지질** 0g

재료
배추김치 ·············· 50g

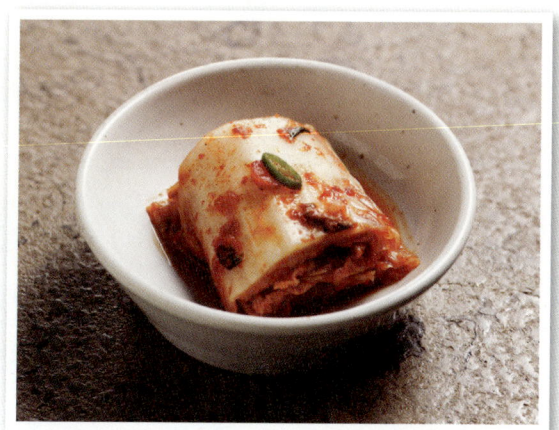

시작하자! 500칼로리 다이어트

한식 찌개/탕 3

보리밥 · 꽃게매운탕 · 채소잡채
오이나물 · 깍두기

당질 64g
단백질 22g
지질 13g

455kcal

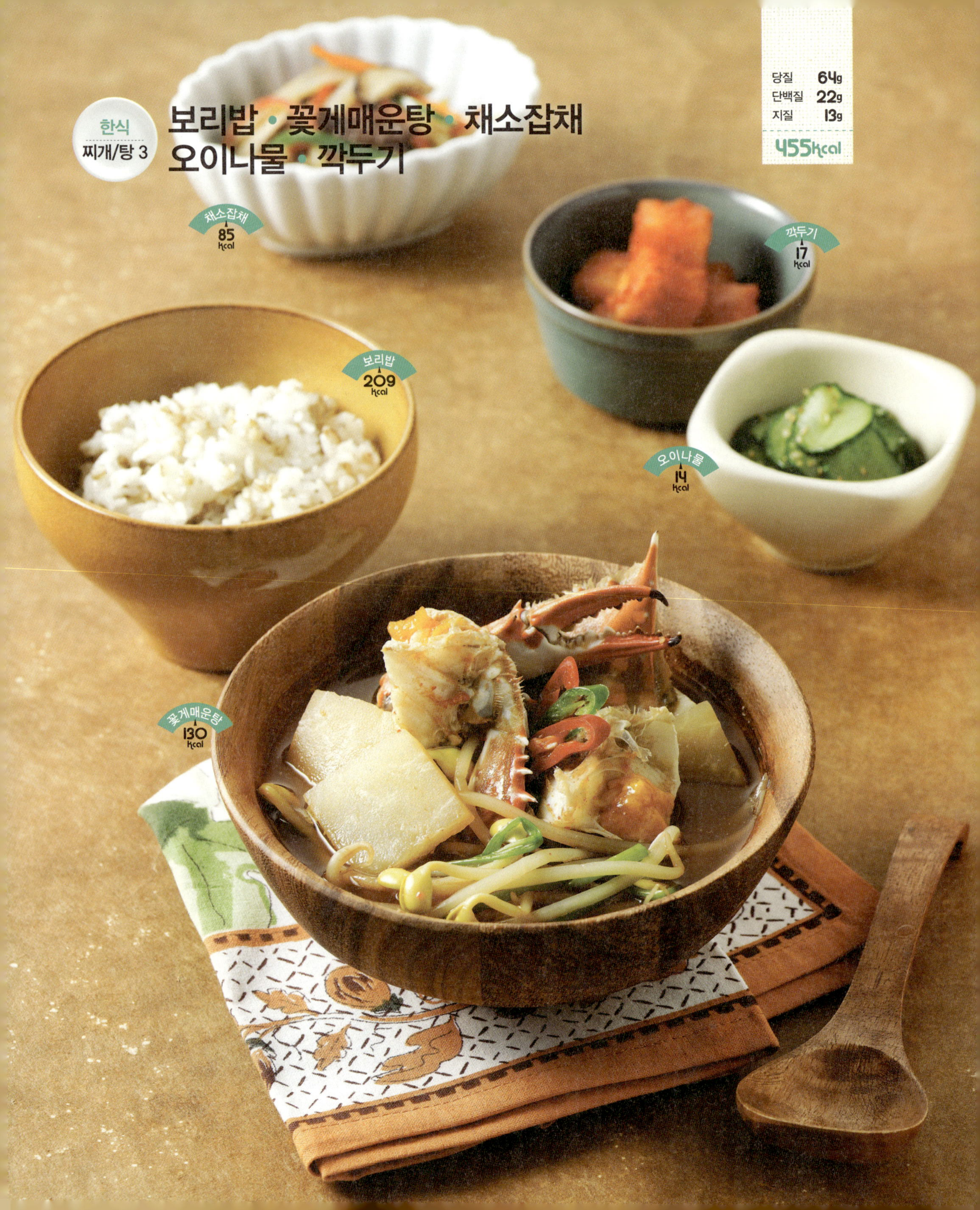

- 채소잡채 85kcal
- 깍두기 17kcal
- 보리밥 209kcal
- 오이나물 14kcal
- 꽃게매운탕 130kcal

꽃게매운탕

 당질 8g   단백질 15g   지질 5g

재료
- 꽃게 …………… 1/2마리
- 미더덕 ……………… 5g
- 무 …………………… 30g
- 두부 ………………… 30g
- 콩나물 ……………… 30g
- 미나리 ……………… 10g
- 양파 ………………… 10g
- 대파 ………………… 2g
- 청양고추·홍고추 …… 약간

양념장
- 국간장 ……………… 1/2ts
- 된장 ………………… 1/2ts
- 고춧가루 …………… 3g
- 다진마늘 …………… 1g
- 소금 ………………… 약간

멸치국물
- 마른 멸치 …………… 3g
- 건다시마 … 1조각(5cm 크기)
- 무 …………………… 10g
- 대파 ………………… 5g
- 물 ………………… 적당량

조리방법
1. 꽃게는 손질해서 먹기 좋은 크기로 자르고, 미더덕은 깨끗이 씻어 건져놓는다.
2. 두부와 무는 납작썰고, 양파, 대파, 청양고추, 홍고추는 어슷썬다.
3. 콩나물은 다듬어서 씻고, 미나리는 씻어서 4cm로 썬다.
4. 분량의 재료를 넣어 멸치국물을 만든다.
5. 냄비에 꽃게, 미더덕, 무, 청양고추를 넣고 멸치국물을 넣어 끓이다가 양념장을 넣어 간을 한다.
6. 한소끔 끓이다가 콩나물, 양파를 넣고 마지막에 미나리와 대파, 홍고추를 넣고 마무리한다.

tip 미더덕을 다져서 사용하면 미더덕 고유의 향을 더 느낄 수 있다.

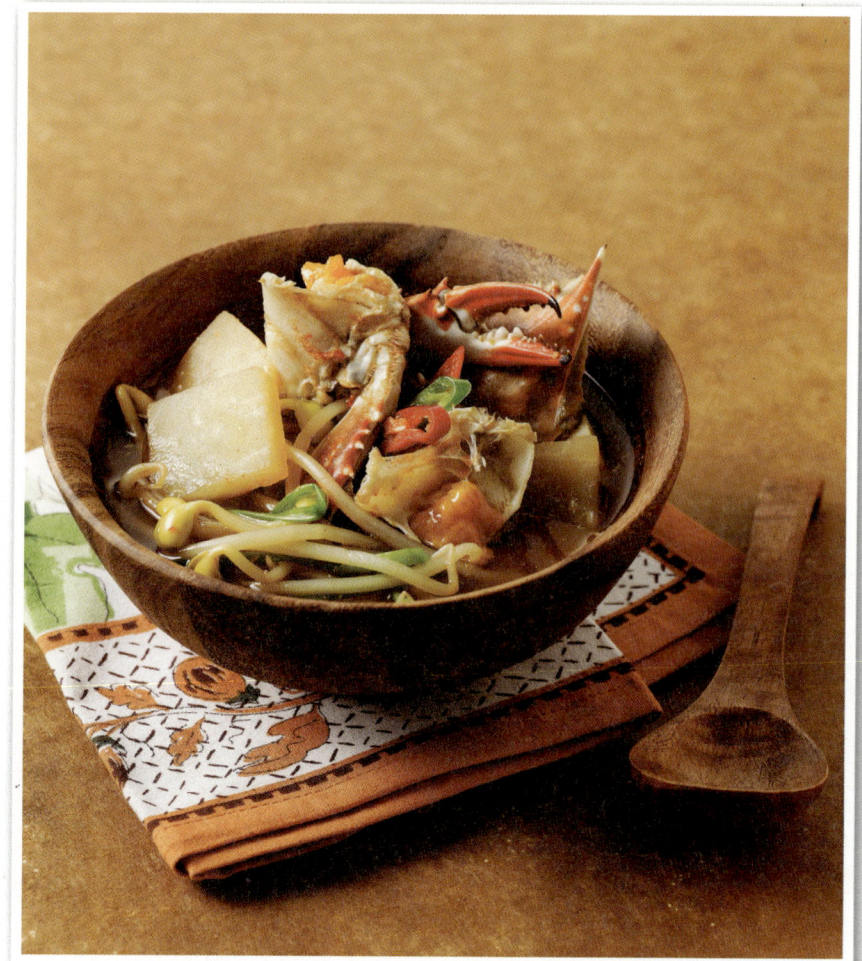

채소잡채

당질 6g · 단백질 1g · 지질 7g

재료
- 표고버섯 ······ 15g
- 느타리버섯 ······ 10g
- 청피망 ······ 10g
- 당근 ······ 5g
- 파프리카(홍) ······ 5g
- 파프리카(황) ······ 5g
- 양파 ······ 15g
- 식용유 ······ 1ts
- 소금 · 통깨 ······ 약간

양념
- 간장 ······ 1ts
- 설탕 ······ 2g
- 다진마늘 ······ 1g
- 참기름 · 후추 ······ 약간

조리방법
1. 표고버섯은 기둥을 떼고 다듬어서 데친 후 물기를 꼭 짜서 채썬다.
2. 느타리버섯은 데쳐서 가늘게 찢는다.
3. 청피망, 당근, 파프리카(홍), 파프리카(황), 양파는 깨끗이 씻어 채썬다.
4. 팬에 식용유를 두르고 소금으로 살짝 간을 하여 볶는다.
5. 볶아낸 재료를 분량의 양념으로 무친 후 통깨를 뿌려 마무리한다.

tip
1. 파프리카는 비타민C와 베타카로틴이 풍부하며, 매운맛이 없고 단맛이 강해 샐러드, 반찬 등 다양하게 활용할 수 있다. 특히 기름에 볶아 먹거나 드레싱과 함께 먹으면 베타카로틴의 흡수율이 높아진다.
2. 파프리카는 껍질이 단단하고 색이 선명하며, 표피가 반짝거리는 것이 싱싱하다.

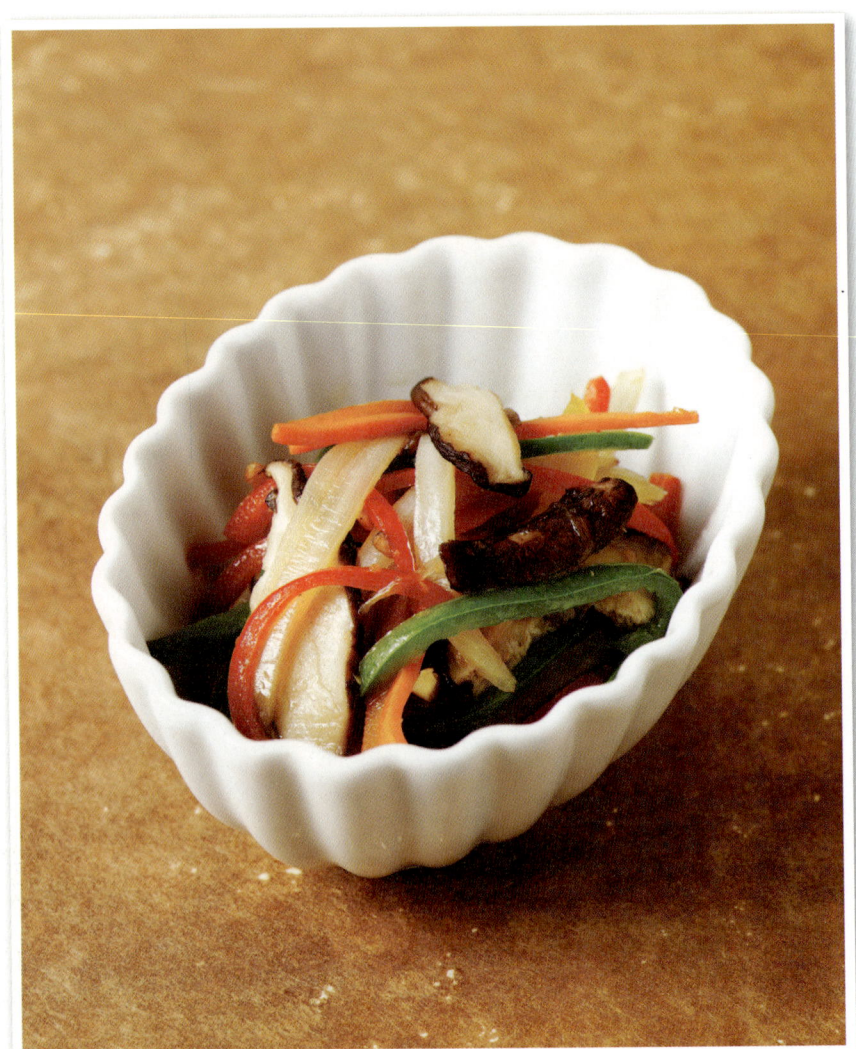

오이나물

당질 1g · 단백질 0g · 지질 1g

재료
오이 50g
대파 1g
다진마늘 · 식용유 · 소금 · 통깨 .... 약간

조리방법
1 오이는 원형썰기 하여 소금에 절여서 물기를 꼭 짠다.
2 팬에 식용유를 두르고, 양념을 넣어 밝은 색이 돌 때까지 살짝 볶는다.

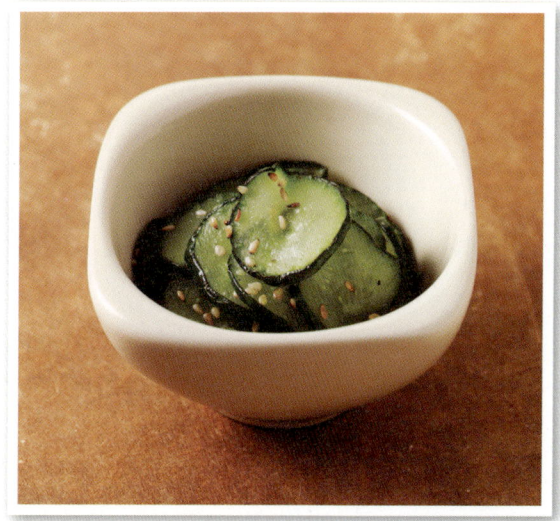

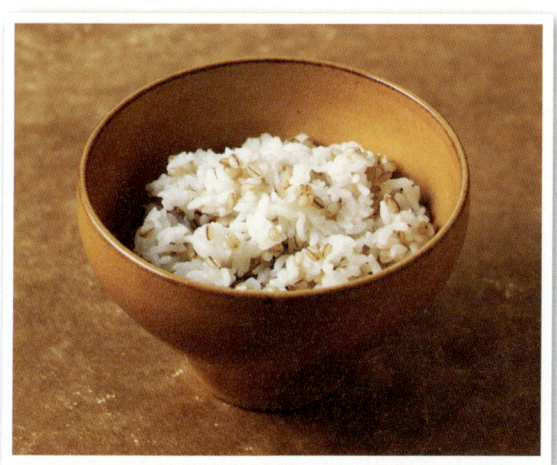

보리밥

당질 46g · 단백질 4g · 지질 0g

재료
보리밥 .... 2/3공기(140g)

깍두기

당질 3g · 단백질 1g · 지질 0g

재료
깍두기 50g

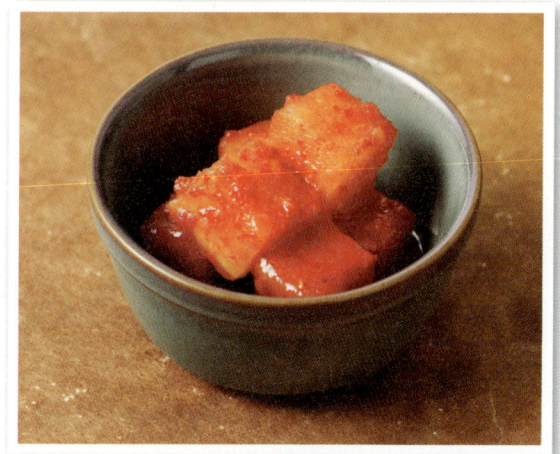

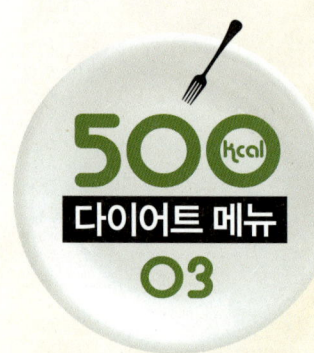

먹기 편한
일품 500칼로리 식단

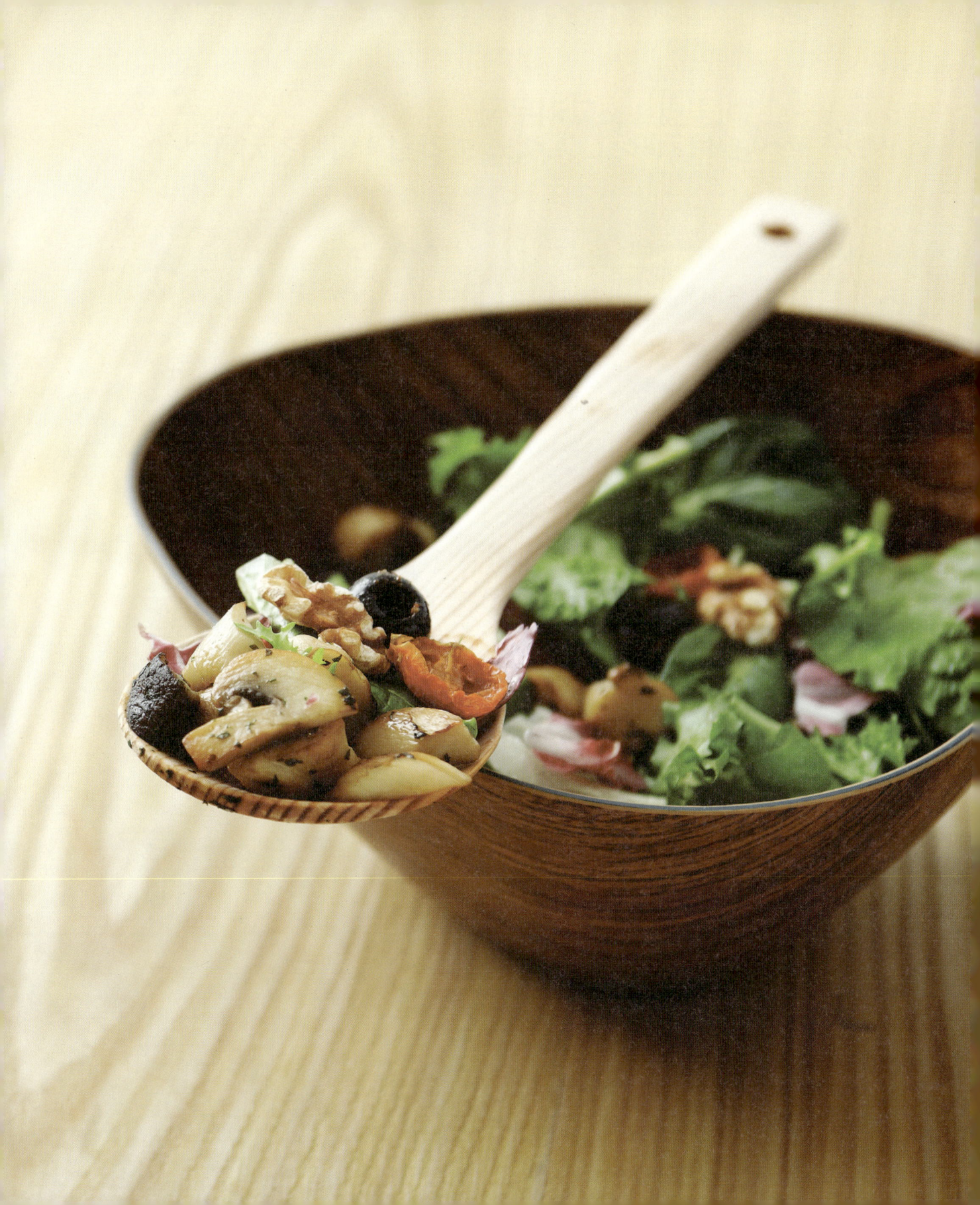

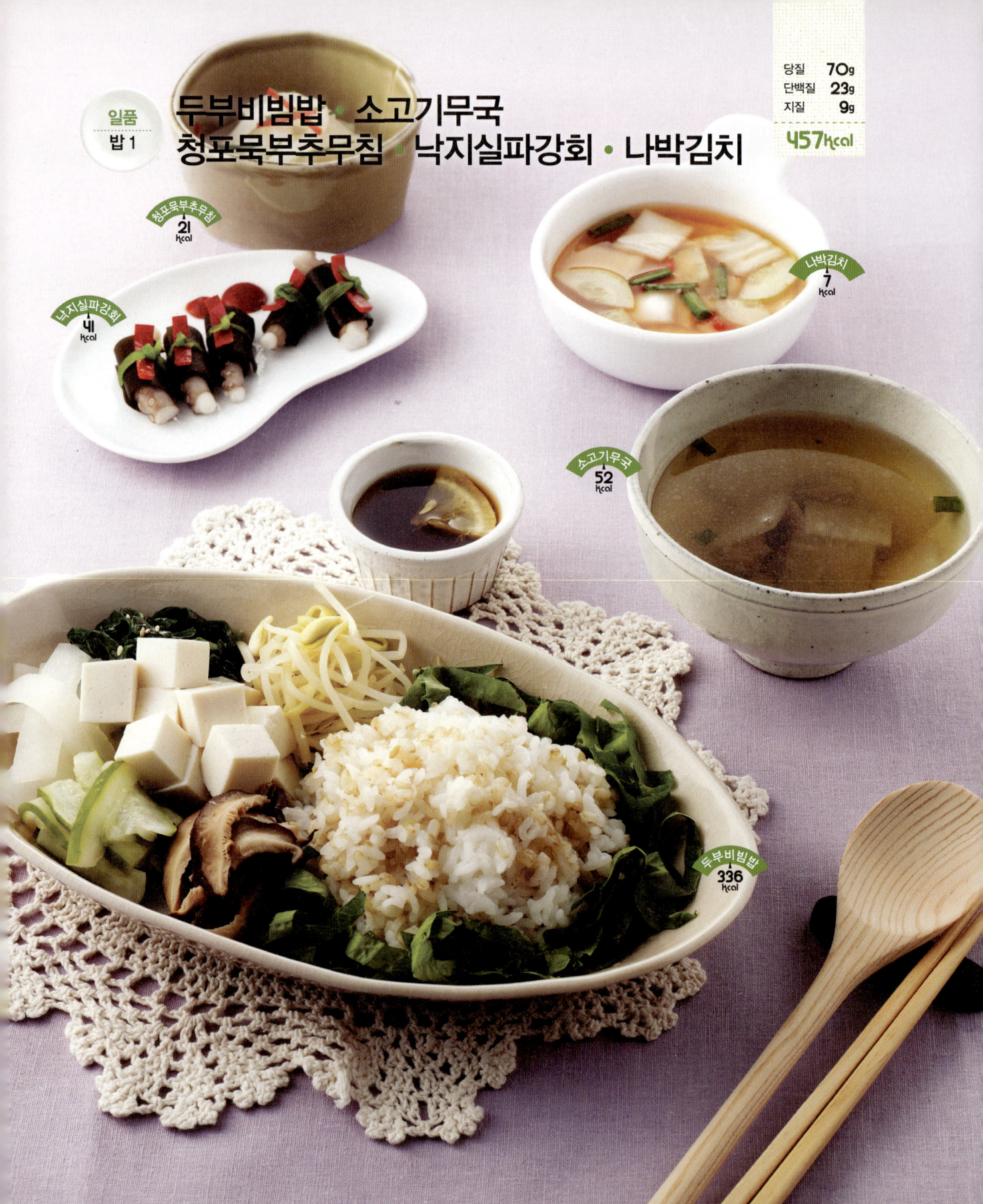

두부비빔밥

당질 56g | 단백질 12g | 지질 7g

재료
- 현미밥 ········ 2/3공기(140g)
- 두부(생식용) ············ 60g
- 상추 ···················· 15g
- 표고버섯 ················ 15g
- 콩나물 ·················· 20g
- 취나물 ·················· 25g
- 오이 ···················· 20g
- 무 ······················ 20g
- 참기름 ················· 1/2ts
- 식초·설탕·소금 ········ 약간

레몬간장
- 간장 ····················· 1ts
- 레몬즙 ················· 1/2ts
- 맛술 ····················· 1ts
- 배즙 ···················· 1/2ts
- 물 ······················ 약간

조리방법
1. 쌀과 현미는 씻어서 20분 정도 불렸다가 밥을 짓는다.
2. 두부(생식용)는 2㎝ 크기로 썬다.
3. 상추는 흐르는 물에 깨끗이 씻어 1㎝ 두께로 채썬다.
4. 표고버섯은 다듬어 데친 후 채썰어 소금, 참기름에 무쳐 놓는다.
5. 콩나물, 취나물은 데친 후 소금, 참기름에 무쳐 놓는다.
6. 오이는 어슷썰고 무는 적당한 크기로 썰어 식초, 설탕, 소금에 살짝 절인다.
7. 접시에 상추를 놓고 밥을 얹은 후 준비된 재료들을 보기 좋게 놓고 레몬간장을 곁들여 낸다.

tip
1. 두부는 단백질과 칼슘이 풍부하며, 삶은 콩보다 소화 흡수율이 높아 다이어트에 많이 이용하는 식품이다.
2. 기호에 맞게 토핑 재료는 해물, 고기 등으로, 소스는 고추장, 쌈장 등으로 활용할 수도 있다.

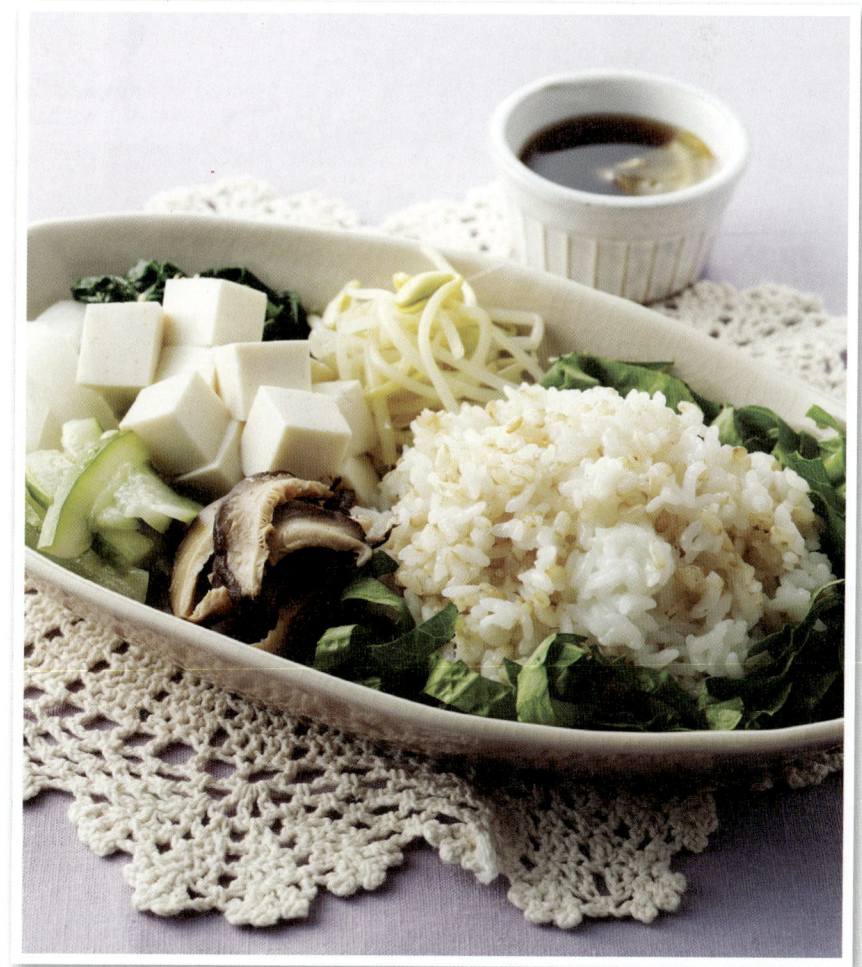

낙지실파강회

당질 5g | 단백질 5g | 지질 0g

재료
- 쌈다시마 ······ 20g
- 낙지 ······ 35g
- 홍피망 ······ 10g
- 실파 ······ 10g

초고추장
- 고추장 ······ 1ts
- 설탕 ······ 1g
- 식초 ······ 1/2ts
- 다진마늘 ······ 약간

조리방법
1. 낙지는 깨끗이 다듬어 씻은 후 데쳐서 3㎝ 길이로 썬다.
2. 쌈다시마는 찬물에 담가 소금기를 뺀 후 끓는 물에 살짝 데쳐 먹기 좋은 크기로 썬다.
3. 홍피망은 씨를 빼고 3㎝ 길이로 썬다.
4. 실파는 깨끗이 다듬어 씻은 후 살짝 데쳐 놓는다.
5. 낙지를 다시마로 감은 후 홍피망을 올려 놓고 실파로 돌려 싼다.
6. 분량의 재료로 만든 초고추장을 함께 곁들여낸다.

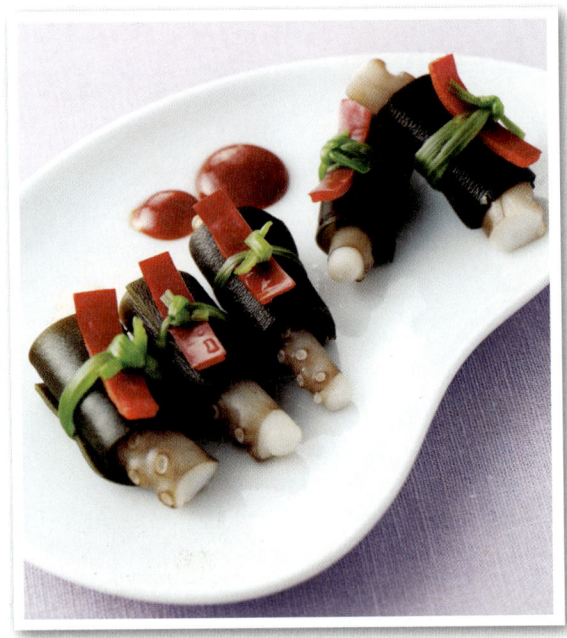

tip 다시마는 식이섬유소가 풍부하고 열량이 낮으며 포만감을 주어 변비와 다이어트에 좋은 식품이다.

청포묵부추무침

당질 4g | 단백질 0g | 지질 1g

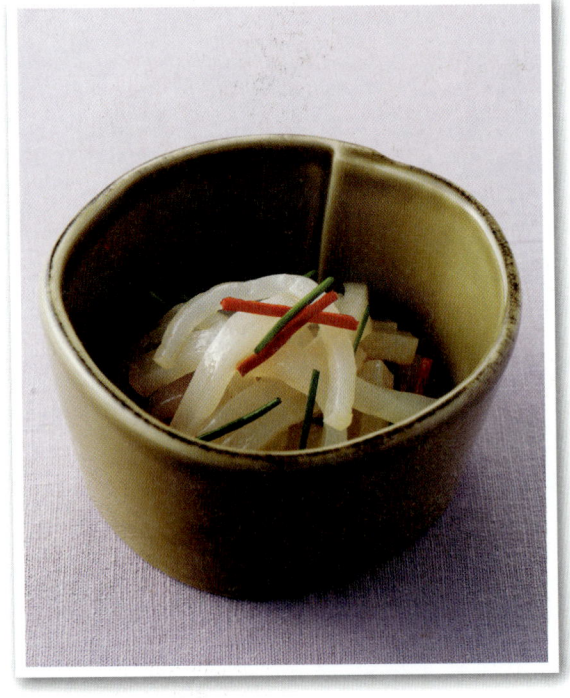

재료
- 청포묵 ······ 40g
- 영양부추 ······ 5g
- 홍고추 ······ 1g
- 참기름·소금·통깨 ······ 약간

조리방법
1. 청포묵은 끓는 물에 살짝 데쳐 얇게 채썬다.
2. 영양부추는 다듬어 씻은 후 4㎝ 길이로 썰고 홍고추는 가늘게 채썬다.
3. 볼에 준비된 재료를 넣고 소금, 참기름으로 무친 후 통깨를 뿌린다.

소고기무국

당질 4g | 단백질 5g | 지질 2g

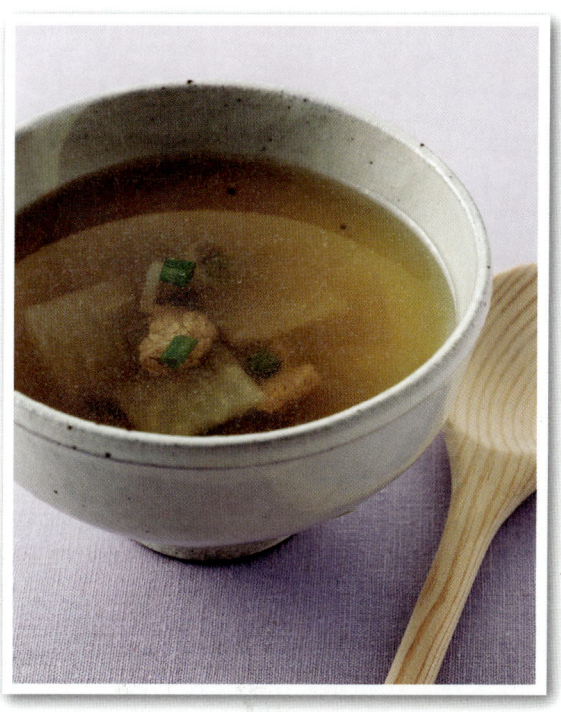

재료
소고기	20g	후추	약간
무	30g	**소고기육수(10인분)**	
대파	1g	소고기	200g
다진마늘	약간	무	300g
국간장	1/2ts	대파	20g
육수	1컵	양파	50g
		물	적당량

조리방법
1 소고기는 적당한 크기로 썬다.
2 냄비에 찬물을 붓고 분량의 재료를 넣어 육수를 끓인다.
3 준비된 육수 1컵에 소고기와 무를 넣고 끓인다.
4 국물이 끓으면 파, 마늘과 양념을 넣어 간을 한다.

tip 준비된 양념으로 소고기를 밑간해 두었다가 끓이면 간이 배어 맛이 좋아지고, 육수를 끓일 때 거품을 걷어내야 국물이 깔끔해진다.

나박김치

당질 1g | 단백질 1g | 지질 0g

10인분

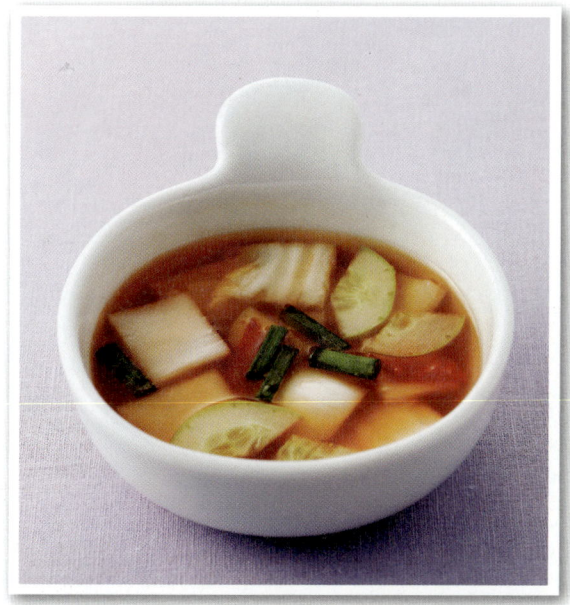

재료
무	100g	저염김치국물	3컵
배추	50g	**저염김치국물**	
오이	50g	물	3컵
당근	20g	다시마	1조각(10cm 크기)
생강채	10g	밀가루	3g
미나리	10g	식초	2TS
홍고추	20g	설탕	6g
		소금	3g

조리방법
1 물에 다시마를 넣어 끓인 후 다시마국물이 우러나면 밀가루를 넣어 맑게 끓인다.
2 1에 식초와 소금, 설탕을 넣어 저염김치국물을 만든다.
3 배추와 무, 오이, 당근은 먹기 좋은 크기로 썬다..
4 미나리는 1.5cm 길이로, 홍고추와 생강는 얇게 썬다.
5 저염김치국물에 고추를 넣고 곱게 갈아준다.
6 오이, 미나리를 뺀 나머지 재료를 섞어서 담고 저염김치국물을 붓는다.
7 그릇에 담기 전에 오이와 미나리를 넣는다.

tip 오이와 미나리는 먹기 직전에 넣어야 파란 색감이 선명하다. 나박김치는 여러 번 먹을 양을 한번에 만들어 냉장고에 보관하면 편리하다.

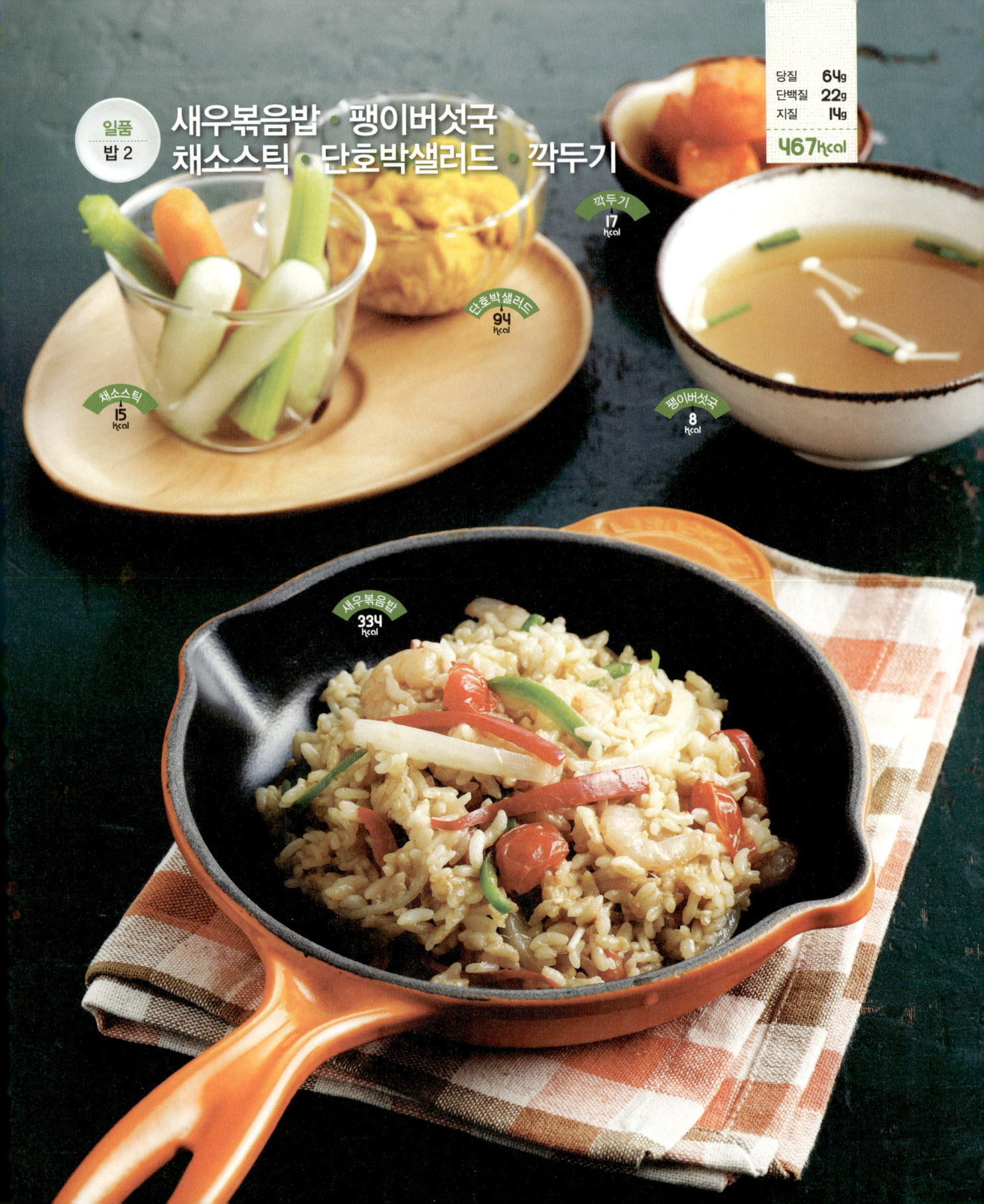

일품 밥 2

새우볶음밥 · 팽이버섯국
채소스틱 · 단호박샐러드 · 깍두기

당질 64g
단백질 22g
지질 14g
467kcal

깍두기 17kcal
단호박샐러드 94kcal
채소스틱 15kcal
팽이버섯국 8kcal
새우볶음밥 334kcal

새우볶음밥

 당질 50g 단백질 18g 지질 6g

재료

쌀밥	2/3공기(140g)
새우살	50g
달걀	1/2개
양파	20g
숙주	15g
청피망	20g
홍피망	10g
방울토마토	1개
굴소스	1ts
식용유	1/2ts
소금·후추	약간

조리방법

1 쌀은 씻어서 20분 정도 불렸다가 밥을 짓는다.
2 새우살은 등쪽의 내장을 제거하고 깨끗하게 씻는다.
3 양파, 청피망, 홍피망은 씻어서 채썰고, 방울토마토는 꼭지를 떼고 씻어 놓는다.
4 숙주는 씻어서 물기를 제거하고, 달걀은 볶아서 준비한다.
5 팬에 식용유를 두르고 준비한 재료를 볶다가 밥을 넣어 함께 볶는다.
6 숙주는 가장 나중에 넣고 볶아준다.

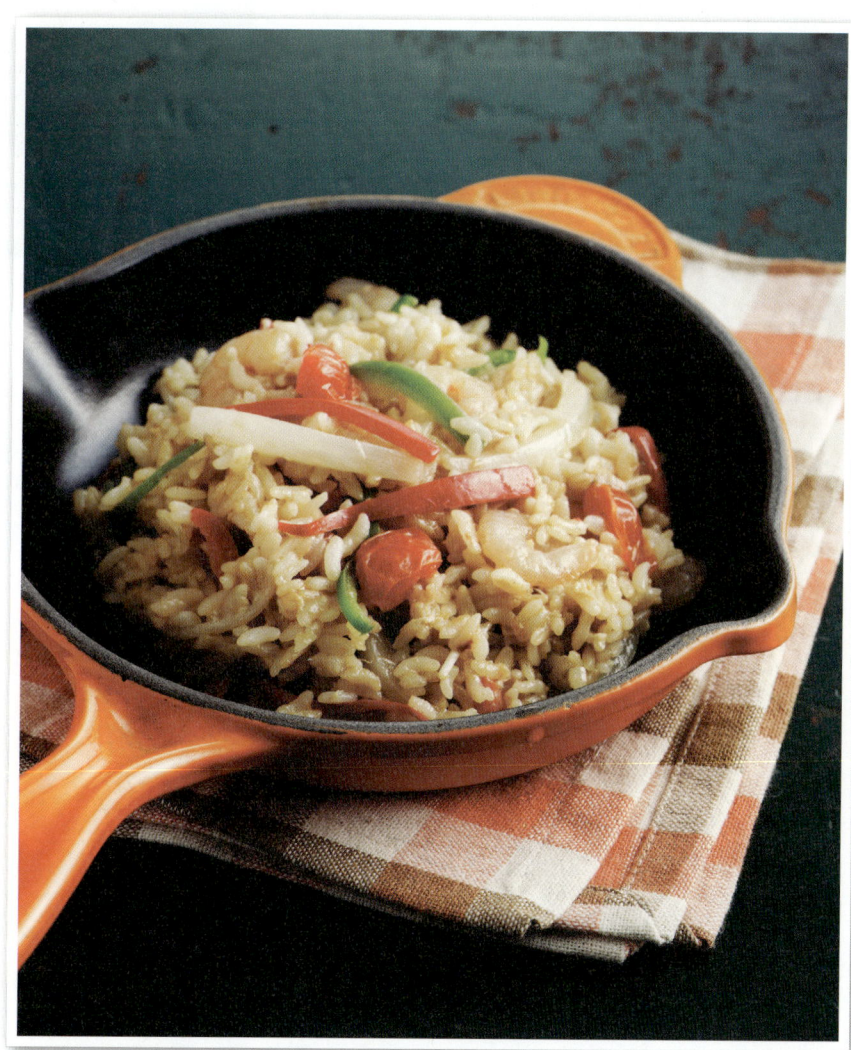

tip
굴소스는 굴을 발효시켜 만든 중국식 소스로, 굴 특유의 향미가 있어 요리에 간장 대신 사용하면 풍부한 맛을 낼 수 있다. 다른 조미료를 첨가하지 않아도 맛을 쉽게 낼 수 있으나 짠맛이 강하므로 너무 많은 양을 넣지 않도록 한다.

팽이버섯국

당질 1g　**단백질** 1g　**지질** 0g

재료
팽이버섯 ············· 5g
실파 ··················· 2g
멸치육수 ············ 3/4컵
국간장 ················ 1/2ts
소금 ···················· 약간

멸치국물
마른멸치 ············· 3g
건다시마 ·········· 1조각(5cm 크기)
무 ······················· 10g
대파 ···················· 5g
물 ······················· 적당량

조리방법
1. 팽이버섯은 밑둥을 자르고 깨끗하게 씻어서 2cm 길이로 자른다.
2. 실파는 다듬어 씻은 후 1.5cm 길이로 썬다.
3. 분량의 재료를 넣어 멸치국물을 만든다.
4. 준비된 멸치국물에 간장, 소금을 넣어 간을 하고, 팽이버섯과 실파를 띄워 마무리한다.

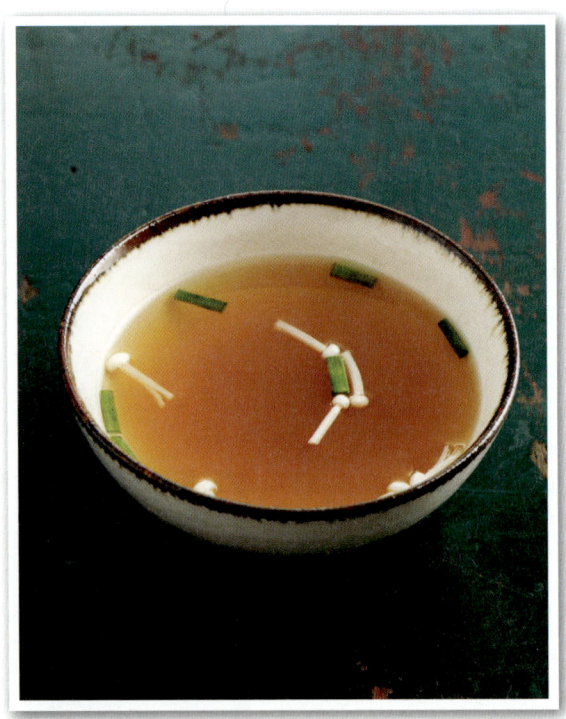

채소스틱

당질 3g　**단백질** 1g　**지질** 0g

재료
셀러리 ·· 20g
콜라비 ·· 20g
당근 ·· 15g
오이 ·· 15g

조리방법
1. 준비된 재료는 깨끗이 씻어 5cm 길이의 스틱 모양으로 썬다.

tip 소스 없이 재료 자체의 맛을 느낄 수 있으며, 단호박샐러드에 찍어 먹어도 잘 어울린다.

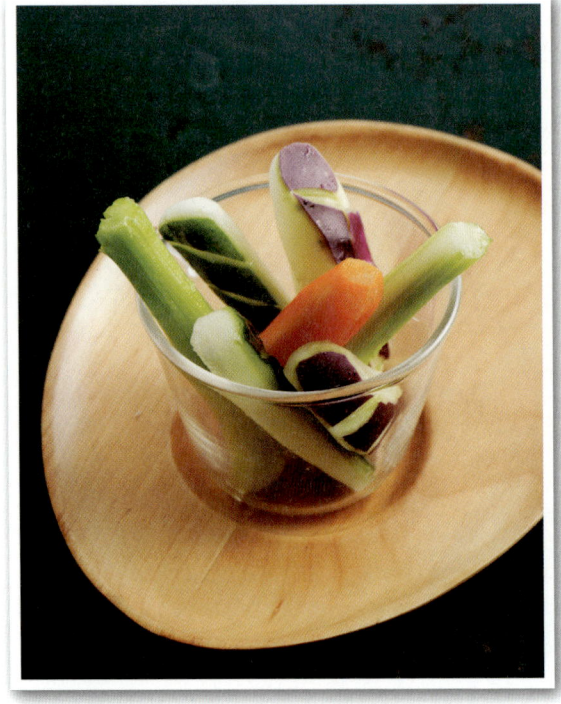

단호박샐러드

당질 7g　단백질 1g　지질 7g

재료
단호박 ··· 70g
마요네즈 ··· 2ts
설탕 · 소금 ··· 약간

조리방법
1 단호박은 껍질을 벗겨 찜통에 찐 후 볼에 넣고 으깬다.
2 1에 마요네즈, 설탕, 소금을 넣고 잘 섞어준다.

tip
1 적은 양을 조리할 때 블렌더를 활용하면 용기나 칼날에 묻는 양이 많아 번거로우므로 뜨거울 때 볼에 넣고 으깬다.
2 단호박은 비타민C와 베타카로틴, 식이섬유소가 풍부하며, 감기예방과 다이어트에 효과적이다.

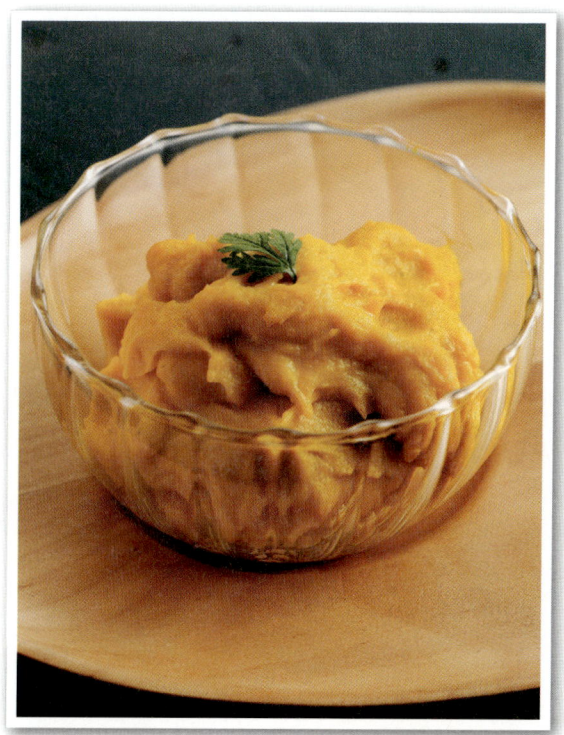

깍두기

당질 3g　단백질 1g　지질 0g

재료
깍두기 ··· 50g

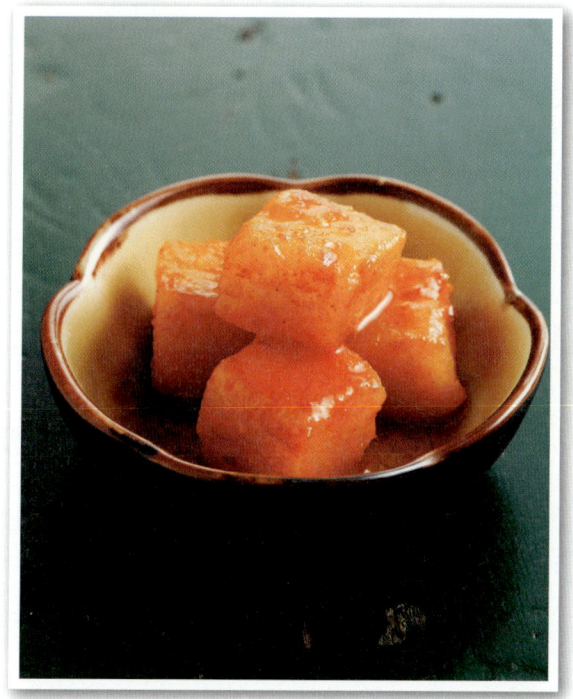

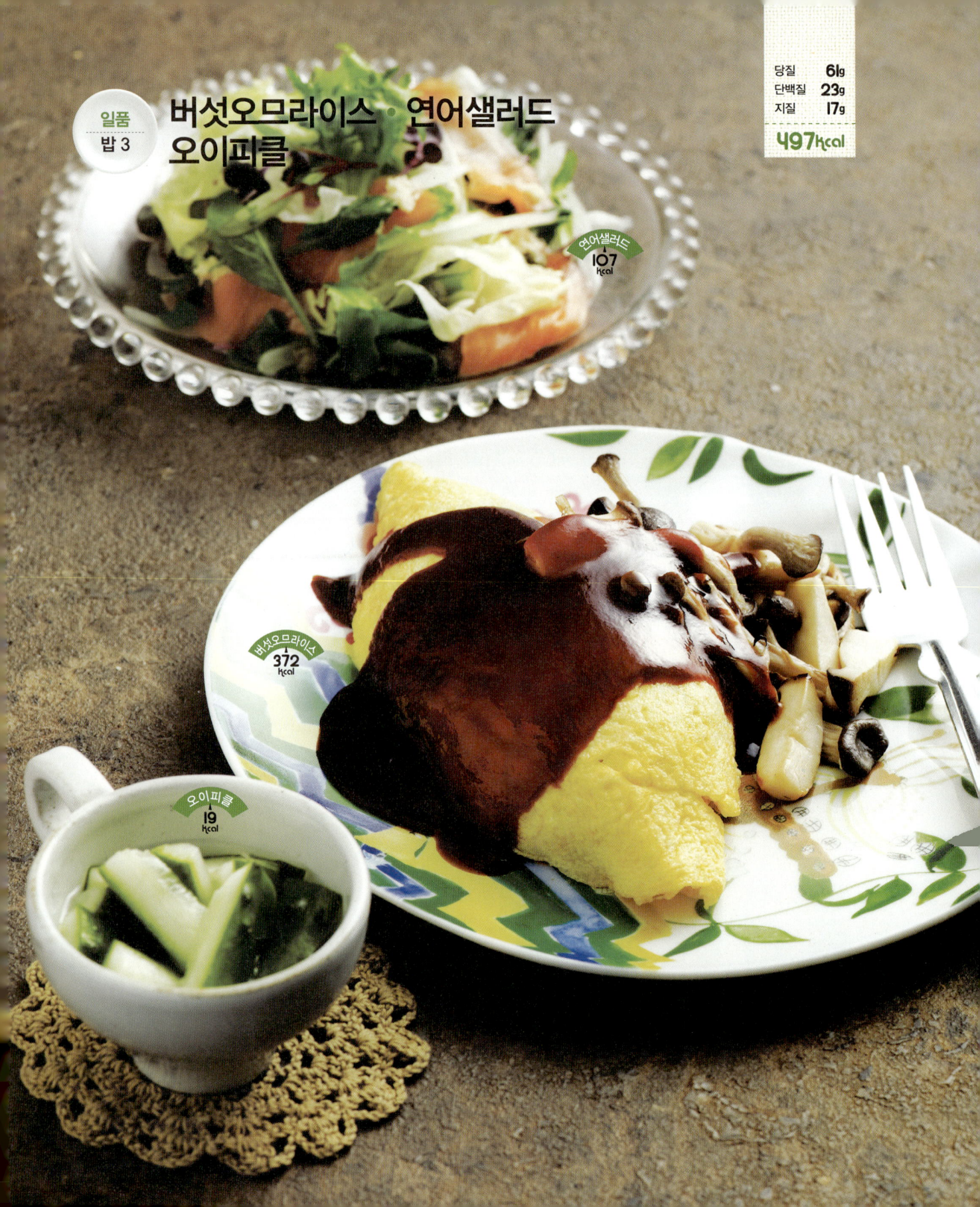

일품 밥 3

버섯오므라이스 · 연어샐러드 오이피클

당질 61g
단백질 23g
지질 17g
497 Kcal

연어샐러드 107 Kcal

버섯오므라이스 372 Kcal

오이피클 19 Kcal

버섯오므라이스

 당질 54g   단백질 14g   지질 10g

재료
- 쌀밥 ········ 2/3공기(140g)
- 양파 ··················· 30g
- 당근 ··················· 10g
- 완두콩 ················· 5g
- 소금·후추 ············ 약간
- 식용유 ················ 1/2ts

달걀지단
- 달걀(중간 크기) ······· 1개
- 물 ···················· 적당량
- 소금·식용유 ·········· 약간

소스
- 느타리버섯 ············ 20g
- 미니 새송이버섯 ······ 20g
- 양파 ··················· 10g
- 우스터소스 ············ 1TS
- 케첩 ···················· 1ts
- 버터 ····················· 1g
- 물 ······················ 약간

조리방법
1 쌀은 씻어서 20분 정도 불렸다가 밥을 짓는다.
2 완두콩은 캔으로 준비해 체에 받쳐 물기를 뺀다.
3 양파, 당근은 적당한 크기로 썬다.
4 팬에 식용유를 두르고, 준비된 재료를 넣어 소금, 후추로 간을 하면서 볶는다.
5 재료가 익으면 지어놓은 밥을 넣고 볶는다.
6 느타리버섯, 미니 새송이버섯, 양파는 볶아서 준비한다.
7 분량의 우스터소스와 케첩에 물을 적당량 넣고, 6의 볶은 재료를 넣는다.
8 달걀은 물을 적당량 붓고 소금을 넣어 저어준 후 팬에 식용유를 두르고 부친다.
9 달걀이 반정도 익었을 때 볶아 놓은 밥을 올려 모양을 만든 후 접시에 담는다.
10 9의 담아낸 오므라이스에 소스를 뿌려 마무리한다.

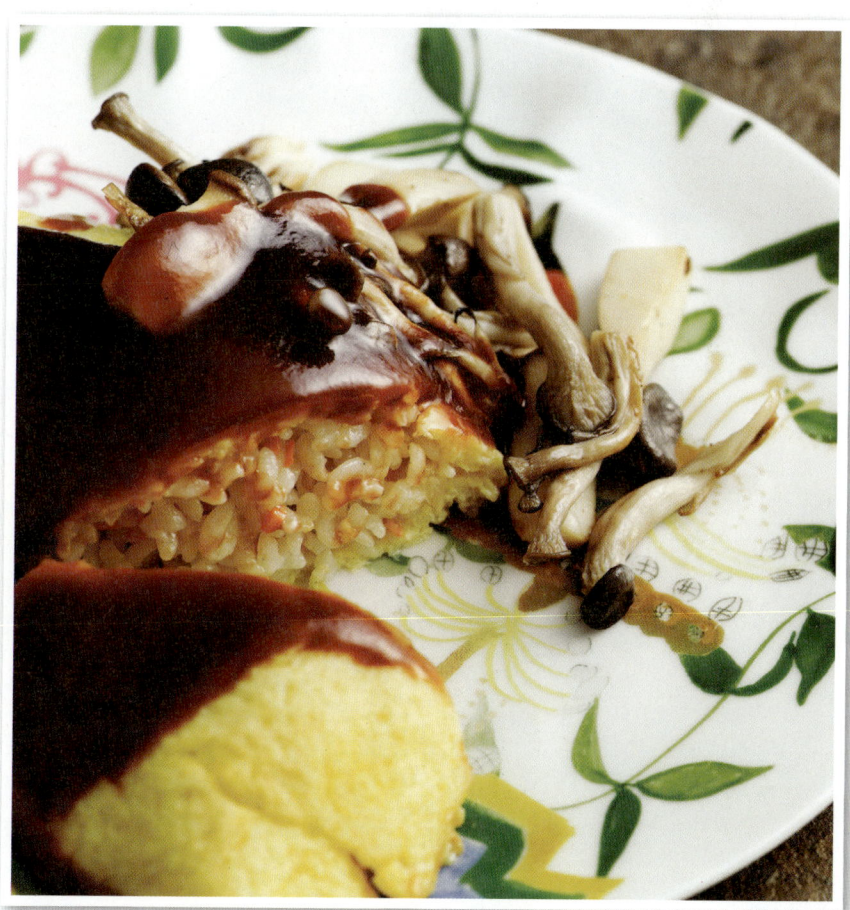

tip 재료를 크게 썰어 단면적을 넓게 하거나, 코팅이 잘 된 팬을 뜨겁게 달군 후 사용하면 눌어붙지 않아 기름양을 줄일 수 있다.

연어샐러드

당질 3g | 단백질 8g | 지질 7g

재료
훈제연어 ………………… 30g
양상추 …………………… 20g
어린잎채소 ……………… 15g
치커리 …………………… 5g
양파 ……………………… 15g
그린비타민 ……………… 5g
홀스래디시 ……………… 5g
케이퍼 …………………… 5g

소스
올리브유 ………………… 1ts
레몬즙 …………………… 1/2ts
소금 ……………………… 약간

조리방법
1 훈제연어는 먹기 좋은 크기로 썬다.
2 양상추, 치커리는 깨끗이 씻어 먹기 좋은 크기로 뜯는다.
3 어린잎채소, 그린비타민은 깨끗이 씻어 물기를 제거한다.
4 양파는 채썰어 준비한다.
5 분량의 올리브유, 레몬즙, 소금을 넣어 소스를 만든다.
6 접시에 준비된 채소와 홀스래디시, 케이퍼를 넣고, 소스를 넣어 마무리한다.

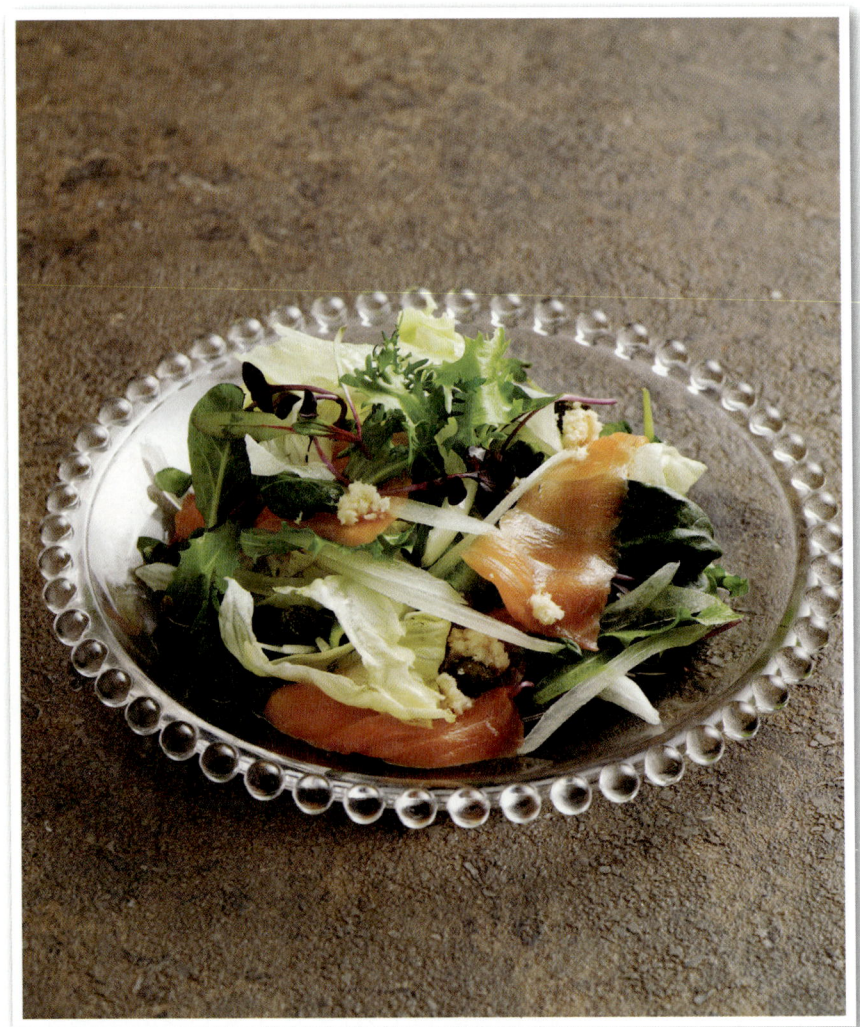

tip
훈제연어는 가공 과정에서 나트륨이 많이 첨가되므로 칼륨이 풍부한 채소와 같이 먹으면 나트륨 배출을 도와준다.

오이피클

10인분

재료
오이 ················ 600g
통후추 ············· 약간
피클양념 ············ 1컵

피클양념
식초 ············· 2/3컵
물 ··············· 1/3컵
설탕 ··············· 30g
소금 ··············· 10g
통후추 ··············· 5알

조리방법
1 분량의 재료를 넣어 피클양념을 만든다.
2 오이는 세로로 4등분하여 4㎝ 길이로 썬다.
3 준비한 재료를 그릇에 담고 통후추와 피클양념을 부어 골고루 뒤적인 후 실온에 6시간 두었다가 냉장 보관한다.

tip
오이피클은 여러 번 먹을 양을 한번에 만들어 냉장 보관하면 편리하다.

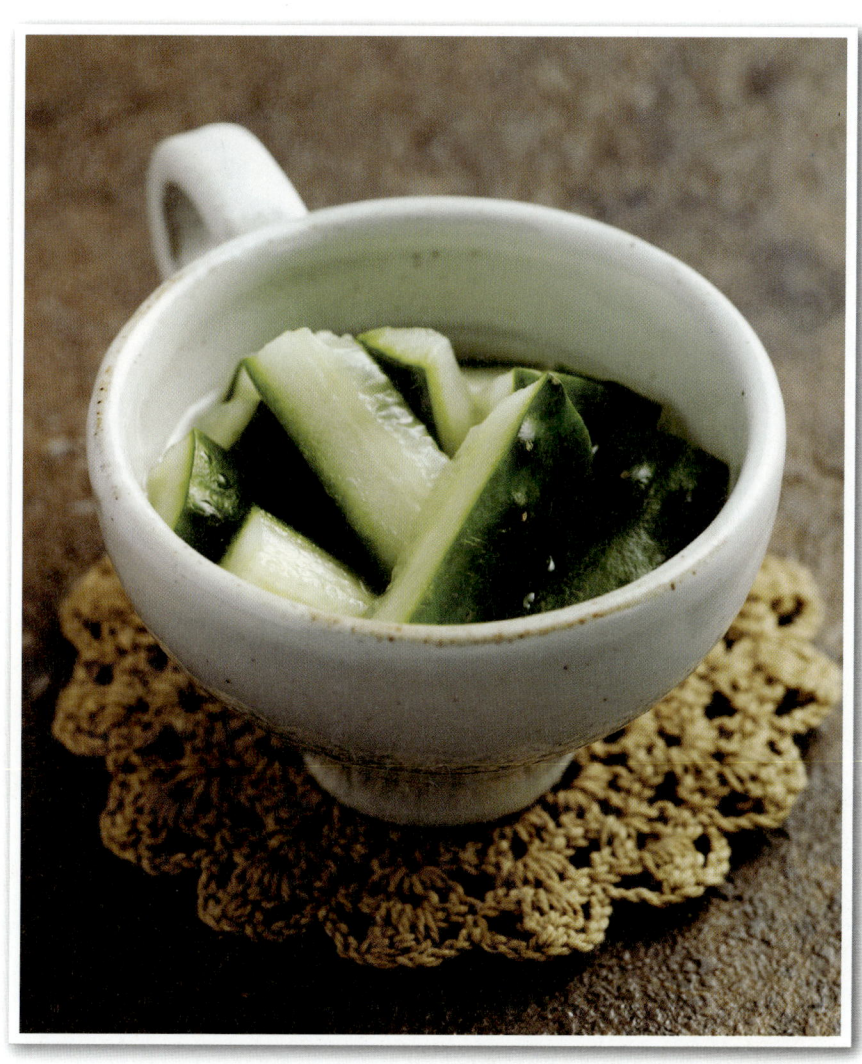

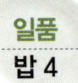

일품 밥 4

버섯된장덮밥 · 조갯살미역국
오징어미나리무침 · 단호박전 · 배추김치

당질 78g
단백질 26g
지질 13g

522 kcal

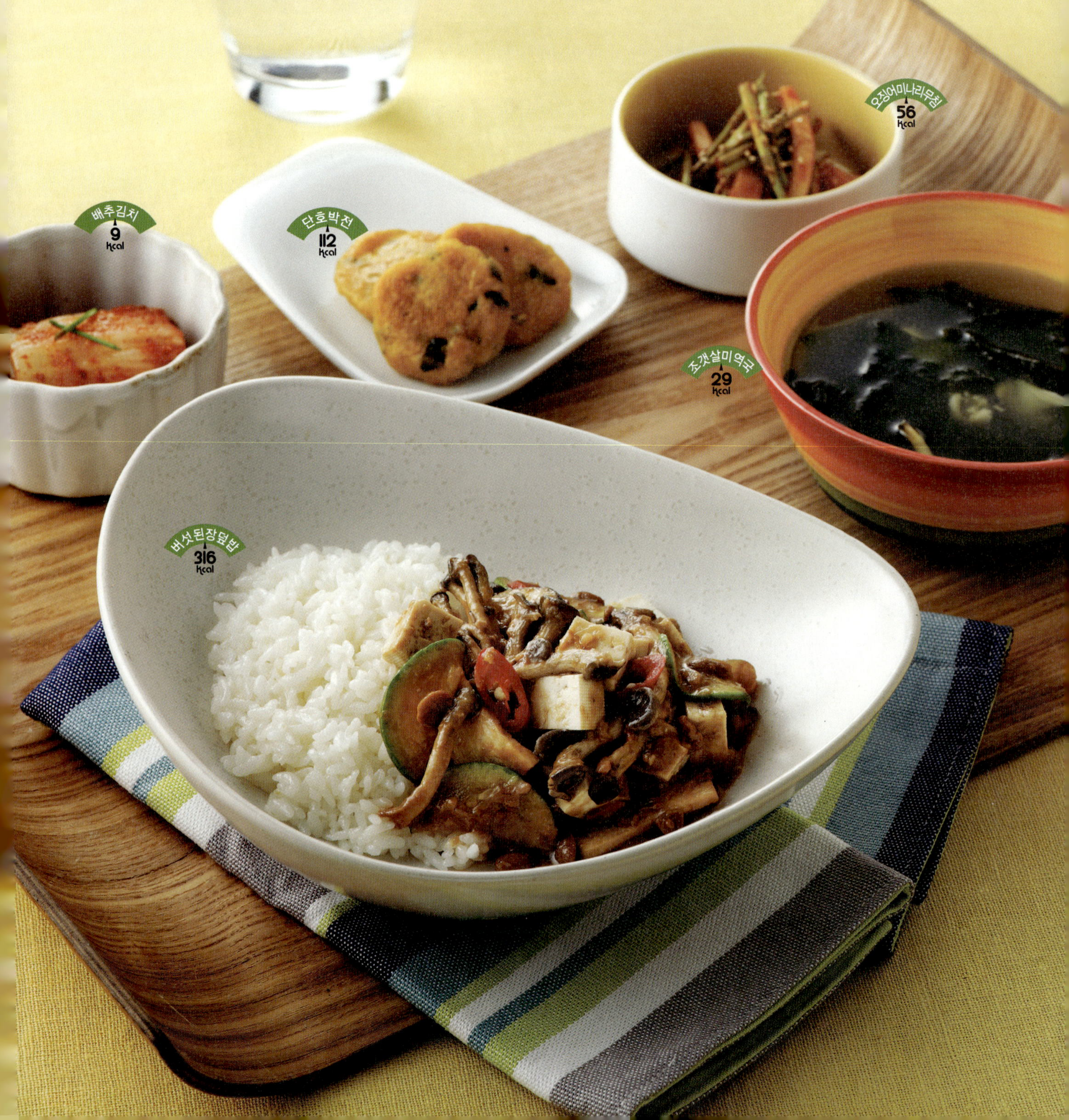

- 오징어미나리무침 56 kcal
- 배추김치 9 kcal
- 단호박전 112 kcal
- 조갯살미역국 29 kcal
- 버섯된장덮밥 316 kcal

버섯된장덮밥

 당질 54g   단백질 15g   지질 4g

재료

쌀밥	2/3공기(140g)
두부	60g
느타리버섯	15g
새송이버섯	20g
표고버섯	10g
양파	10g
애호박	20g
된장	2ts
다진마늘	1g
대파	1g
멸치육수	3/4컵
홍고추	2g

멸치국물

마른멸치	3g
건다시마	1조각(5cm 크기)
무	10g
대파	5g
물	적당량

조리방법

1 쌀은 씻어서 20분 정도 불렸다가 밥을 짓는다.
2 분량의 재료를 넣어 멸치국물을 만든다.
3 두부는 먹기 좋은 크기로 썰고, 애호박은 반달썰기 하고, 양파는 채썬다.
4 표고버섯은 기둥을 떼고 씻어서 채썰고, 느타리버섯은 모양대로 뜯어 놓는다. 새송이버섯은 씻어서 표고버섯, 느타리버섯의 길이에 맞춰 썬다.
5 대파, 홍고추는 깨끗이 씻어서 어슷썬다.
6 준비된 재료에 멸치국물을 넣고 끓이다가 된장과 파, 마늘을 넣고 끓인다. 마지막에 홍고추를 넣어 마무리한다.
7 그릇에 밥을 담고 준비된 소스를 담아낸다.

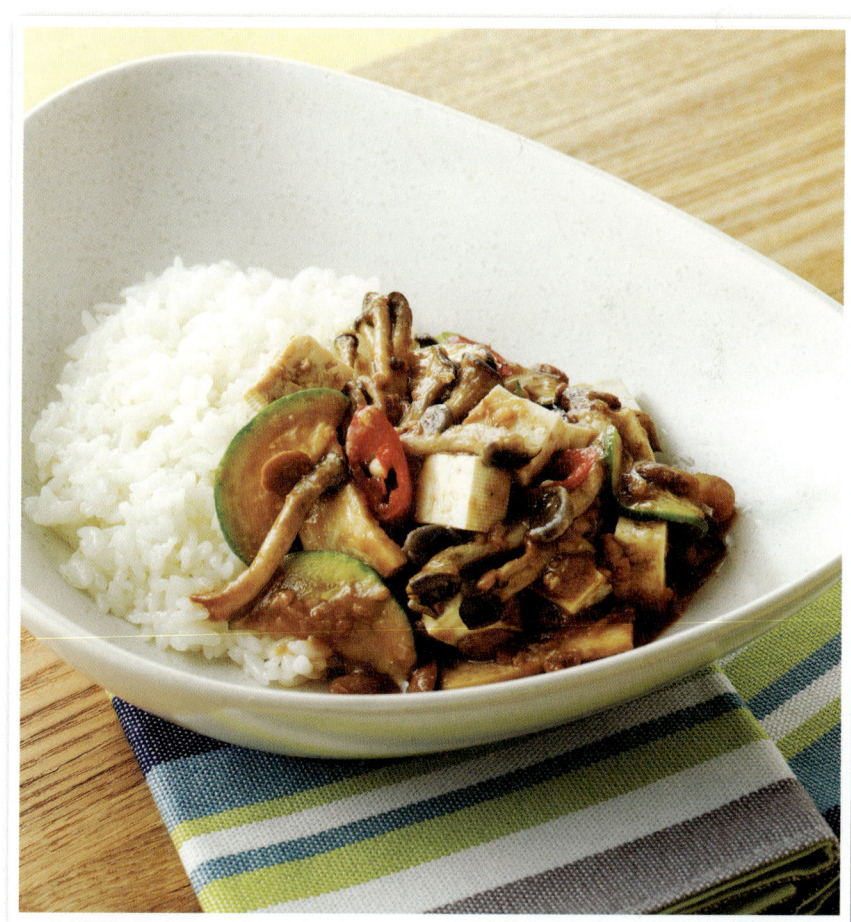

tip 버섯은 칼로리가 낮고 단백질, 비타민, 철, 아연 등의 무기질이 풍부한 건강 식품이며, 글루타민이 풍부하여 특유의 씹히는 맛도 좋다. 또한 식이섬유소 함량도 높아 변비와 다이어트에도 효과적이다.

조갯살미역국

당질 2g 단백질 3g 지질 1g

재료

건미역 …… 3g	국간장 …… 1/2ts
조갯살 …… 10g	다진마늘 · 참기름 …… 약간
	물 …… 1컵

조리방법

1 곤건미역은 찬물에 헹구어 불리고, 조갯살은 씻어 체에 밭쳐 놓는다.
2 불린 미역은 국간장을 넣어 무쳐 놓는다.
3 냄비에 미역, 조갯살, 다진마늘을 넣고 물을 부어 끓이다가 참기름을 넣고 마무리한다.

tip 미역의 미끈미끈한 성분인 알긴산은 정장효과가 있어 변비에 효과적이다. 그러나 파에도 미끈미끈한 성분이 있어서 함께 섞으면 혀의 미세포 표면이 이러한 물질로 덮여서 미역국의 맛을 잘 느끼지 못하게 된다. 또한 파에는 인과 황이 많이 함유되어 있어 미역의 칼슘 흡수를 방해하기 때문에 미역국에는 파를 넣지 않는다.

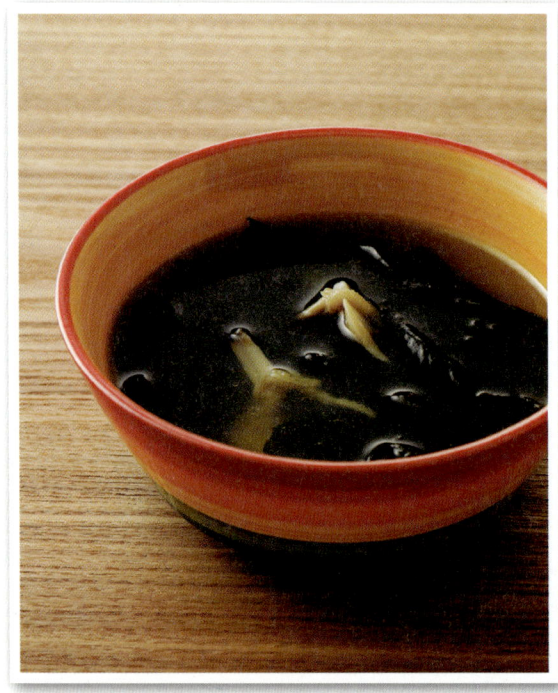

오징어미나리무침

당질 5g 단백질 5g 지질 2g

재료

오징어	25g
미나리	15g
양파	5g
고춧가루	2g
고추장	1/2ts
식초 · 설탕 · 소금 · 통깨	약간

조리방법

1 오징어는 손질하여 데친 후 채썬다.
2 미나리는 다듬어 씻은 후 4㎝ 길이로 썰고, 양파는 채썬다.
3 볼에 준비된 재료를 넣고 분량의 양념을 넣어 무친다.

tip 오징어는 너무 오래 삶으면 질겨지므로 끓는 물에 넣고 2~3분 정도 데친 후 식힌다.

단호박전

당질 16g | 단백질 2g | 지질 5g

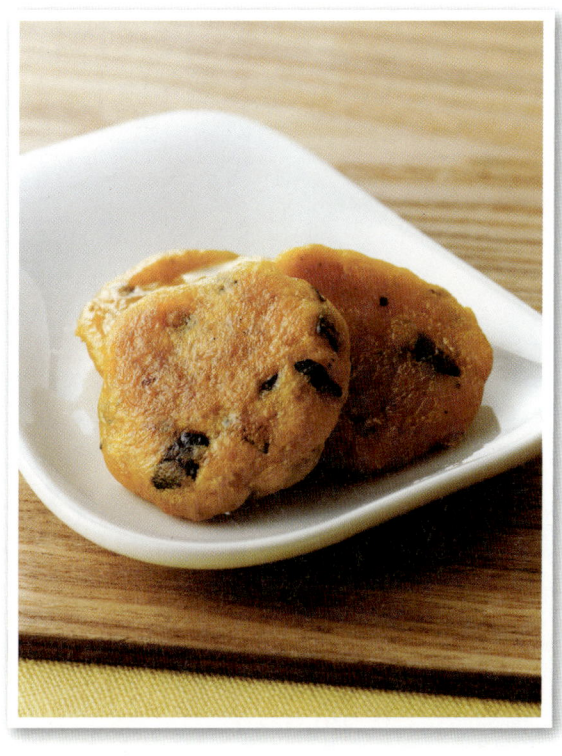

재료
- 단호박 ········· 50g
- 밀가루 ········· 15g
- 소금 ········· 약간
- 물 ········· 적당량
- 식용유 ········· 1ts

조리방법
1. 단호박은 깨끗이 씻은 후 찜통에 찐다.
2. 볼에 찐 단호박을 넣고 으깬 후 밀가루, 물, 소금을 넣고 반죽을 한다.
3. 팬에 식용유를 두르고, 동그랗게 모양을 만들면서 굽는다.

tip 전을 부칠 때 코팅이 잘 된 팬을 뜨겁게 달군 후 사용하면 눌어붙지 않아 기름양을 줄일 수 있다.

배추김치

당질 1g | 단백질 1g | 지질 0g

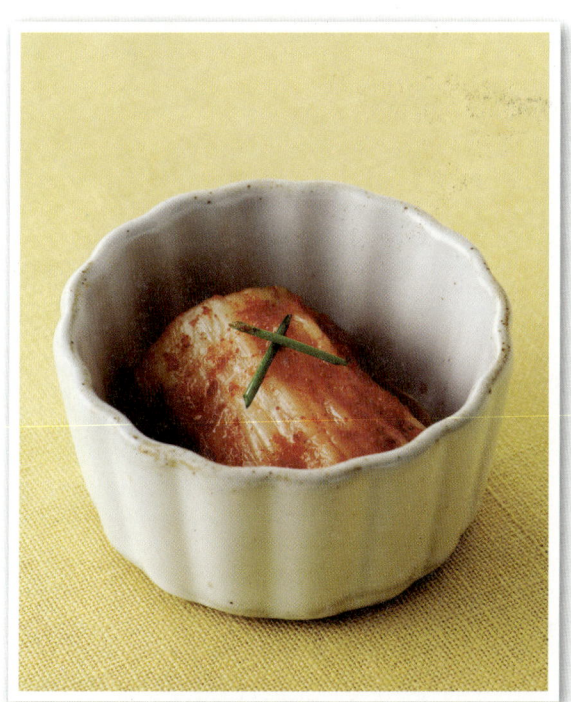

재료
- 배추김치 ········· 50g

시작하자! 500칼로리 다이어트

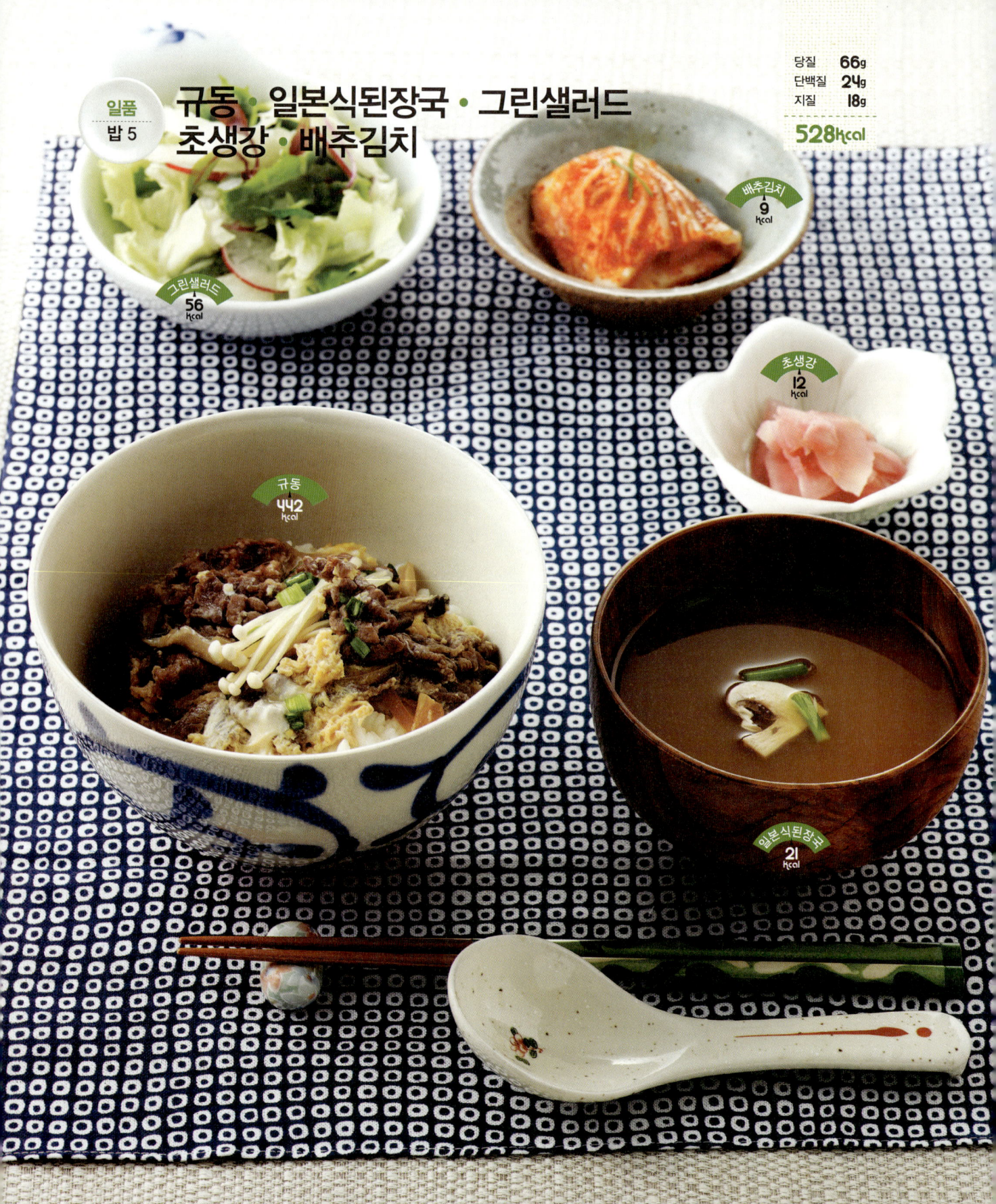

규동

| 당질 59g | 단백질 20g | 지질 13g |

재료
- 쌀밥 ·········· 2/3공기(140g)
- 소고기(샤브샤브용) ······ 50g
- 달걀(중간 크기) ·········· 1/2개
- 느타리버섯 ·············· 20g
- 양파 ····················· 20g
- 팽이버섯 ·················· 10g
- 실파 ······················ 2g
- 식용유 ··················· 1/2ts
- 후추 ······················ 약간

소스
- 다시마국물 ·············· 1/2컵
- 맛술 ······················ 1/3ts
- 간장 ······················ 2ts
- 올리고당 ················· 1/2ts
- 다진마늘 ··················· 1g
- 혼다시 ····················· 약간
- 물 ······················· 적당량

다시마국물
- 건다시마 ······ 1조각(5cm 크기)
- 가쓰오부시 ··············· 2g
- 물 ······················· 적당량

조리방법
1. 쌀은 씻어서 20분 정도 불렸다가 밥을 짓는다.
2. 분량의 재료를 넣어 다시마국물을 만든 후 소스를 만들어 준비한다.
3. 느타리버섯은 씻어서 가늘게 뜯고, 양파는 채썬다.
4. 팬에 식용유를 두르고 소고기를 볶는다.
5. 고기가 익으면 양파, 느타리버섯을 넣어 같이 볶는다.
6. 재료가 어느 정도 볶아지면 준비해둔 소스를 부어서 끓이다가, 풀어놓은 달걀을 넣는다. 이때 달걀이 반숙이 되면 불을 끈다.
7. 마지막에 팽이버섯과 실파를 고명으로 올려 마무리한다.
8. 그릇에 밥을 담고 7의 소스를 담는다.

tip
1. 규동은 일본식 소고기덮밥을 말하며, 소고기에 양파와 함께 끓인 재료를 밥 위에 올려 먹는 음식이다. 칼로리를 좀 더 낮추기를 원한다면 달걀의 흰자만 이용한다.
2. 단맛을 내야 하는 요리에는 설탕보다 칼로리가 낮고 식이섬유소가 함유된 올리고당을 이용하면 좋다.

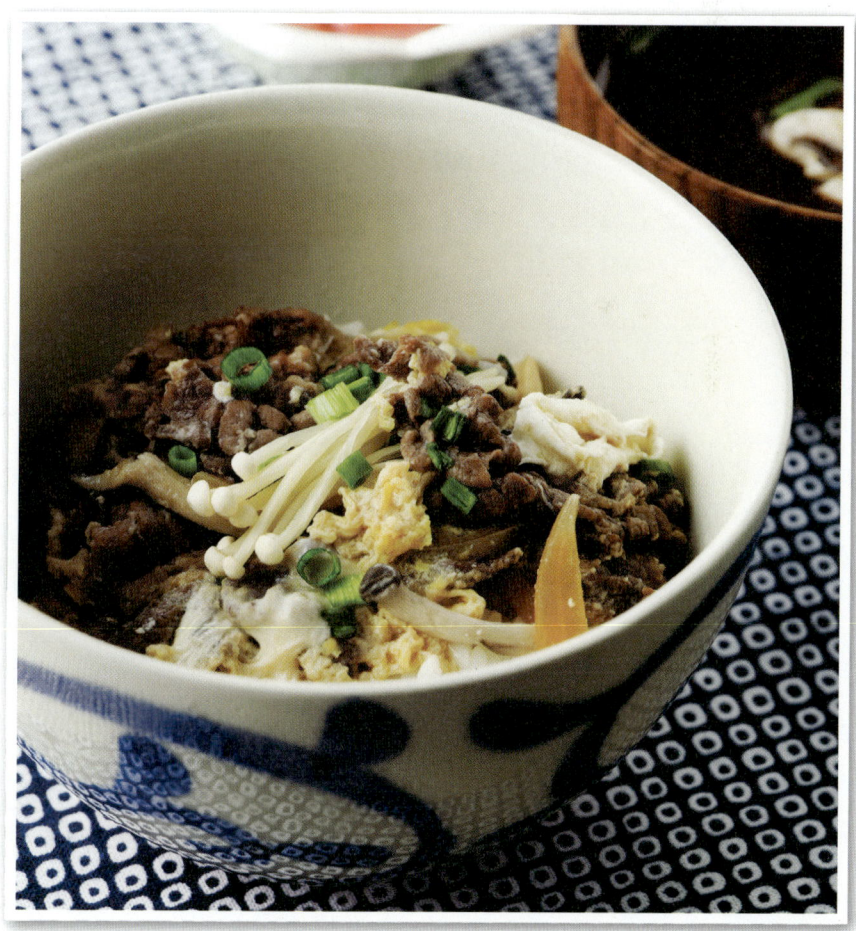

일본식된장국

 당질 1g 단백질 2g 지질 1g

재료

일식된장	1ts
실파	1g
양송이버섯	5g
멸치국물	3/4컵

멸치국물

마른멸치	5g
건다시마	1조각(5cm 크기)
무	10g
대파	5g
물	적당량

조리방법

1 분량의 재료를 넣어 멸치국물을 만든다.
2 실파는 깨끗이 다듬어 씻은 후 1.5cm 길이로 썬다.
3 양송이버섯은 모양을 살려 썬다.
4 준비된 멸치국물에 일식된장을 풀고 끓이다가 마지막에 양송이버섯과 실파를 넣어 마무리한다.

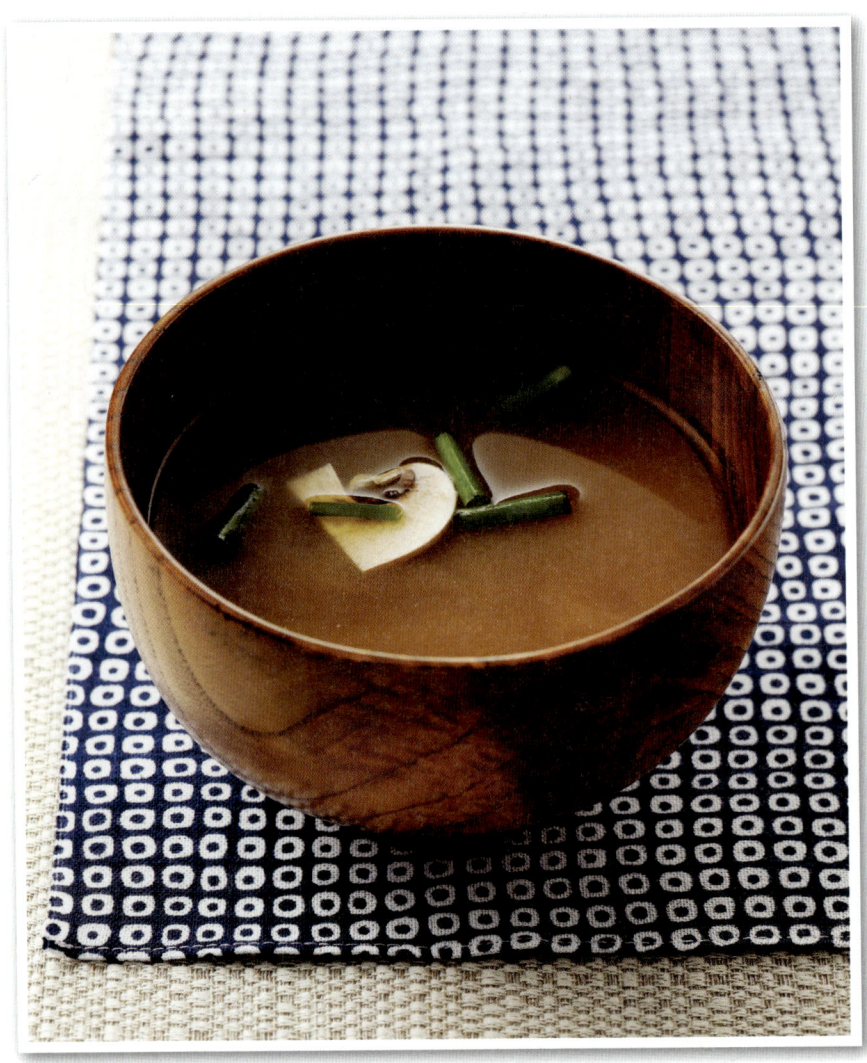

그린샐러드

당질 5g · 단백질 1g · 지질 4g

재료
- 양상추 ········ 15g
- 어린잎채소 ···· 10g
- 래디시 ········ 5g

사과드레싱
- 사과즙 ········ 2ts
- 레몬즙 ········ 1/2ts
- 마요네즈 ······· 1ts
- 설탕·소금·백후추 ··· 약간

조리방법
1. 양상추, 어린잎채소, 래디시는 깨끗이 씻어 물기를 제거한다.
2. 분량의 재료를 넣어 사과드레싱을 만든다.
3. 준비된 샐러드 채소에 드레싱을 뿌려 마무리한다.

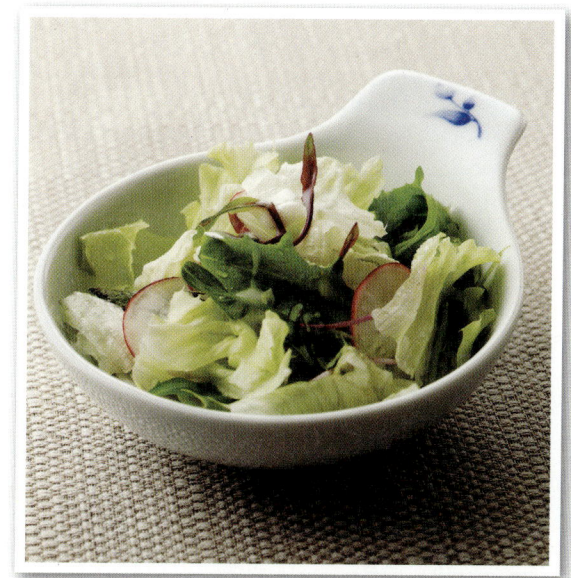

배추김치

당질 1g · 단백질 1g · 지질 0g

재료
- 배추김치 ································· 50g

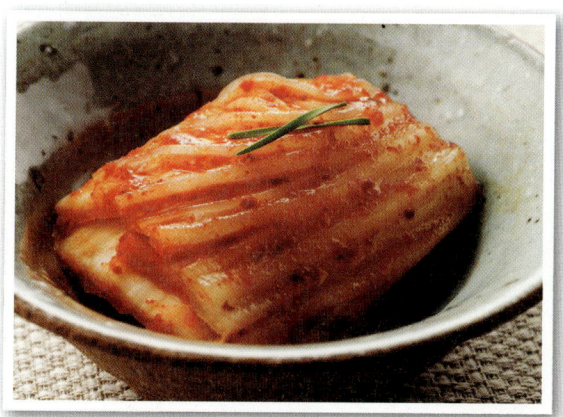

초생강

재료
- 초생강(시판제품) ···················· 20g

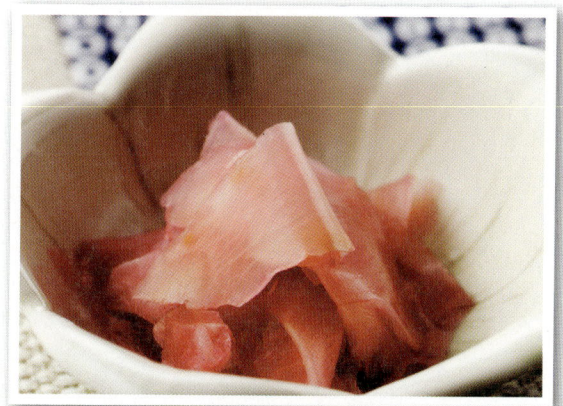

시작하자! 500칼로리 다이어트

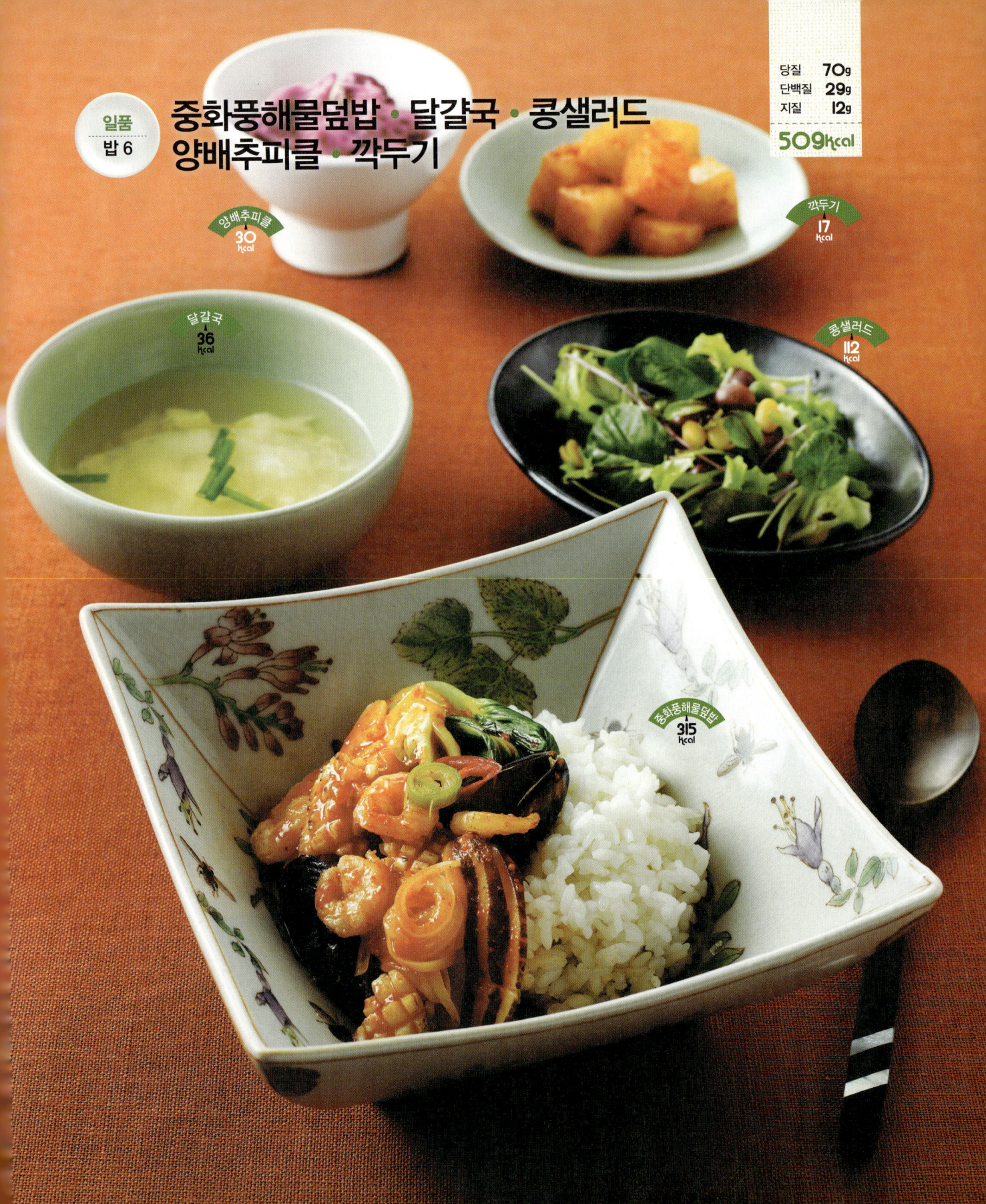

중화풍해물덮밥

 당질 52g 단백질 18g 지질 2g

재료
쌀밥	2/3공기(140g)	간장	1/2ts
오징어	40g	설탕	1g
새우살	20g	고춧분	2g
홍합	3개	다진마늘	1g
청경채	15g	생강즙·참기름	약간
양파	10g	고추기름	1/2ts
죽순	10g	전분	1g
표고버섯	10g	통깨	약간
홍고추	2g	다시마국물	적당량
대파	2g	**다시마국물**	
청주	1/3ts	건다시마	1조각(5cm 크기)
굴소스	1ts	가쓰오부시	1g
		물	적당량

조리방법
1 쌀은 씻어서 20분 정도 불렸다가 밥을 짓는다.
2 오징어는 껍질을 벗기고 안쪽에 일정 간격으로 칼집을 내어 솔방울 모양이 되도록 한다.
3 새우살은 등쪽의 내장을 제거하고 깨끗하게 씻는다.
4 홍합은 껍질을 잘 손질한 후 깨끗하게 씻는다.
5 청경채는 작은 것으로 골라 한 장씩 떼내어 씻어 준비한다.
6 표고버섯과 양파는 채썰고, 죽순은 모양을 살려 썬다.
7 대파와 홍고추는 어슷썬다.
8 분량의 재료를 넣어 다시마국물을 만든다.
9 팬에 고추기름을 두르고 마늘을 볶다가 해물과 양념을 넣고 재료가 반쯤 익을 때까지 강한 불에서 볶는다.
10 9의 볶은 해물에 다시마국물을 붓고 양파, 죽순, 표고버섯과 양념을 넣어 익힌다.
11 전분물을 넣어 농도를 맞추고, 마지막으로 청경채, 대파, 홍고추를 넣고 참기름과 통깨를 넣어 마무리한다.
12 그릇에 밥을 담고, 11의 해물볶음소스를 담는다.

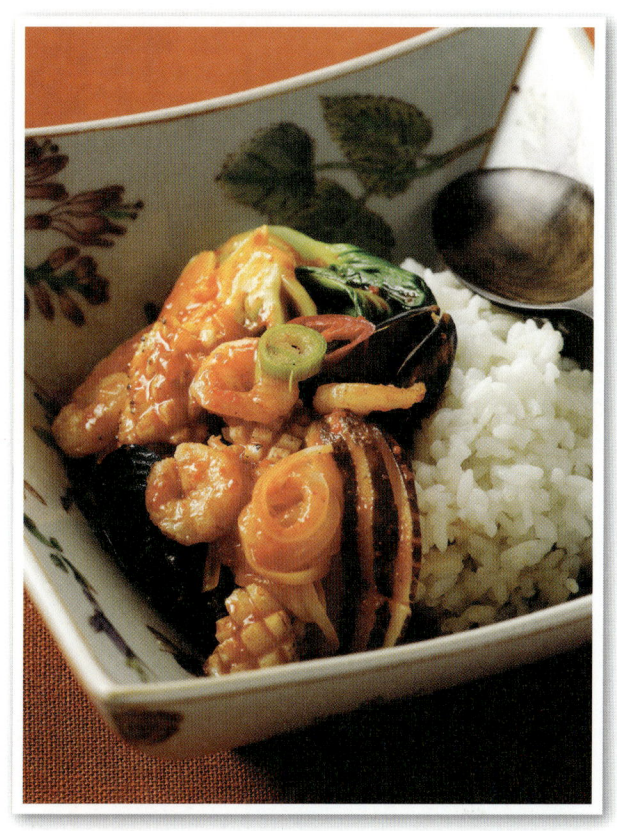

tip
청경채는 오래 볶으면 숨이 죽고 색이 선명하지 않으므로 마지막에 넣고 조리한다.

달걀국

당질 0g 단백질 3g 지질 3g

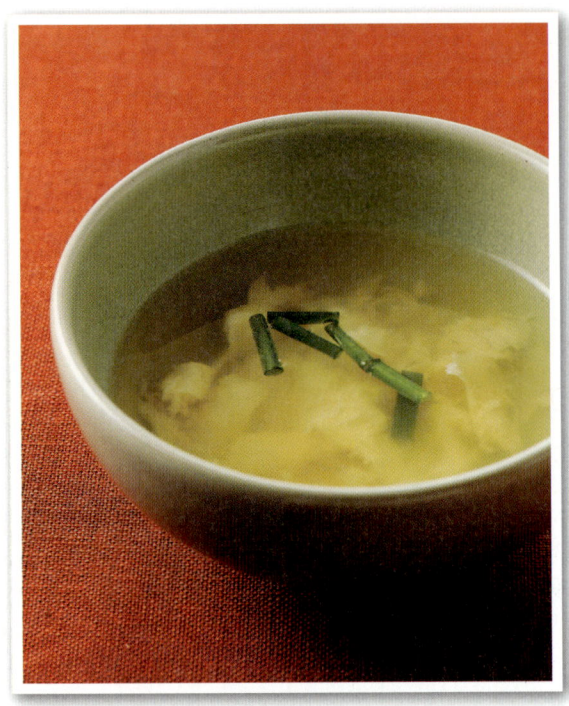

재료
- 달걀 ········· 1/3개
- 실파 ········· 2g
- 멸치육수 ····· 3/4컵
- 다진마늘·소금·후추 · 약간

멸치국물
- 마른멸치 ········· 3g
- 건다시마 ···· 1조각(5cm 크기)
- 무 ············· 10g
- 대파 ············ 5g
- 물 ············ 적당량

조리방법
1. 분량의 재료를 넣어 멸치국물을 만든다.
2. 실파는 깨끗이 씻어 1.5cm 길이로 썬다.
3. 준비한 멸치국물에 풀어놓은 달걀을 넣고 끓인다.
4. 소금, 후추로 간을 하고 썰어놓은 실파를 띄워 마무리한다.

콩샐러드

당질 8g 단백질 6g 지질 7g

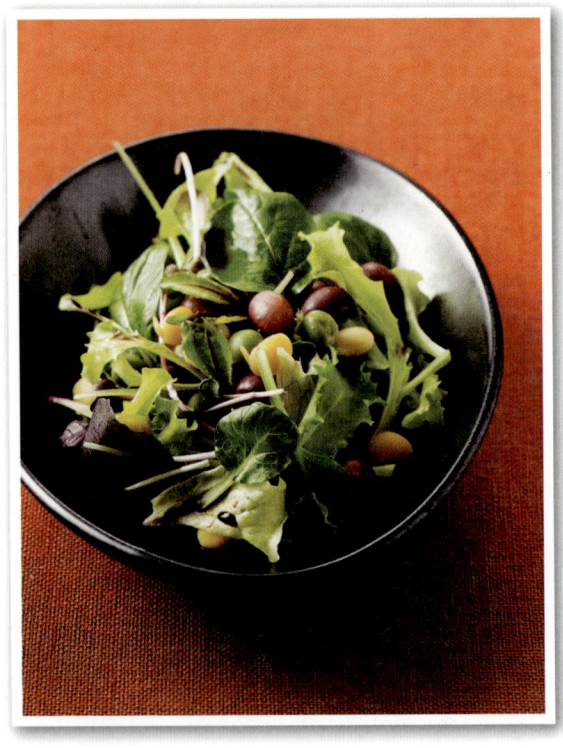

재료
- 완두콩 ··········· 5g
- 강낭콩 ·········· 10g
- 대두(노란콩) ····· 10g
- 어린잎채소 ······· 30g

드레싱
- 올리브오일 ········ 1ts
- 발사믹식초 ······· 1/2ts
- 바질·소금·후추 ···· 약간
- 레몬즙 ··········· 약간

조리방법
1. 완두콩, 강낭콩, 대두(노란콩)는 깨끗이 씻어 삶아 놓는다.
2. 대두(노란콩)는 삶은 후 껍질을 벗긴다.
3. 어린잎채소는 깨끗이 씻어 물기를 제거한다.
4. 분량의 재료를 넣어 드레싱을 만든다.
5. 그릇에 준비한 어린잎채소와 콩을 담고 드레싱을 뿌려 마무리한다.

양배추피클

당질 7g · 단백질 1g · 지질 0g

10인분

재료
- 양배추 400g
- 적채 100g
- 통후추 약간
- 피클양념 1컵

피클양념
- 식초 2/3컵
- 물 1/3컵
- 설탕 30g
- 소금 10g
- 통후추 5알

조리방법
1. 분량의 재료를 넣어 피클양념을 만든다.
2. 양배추와 적채는 먹기 좋은 크기로 썬다.
3. 준비한 양배추와 적채를 그릇에 담고 피클양념과 통후추를 부어 골고루 뒤적인 후 실온에 6시간 두었다가 냉장 보관한다.

tip 양배추피클은 여러 번 먹을 양을 한번에 만들어 냉장 보관하면 편리하다.

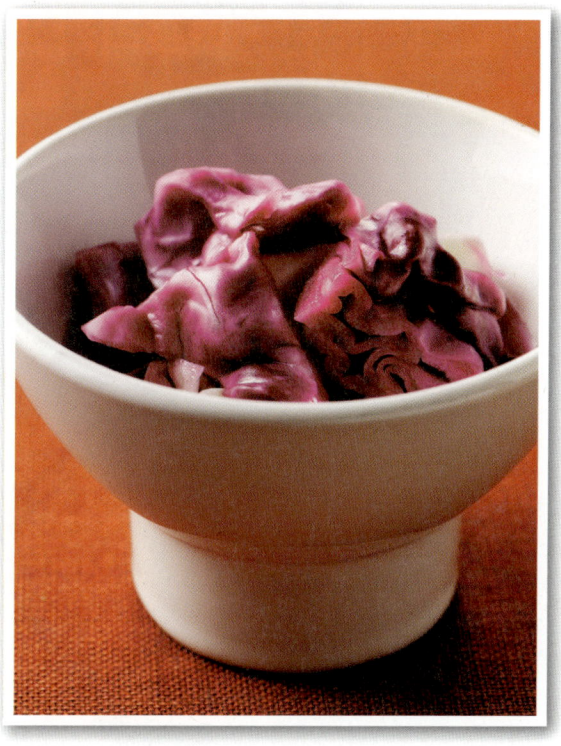

깍두기

당질 3g · 단백질 1g · 지질 0g

재료
- 깍두기 50g

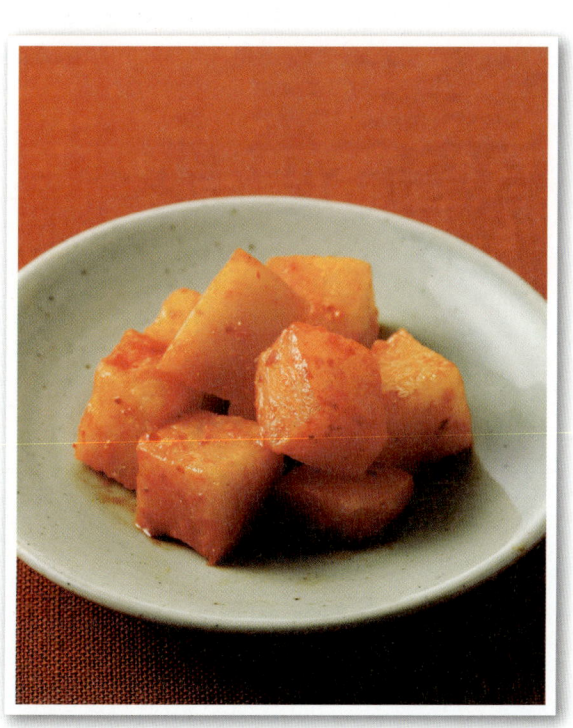

시작하자! 500칼로리 다이어트

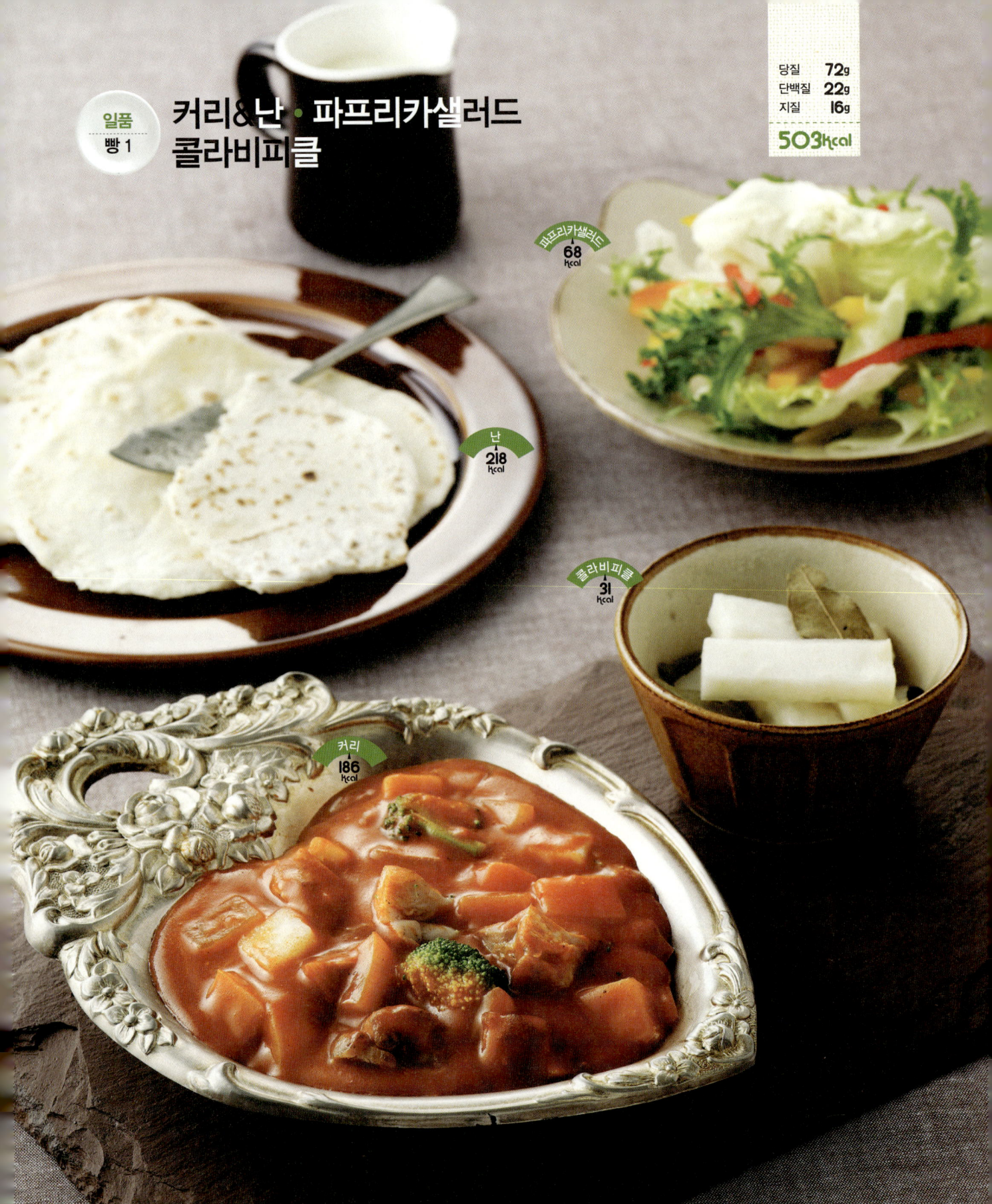

일품 빵1

커리&난 · 파프리카샐러드
콜라비피클

당질 72g
단백질 22g
지질 16g

503kcal

파프리카샐러드 68kcal

난 218kcal

콜라비피클 31kcal

커리 186kcal

커리&난

| 커리 | 당질 18g | 단백질 12g | 지질 8g | 난 | 당질 44g | 단백질 8g | 지질 3g |

재료(1인분)
- 닭다리살 … 40g
- 인델리빈달루 커리 … 20g
- 양파 … 25g
- 감자 … 30g
- 브로콜리 … 20g
- 식용유 … 1/2ts
- 물 … 1/2컵

난(10인분)
- 밀가루(강력분) … 600g
- 소금 … 6g
- 설탕 … 8g
- 인스턴트 이스트 … 8g
- 물 … 1¼컵
- 올리브오일 … 4ts

조리방법
1. 감자와 양파는 큼직하게 썰고 브로콜리는 데쳐 놓는다.
2. 닭다리살은 먹기 좋은 크기로 썰어 놓는다.
3. 냄비에 식용유를 두르고 준비된 재료를 볶은 후 물을 붓고 재료가 완전히 익을 때까지 끓인다.
4. 불을 줄인 다음 커리를 넣고 잘 저어 풀어주고, 불의 강도를 높여 걸쭉해질 때까지 잘 저어주면서 끓인다.
5. 볼에 난 재료를 넣어 반죽을 한 후 60분간 발효시킨다.
6. 발효가 끝나면 뭉쳐서 가스를 빼주고, 적당한 크기로 떼어내어 20분간 중간 발효를 시킨다.
7. 발효가 끝난 반죽을 꺼내어 밀대로 밀어 얇게 펴준 후 기름을 두르지 않고 팬에 구워낸다.
8. 준비된 커리스스와 난 2.5장을 함께 곁들여낸다.

tip
1. '난'이란 밀가루로 만든 빵으로 인도 북부지방의 주식이다. 인도식 수프인 '달'이나 '커리' 등에 찍어 먹거나 난 위에 다른 요리를 넣고 싸서 먹는다.
2. 난을 만들 때 이스트를 너무 많이 넣으면 쉰내가 나므로 적당량 넣도록 하고, 타지 않도록 약한 불에서 구워야 한다.
3. 시판되는 난 또는 난믹스를 이용하면 편리하다.

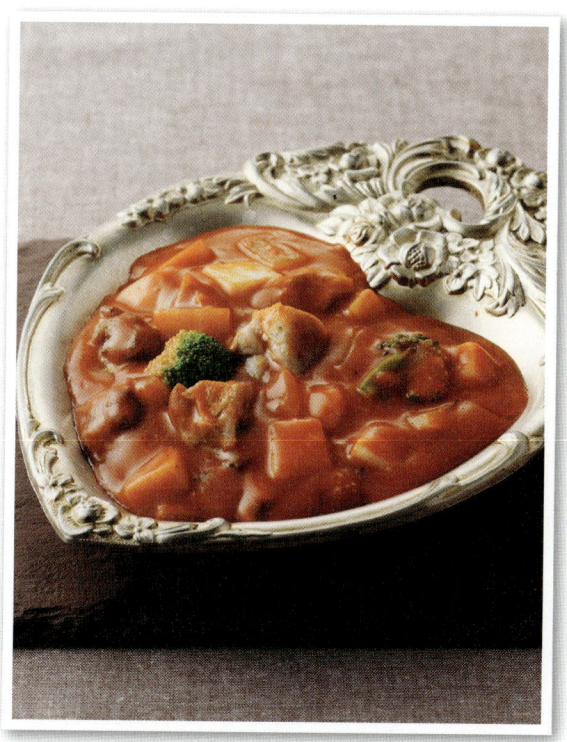

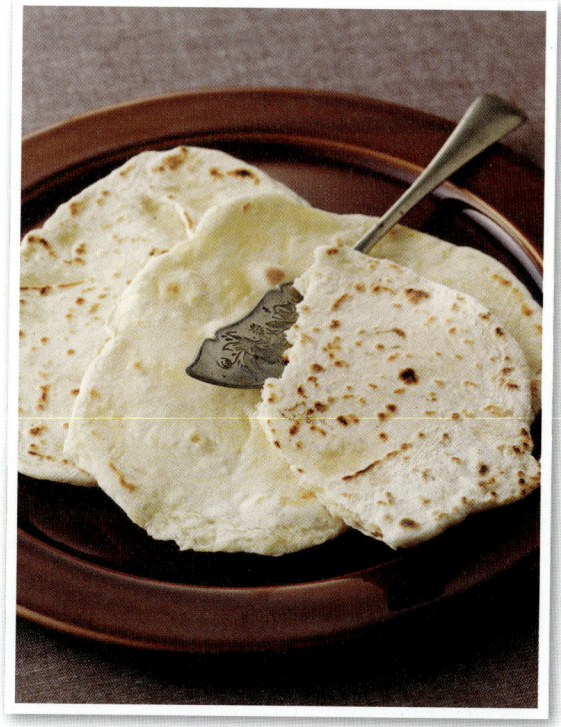

파프리카샐러드

당질 4g | 단백질 1g | 지질 5g

재료
양상추	20g
치커리	5g
파프리카(노랑)	10g
파프리카(주황)	10g
파프리카(빨강)	5g

요거트드레싱
플레인요구르트	1TS
올리브오일	1ts
올리고당 · 식초	약간
레몬즙 · 소금	약간

조리방법
1 양상추, 치커리는 깨끗이 씻어 먹기 좋은 크기로 뜯어 놓는다.
2 파프리카는 씨를 빼내고 깨끗이 씻은 후 채썬다.
3 분량의 재료를 넣어 요거트드레싱을 만든다.
4 준비된 샐러드 채소에 요거트드레싱을 곁들여낸다.

tip
파프리카는 비타민C와 베타카로틴이 풍부하며, 매운맛이 없고 단맛이 강해 샐러드, 반찬 등 다양하게 활용할 수 있다. 특히 기름에 볶아 먹거나 드레싱과 함께 먹으면 베타카로틴의 흡수율이 높아진다. 파프리카는 껍질이 단단하고 색이 선명하며 표피가 반짝거리는 것이 싱싱하다.

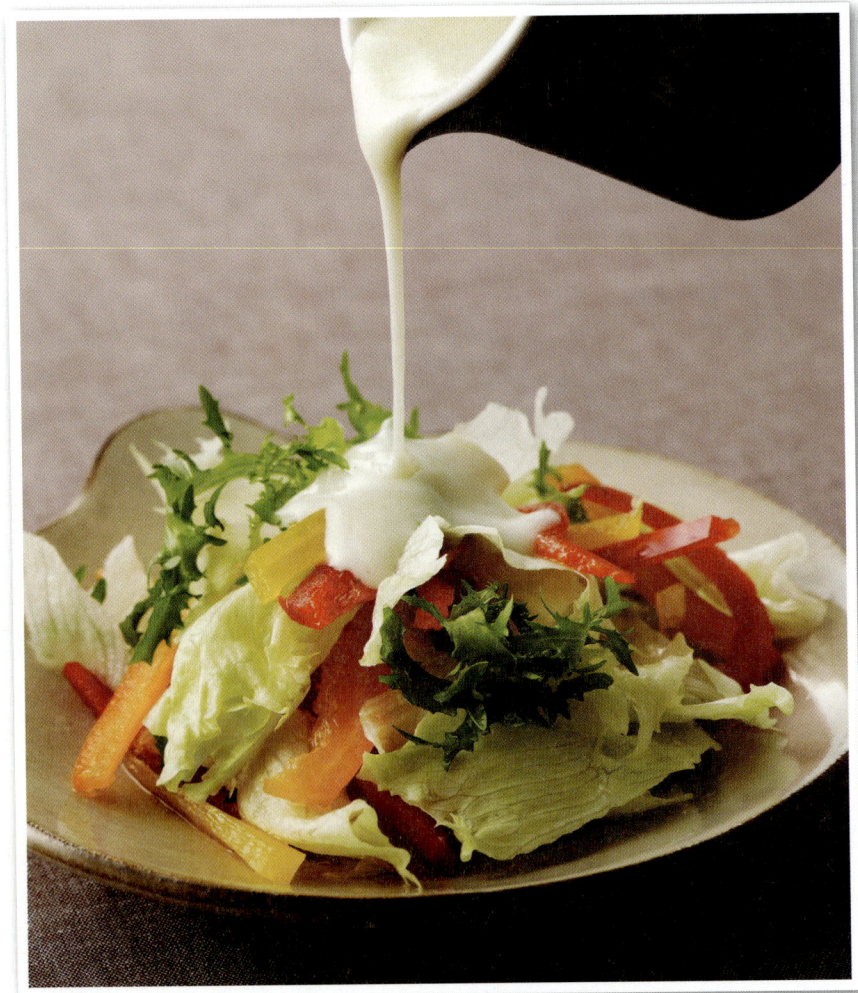

콜라비피클

10인분

재료
콜라비 …………… 600g
월계수잎 · 통후추 …… 약간
피클양념 …………… 1컵

피클양념
식초 …………… 2/3컵
물 …………… 1/3컵
설탕 …………… 30g
소금 …………… 10g
통후추 …………… 5알

조리방법
1 분량의 재료를 넣어 피클양념을 만든다.
2 콜라비는 껍질을 벗긴 후 먹기 좋은 크기로 썬다.
3 준비한 콜라비와 월계수잎, 통후추를 그릇에 담고 피클양념을 부어 골고루 뒤적인 후 실온에 6시간 두었다가 냉장 보관한다.

tip
콜라비피클은 여러 번 먹을 양을 한번에 만들어 냉장 보관하면 편리하다.

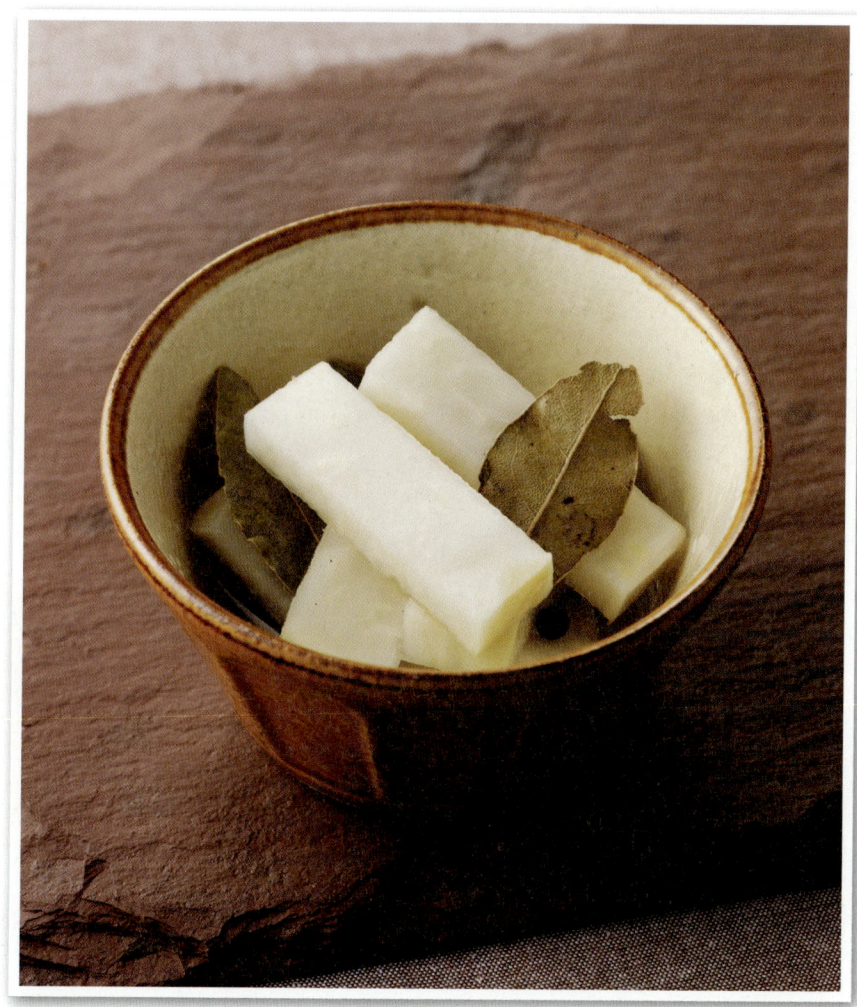

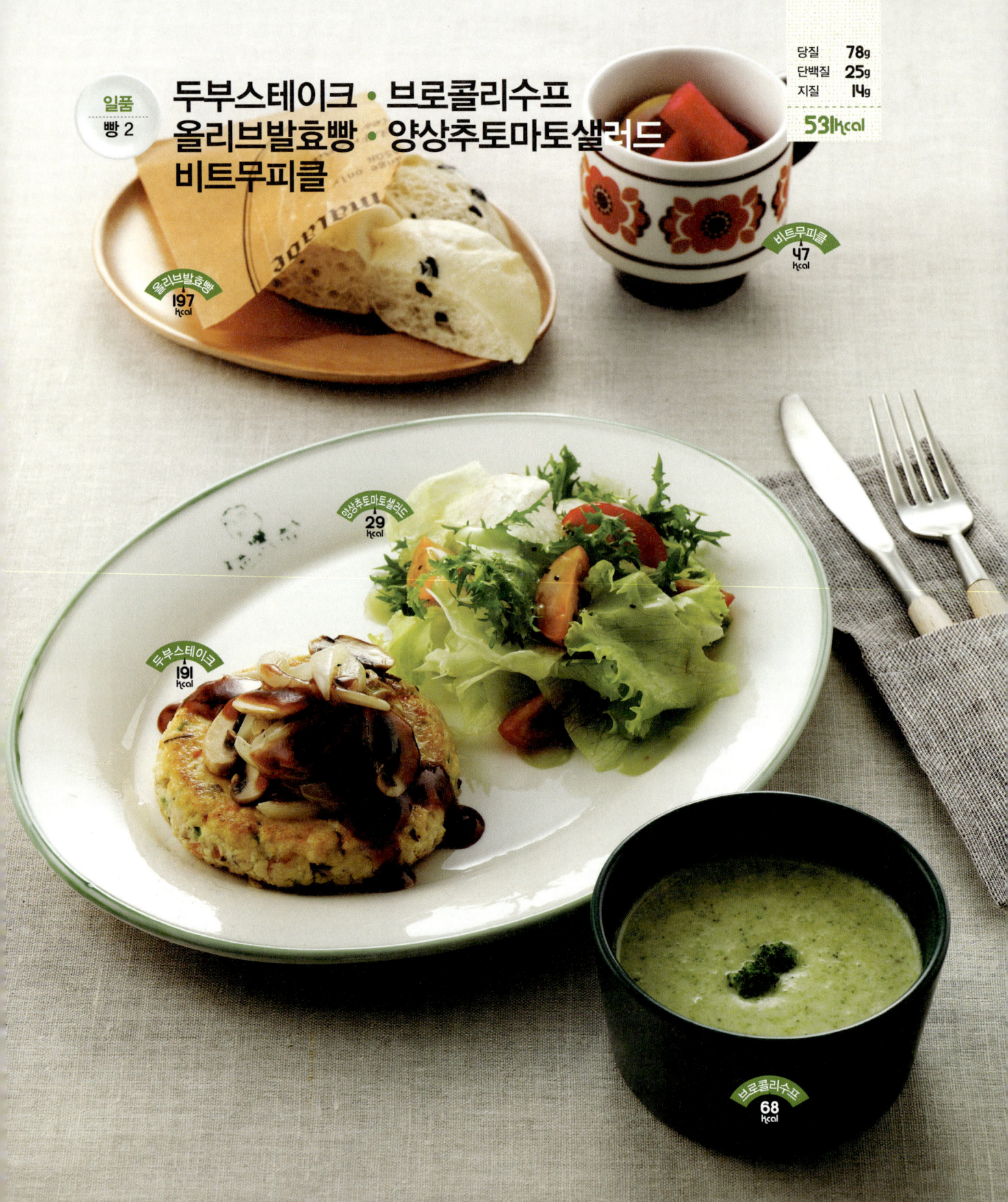

두부스테이크

당질 18g | 단백질 12g | 지질 8g

재료
- 두부 100g
- 당근 10g
- 양파 20g
- 표고버섯 10g
- 피망 10g
- 달걀 10g
- 밀가루 5g
- 식용유 1/3ts
- 소금·후추 .... 적당량

소스
- 케첩 2ts
- 우스터소스 1ts
- 타바스코소스 1/2ts
- 레드와인 2ts
- 다진양파 5g
- 버터 1g
- 설탕·다진마늘·후추 ... 약간

양송이 양파볶음
- 양송이버섯 15g
- 양파 15g
- 식용유 .... 약간

조리방법
1 두부는 으깨고, 당근, 양파, 표고버섯, 피망은 다진다.
2 준비된 재료에 달걀, 밀가루, 소금, 후추를 넣어 고루 섞은 후 동그랗게 만든다.
3 양송이버섯과 양파는 슬라이스 한 후 살짝 볶는다.
4 분량의 재료를 넣어 소스를 만든다.
5 팬에 식용유를 두르고 빚어놓은 두부를 앞뒤로 노릇노릇하게 굽는다.
6 접시에 구워낸 두부스테이크를 담고 양송이와 양파볶음을 얹은 후 소스를 뿌려 마무리 한다.

tip
1 두부는 단백질과 칼슘이 풍부하며 삶은 콩보다 소화 흡수율이 높아 다이어트에 많이 이용하는 식품이다.
2 칼로리를 좀더 낮추기를 원한다면, 코팅이 잘 된 팬을 사용하거나 팬에 쿠킹호일을 깔고 굽는다.

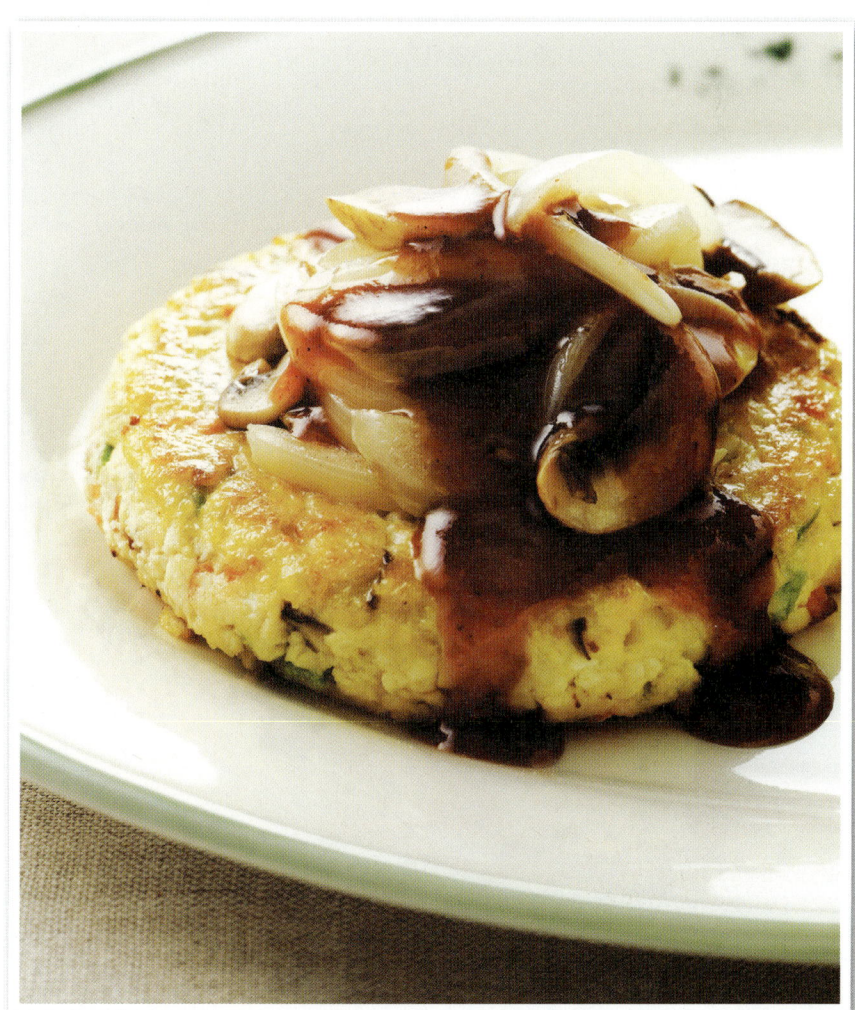

브로콜리수프

당질 10g 단백질 4g 지질 2g

재료
브로콜리 ············ 40g
양파 ··············· 20g
버터 ················ 1g
치킨브로스 ········· 1/3컵
저지방우유 ········· 1/4컵
월계수잎·후추·소금 ··· 약간

조리방법
1 브로콜리는 살짝 데치고, 양파는 다진다.
2 달군 팬에 버터를 녹이고 다진 양파를 볶다가 치킨브로스를 넣고 끓인다.
3 2에 브로콜리와 우유를 넣고 끓이다가 끓어오르면 믹서에 넣고 간다.
4 냄비에 다시 붓고 월계수잎, 후추를 넣어 약한 불에서 저으면서 걸쭉해지도록 끓인다.
5 그릇에 수프를 담고 브로콜리를 띄운다.

tip 브로콜리는 비타민A와 C, 엽산이 많이 함유되어 있으며, 조리할 때는 소금물에 단시간 데쳐야 영양손실을 최소화 할 수 있다.

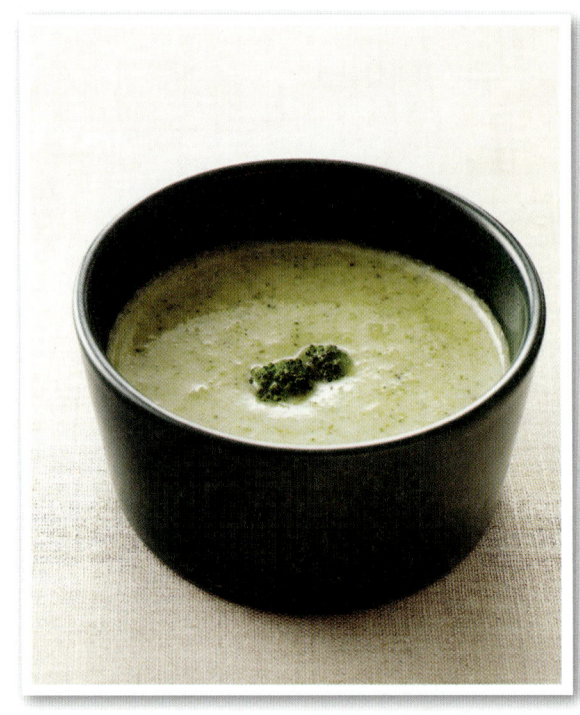

올리브발효빵

당질 33g 단백질 7g 지질 4g

재료
올리브발효빵 ································· 90g

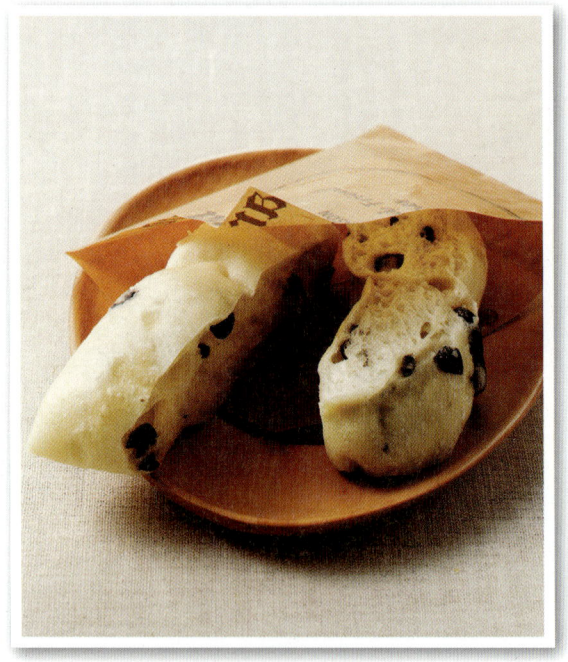

당질 7g　단백질 1g　지질 0g

양상추토마토샐러드

재료
- 양상추 20g
- 치커리 5g
- 대추토마토(빨강) 15g
- 대추토마토(주황) 15g
- 대추토마토(노랑) 15g

키위드레싱
- 키위 25g
- 올리고당 1/2ts
- 식초 1/2ts

조리방법
1 양상추와 치커리는 깨끗이 씻어서 먹기 좋게 뜯어 놓는다.
2 대추토마토는 꼭지를 떼고 깨끗이 씻어서 4등분한다.
3 키위는 갈아서 올리고당과 식초를 넣어 키위드레싱을 만든다.
4 준비된 샐러드 재료 위에 키위드레싱을 뿌려 마무리한다.

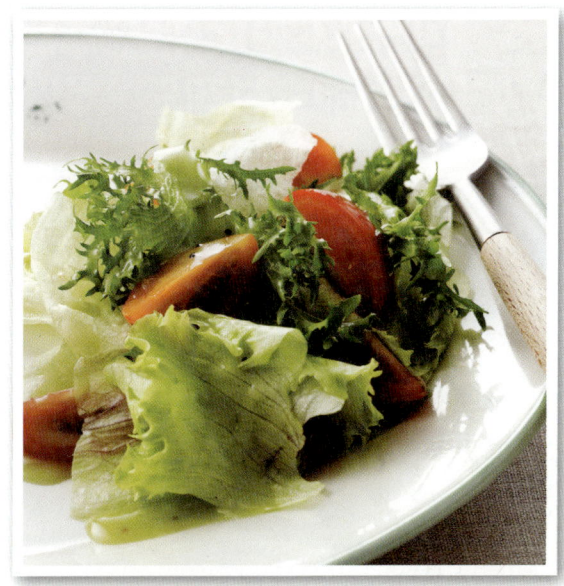

tip 드레싱은 시판되는 제품을 사용해도 되나, 열량이 높지 않은 것으로 선택한다.

당질 11g　단백질 1g　지질 0g

비트무피클
10인분

재료
- 비트 100g
- 무 500g
- 레몬 30g
- 통후추 약간
- 피클양념 1컵

피클양념
- 식초 2/3컵
- 물 1/3컵
- 설탕 30g
- 소금 10g
- 통후추 5알

조리방법
1 분량의 재료를 넣어 피클양념을 만든다.
2 무는 먹기 좋은 크기로 썰고, 비트는 적당한 크기로 썬다.
3 준비한 무와 비트를 그릇에 담고 통후추와 피클양념을 부어 골고루 뒤적인 후 실온에 6시간 두었다가 냉장 보관한다.

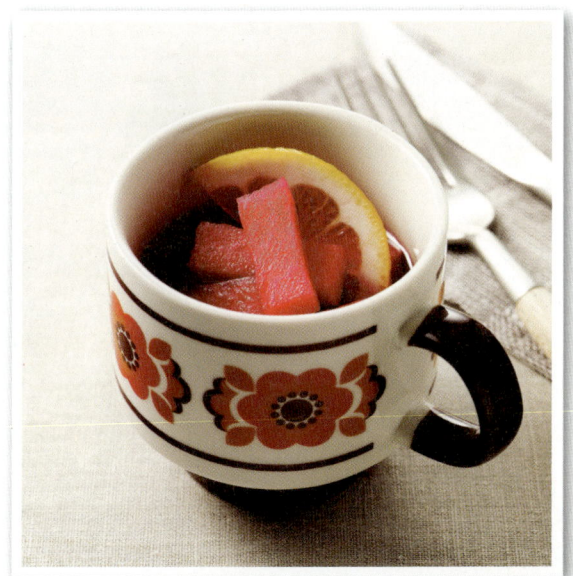

tip 비트무피클은 여러 번 먹을 양을 한번에 만들어 냉장 보관하면 편리하다.

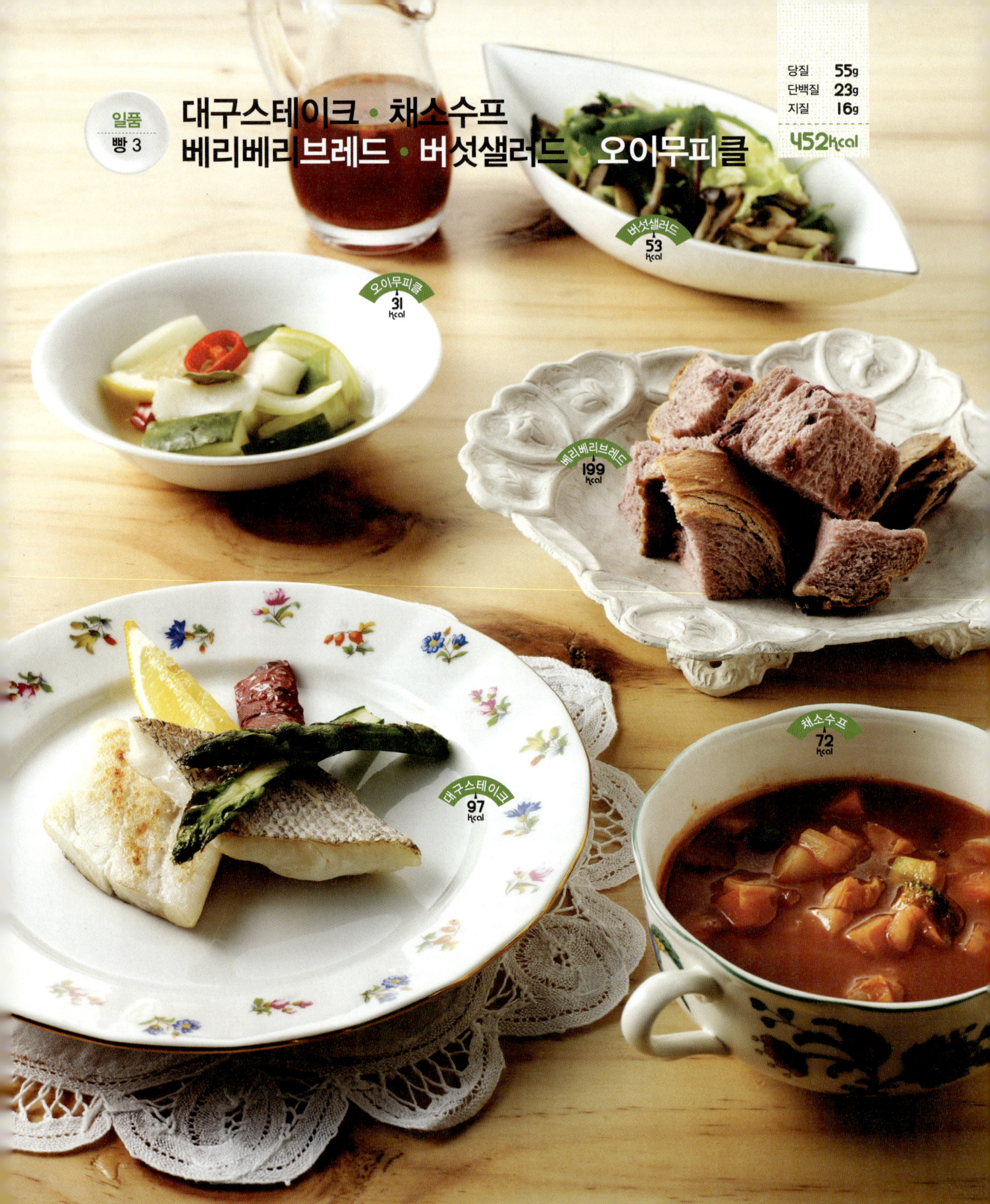

일품 빵 3

대구스테이크 • 채소수프
베리베리브레드 • 버섯샐러드 • 오이무피클

당질 55g
단백질 23g
지질 16g

452kcal

버섯샐러드 53kcal
오이무피클 31kcal
베리베리브레드 199kcal
대구스테이크 97kcal
채소수프 72kcal

대구스테이크

당질 2g 단백질 12g 지질 5g

재료
대구살 ········· 80g
청주·소금·후추 ····· 약간
버터 ·········· 5g

야채구이
아스파라거스 ······ 15g
파프리카(빨강) ····· 10g
식용유 ········· 약간
레몬 ········· 1조각

조리방법
1 대구살은 청주를 뿌려 비린내를 없앤 후 소금과 후추로 밑간을 한다.
2 팬에 버터를 넣어 녹으면 밑간한 대구살을 구워낸다.
3 아스파라거스와 파프리카는 구워서 레몬과 함께 곁들여낸다.

tip
1 대구는 지방 함유량이 적고 칼로리가 낮으며, 산란기가 되는 겨울에 맛이 가장 좋다.
2 칼로리를 좀 더 낮추기를 원한다면 버터를 녹여 앞뒤로 살짝 바른 후 오븐에 굽는다 (230℃ 20~25분 정도).

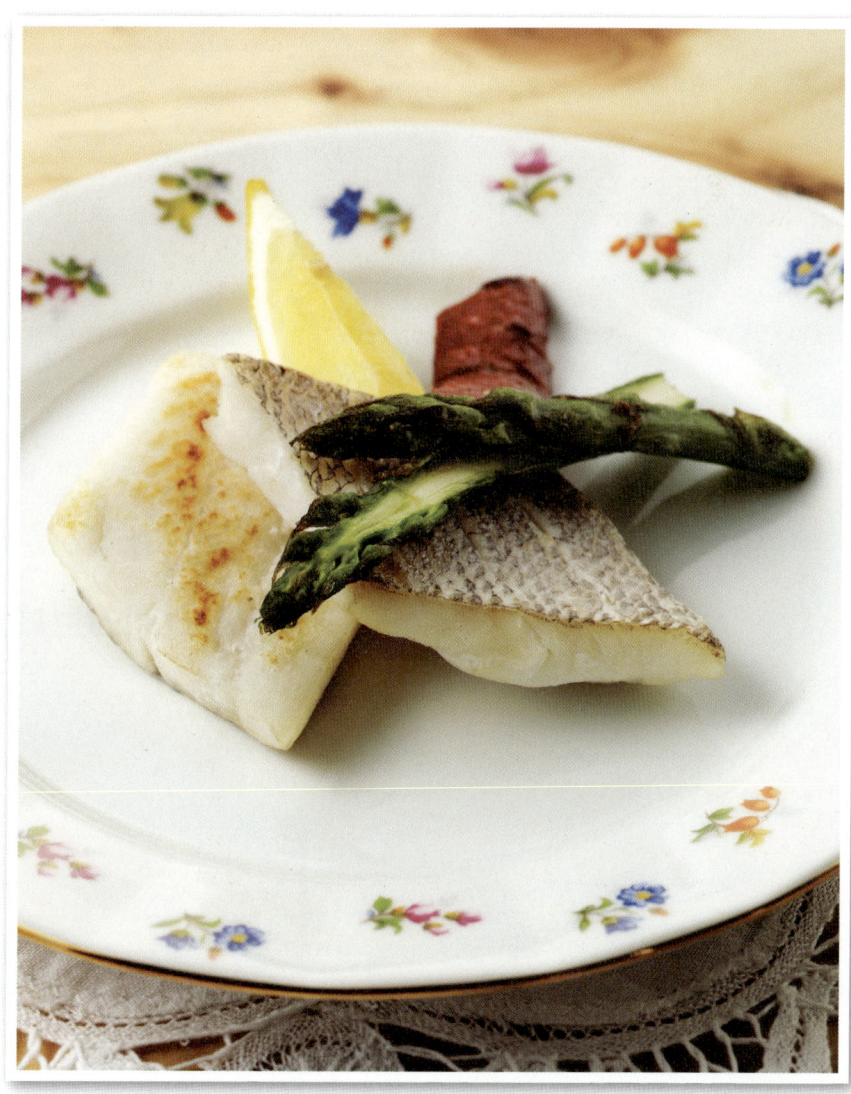

채소수프

당질 10g 단백질 2g 지질 3g

재료

감자 … 40g	완두콩 … 3g
호박 … 10g	토마토홀 … 60g
브로콜리 … 10g	올리브유 … 1/3ts
셀러리 … 5g	다진마늘 … 1g
당근 … 5g	소금·월계수잎·후추 … 약간
양배추 … 10g	치킨브로스 … 1/3컵
양파 … 5g	물 … 적당량

조리방법

1 모든 재료는 1cm 정사각형 크기로 썬다.
2 브로콜리는 작은 송이로 떼어 놓고, 완두콩은 체에 밭쳐 물기를 제거한다.
3 냄비에 올리브유를 두르고 토마토홀을 제외한 나머지 재료를 넣고 볶는다.
4 3이 반정도 볶아지면 치킨브로스와 물을 넣고 끓인다.
5 끓기 시작하면 기름기를 제거하고 월계수잎을 넣는다.
6 채소가 푹 익으면 토마토홀을 넣고 끓인다.
7 마지막에 소금과 후추로 간을 한다.

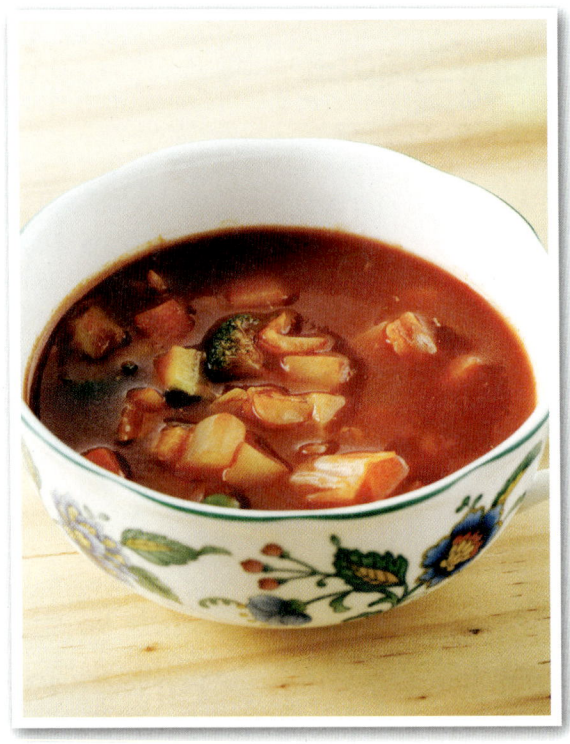

베리베리브레드

당질 34g 단백질 7g 지질 4g

재료

베리베리브레드 … 70g

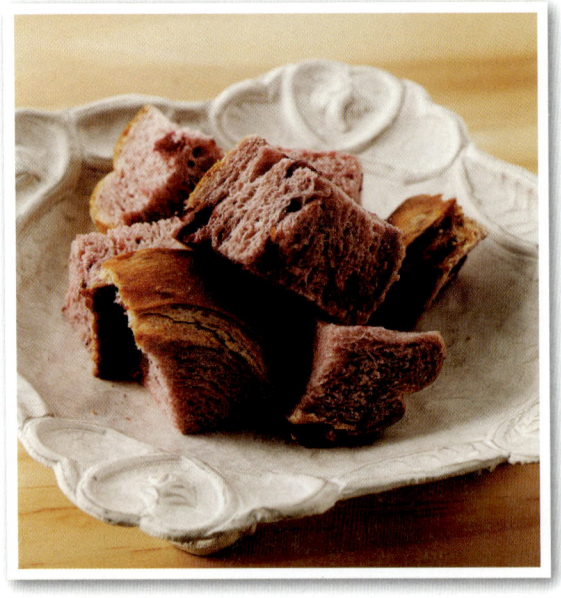

버섯샐러드

당질 4g / 단백질 2g / 지질 4g

재료
- 느타리버섯 … 20g
- 양송이버섯 … 15g
- 양상추 … 15g
- 어린잎채소 … 10g
- 올리브유 … 1/2ts
- 가쓰오부시물 … 1ts
- 간장 … 1/2ts
- 식초 … 1/3ts
- 다진마늘 … 1g
- 설탕 … 1g
- 참기름·레몬즙 … 약간

소스
- 다진홍피망 … 5g

조리방법
1. 느타리버섯, 양송이버섯은 올리브유로 살짝 볶는다.
2. 분량의 재료를 넣어 소스를 만든다.
3. 양상추, 어린잎채소는 깨끗이 씻어 물기를 제거한다.
4. 그릇에 야채와 버섯을 담고 소스를 뿌려 마무리한다.

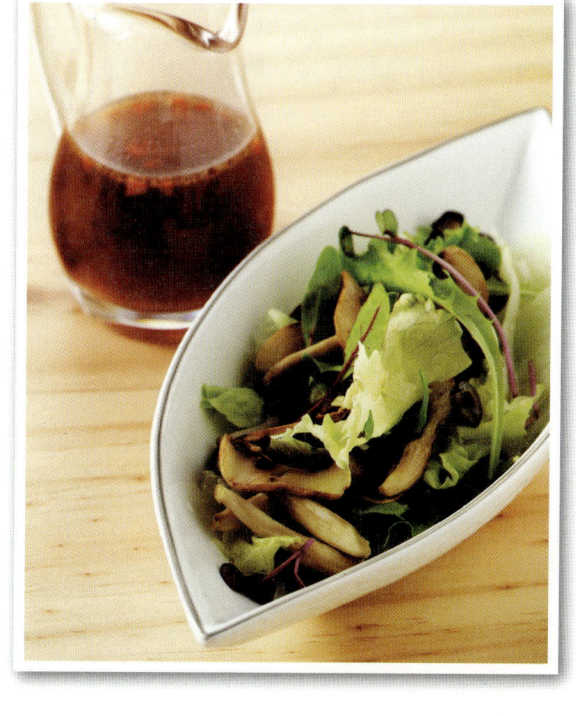

오이무피클

당질 7g / 단백질 1g / 지질 0g

10인분

재료
- 오이 … 300g
- 무 … 150g
- 양파 … 150g
- 홍고추 … 20g
- 통후추 … 약간
- 피클양념 … 1컵

피클양념
- 식초 … 2/3컵
- 물 … 1/3컵
- 설탕 … 30g
- 소금 … 10g
- 통후추 … 5알

조리방법
1. 분량의 재료를 넣어 피클양념을 만든다.
2. 오이는 세로로 4등분하여 4㎝ 길이로 썰고, 무와 양파는 적당한 크기로 썬다.
3. 홍고추는 동그랗게 썬다.
4. 준비한 재료를 그릇에 담고 통후추와 피클양념을 부어 골고루 뒤적인 후 실온에 6시간 두었다가 냉장 보관한다.

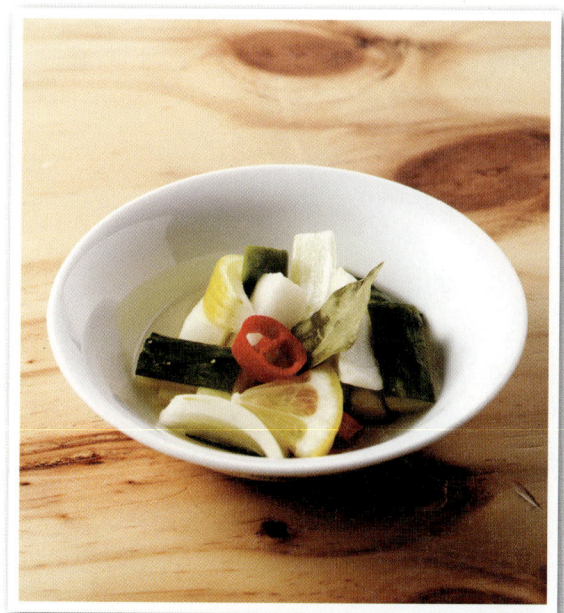

tip 오이무피클은 여러 번 먹을 양을 한번에 만들어 냉장 보관하면 편리하다.

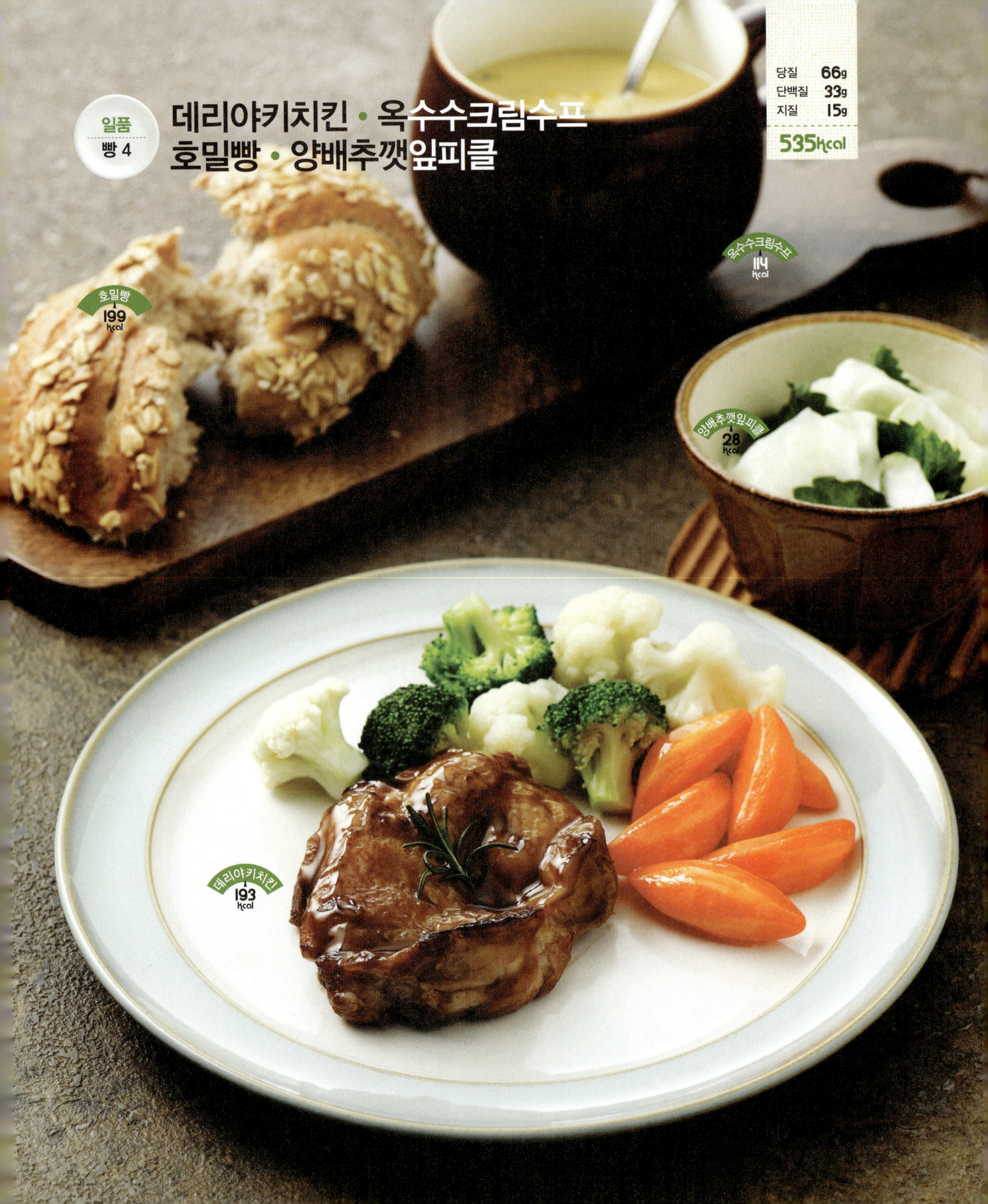

일품 빵 4

데리야키치킨 · 옥수수크림수프
호밀빵 · 양배추깻잎피클

당질 66g
단백질 33g
지질 15g

535kcal

호밀빵 199kcal
옥수수크림수프 114kcal
양배추깻잎피클 28kcal
데리야키치킨 193kcal

데리야키치킨

 당질 7g   단백질 20g   지질 8g

재료
- 닭다리살 ······················ 70g
- 식용유 ·························· 3g

데리야키소스
- 간장 ····························· 2ts
- 다시마국물 ····················· 2TS
- 청주 ····························· 2ts
- 설탕 ····························· 2g
- 마른고추 · 생강 ··············· 약간
- 다진마늘 · 양파 · 대파 ······· 약간

더운야채
- 브로콜리 ······················· 30g
- 콜리플라워 ····················· 30g
- 당근 ····························· 30g
- 식용유 · 소금 · 후추 ········· 약간

조리방법
1. 냄비에 준비한 다시마국물을 붓고 분량의 데리야끼소스 재료를 넣어 끓인다.
2. 닭다리살은 껍질을 제거한 후 1의 데리야끼소스의 1/2분량으로 밑간을 한다.
3. 팬에 식용유를 두르고 닭다리살을 굽는다.
4. 나머지 1/2분량의 소스를 닭다리살에 끼얹어 가며 속이 잘 익도록 앞뒤로 노릇노릇하게 굽는다.
5. 브로콜리, 콜리플라워, 당근을 볶아서 데리야키치킨과 곁들여낸다.

tip
1. 닭다리살은 부드럽고 맛이 좋으나, 가슴살보다는 열량이 높으므로 반드시 껍질을 제거한 후 조리한다.
2. 브로콜리와 콜리플라워는 약한 소금물에 살짝 데친 후 볶아야 영양손실을 최소화 할 수 있다.

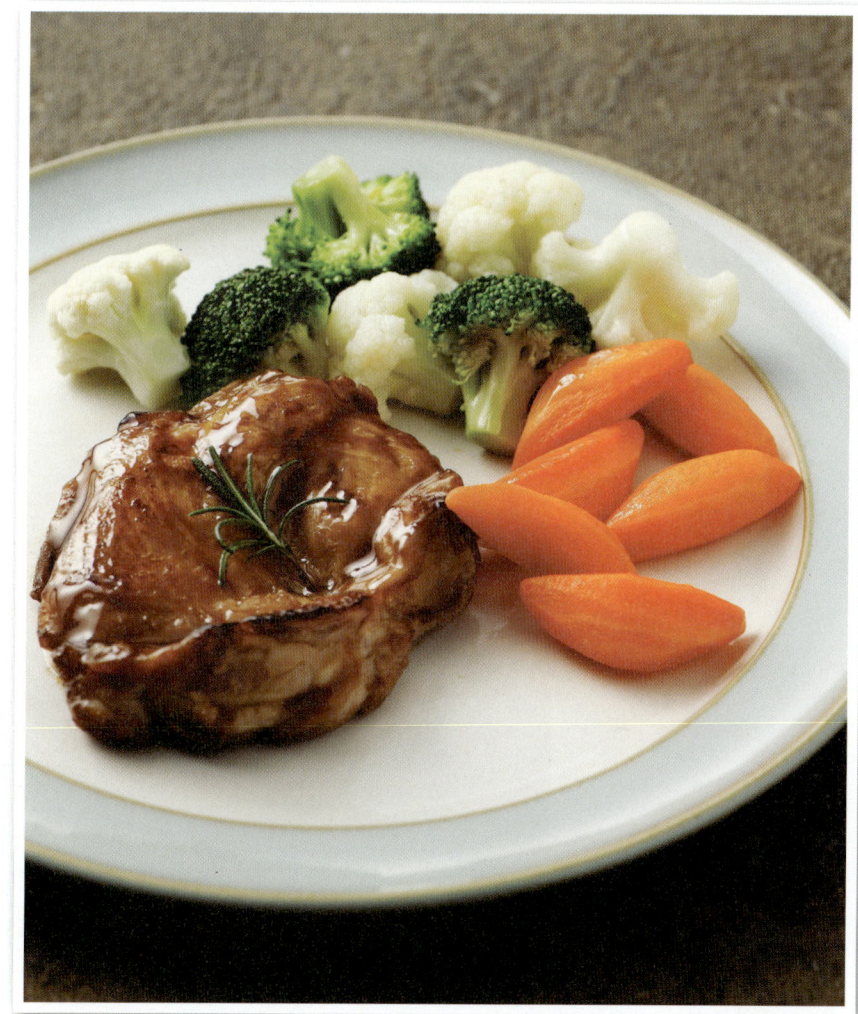

옥수수크림수프

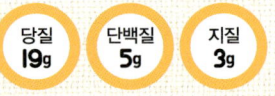

재료

- 옥수수(캔) ············ 30g
- 양파 ················· 20g
- 저지방우유 ·········· 1/4컵
- 치킨브로스 ·········· 1/3컵
- 버터 ·················· 1g
- 소금·후추 ············ 약간

조리방법

1 옥수수는 체에 밭쳐 물기를 제거한다.
2 달군 팬에 버터를 녹이고 다진 양파를 볶다가 치킨브로스를 넣고 끓인다.
3 2에 옥수수와 우유를 넣고 끓이다가 끓어오르면 믹서에 넣고 간다.
4 냄비에 다시 붓고 소금과 후추를 넣어 약한 불에서 저으면서 걸쭉해지도록 끓인다.
5 그릇에 수프를 담고 옥수수를 띄운다.

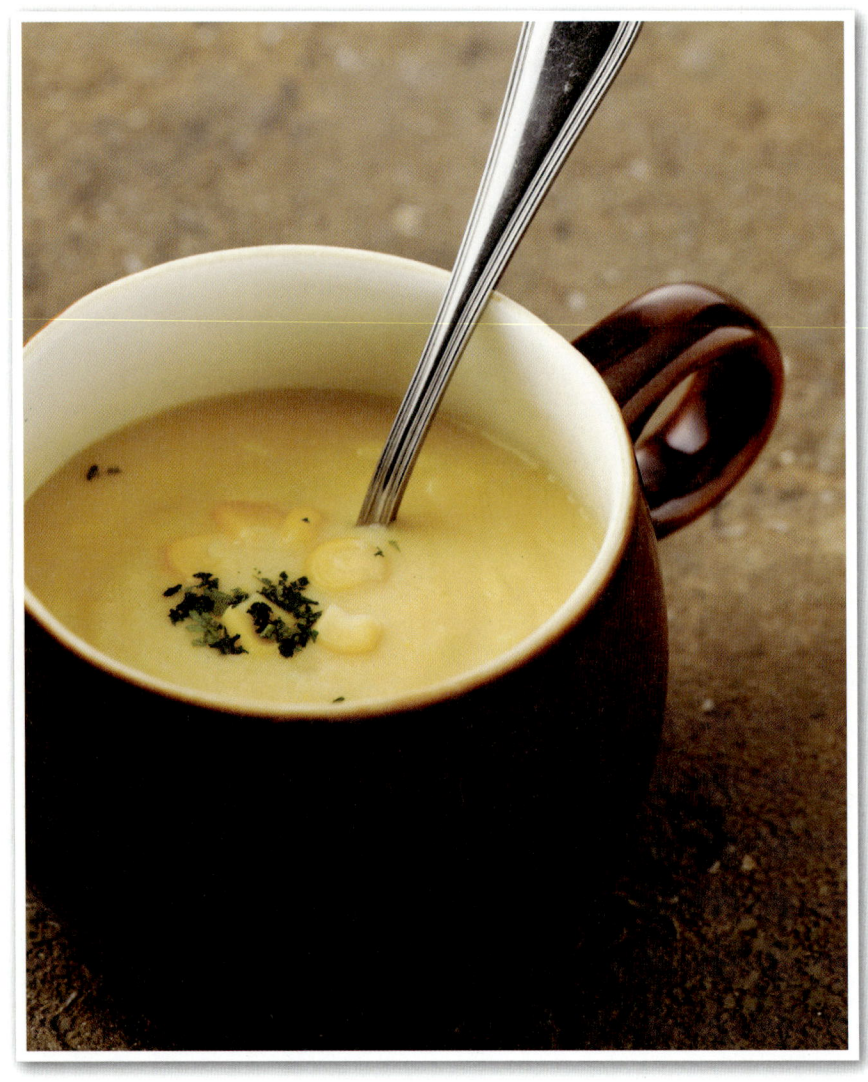

호밀빵

당질 **34g** | 단백질 **7g** | 지질 **4g**

재료
호밀빵 ·············· 70g

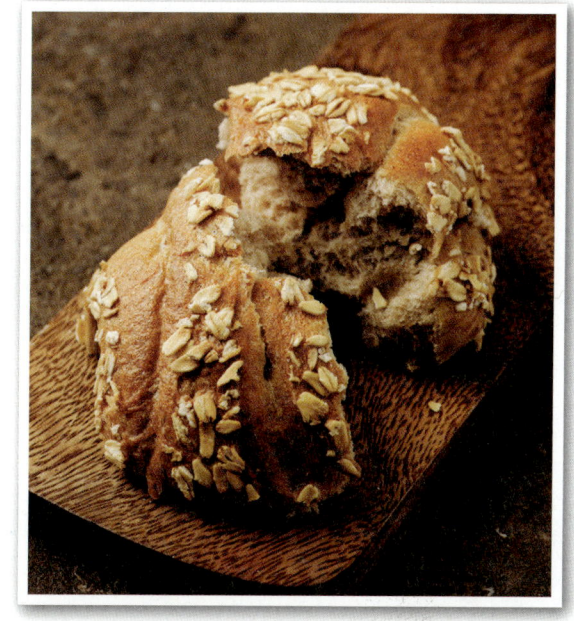

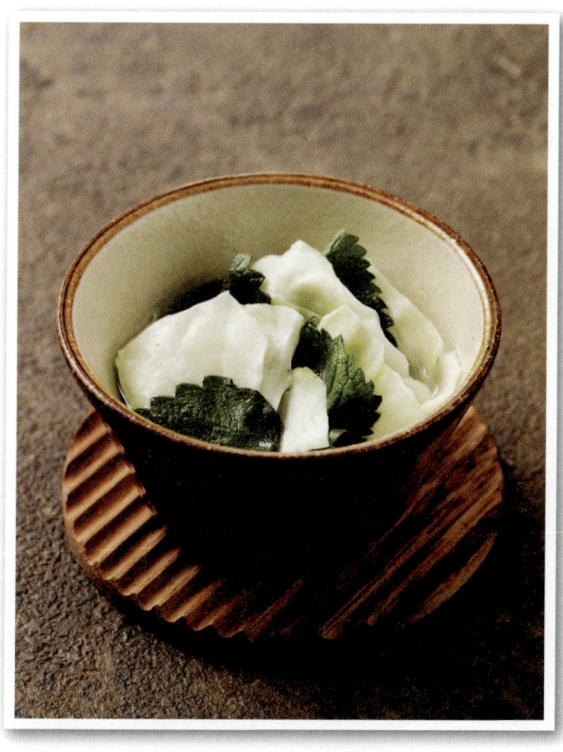

양배추깻잎피클

당질 **6g** | 단백질 **1g** | 지질 **0g**

10인분

재료
- 양배추 ·············· 500g
- 깻잎 ·············· 30g
- 통후추 ·············· 약간
- 피클양념 ·············· 1컵

피클양념
- 식초 ·············· 2/3컵
- 물 ·············· 1/3컵
- 설탕 ·············· 30g
- 소금 ·············· 10g
- 통후추 ·············· 5알

조리방법
1. 분량의 재료를 넣어 피클양념을 만든다.
2. 양배추는 씻어서 먹기 좋은 크기로 썰고, 깻잎은 씻어서 물기를 제거한다.
3. 준비한 양배추, 깻잎을 그릇에 담고 피클양념과 통후추를 부어 골고루 뒤적인 후 실온에 6시간 두었다가 냉장 보관한다.

tip 양배추깻잎피클은 여러 번 먹을 양을 한번에 만들어 냉장 보관하면 편리하다.

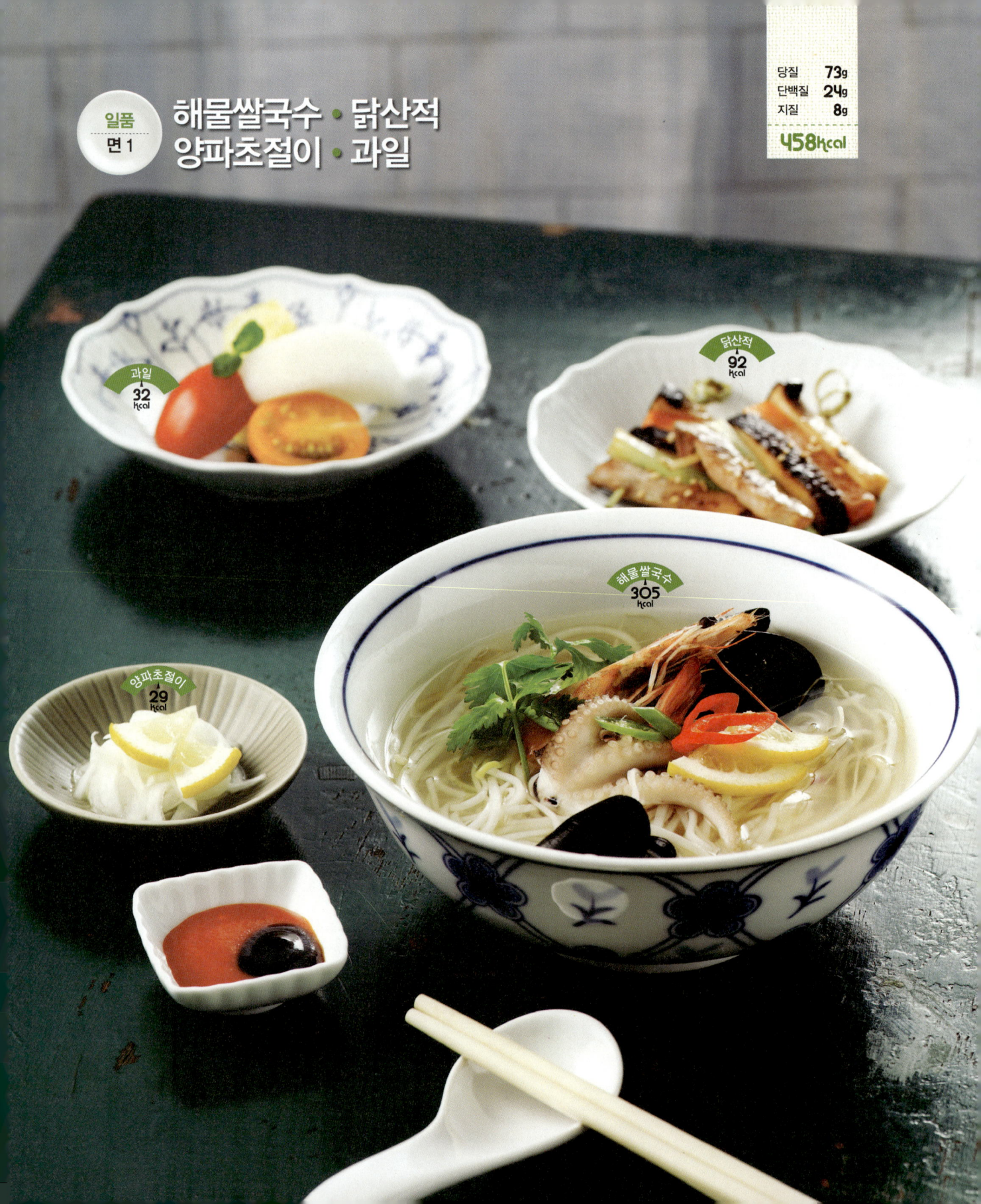

해물쌀국수

 당질 55g　 단백질 16g　 지질 2g

재료

쌀국수	60g
양파	20g
숙주	30g
고수	2g
청양고추	5g
홍고추	2g
물	1½컵
새우(중하)	1마리
홍합	3개
주꾸미	60g
오징어	20g
호이신소스	1ts
피시소스	1ts
레몬	1조각

양념장

호이신소스	1ts
스리라차 칠리소스	1ts

조리방법

1 새우는 수염을 잘라내고 내장을 제거한 뒤 깨끗이 씻는다.
2 주꾸미와 홍합은 깨끗이 씻어 물기를 제거한다.
3 오징어는 껍질을 벗기고 안쪽에 일정 간격으로 칼집을 내어 솔방울 모양이 되도록 한다.
4 양파는 채썰고, 청양고추와 홍고추는 어슷썬다.
5 숙주, 고수는 깨끗이 씻어 준비한다.
6 분량의 물에 해물과 양파를 넣고 끓이다가 호이신소스와 피시소스를 넣는다.
7 쌀국수는 미지근한 물에 담가두었다가 다른 재료 준비가 끝나면 바로 끓는 물을 붓고 5분 정도 있다가 건져 놓는다.
8 6의 준비된 해물국물에 쌀국수를 넣고, 숙주, 청양고추, 홍고추, 고수를 얹어 마무리한다.
9 호이신소스와 스리라차 칠리소스를 담아 곁들여낸다.

tip

1 호이신소스는 중국요리에 많이 쓰이는 매콤하면서 달콤한 소스로 강낭콩, 마늘, 고추와 여러가지 양념을 혼합하여 만든 것이다.
2 스리라차 칠리소스는 태국의 스리라차 지방에서 나는 고추로 만든 칠리소스를 말한다.
3 피시소스는 우리나라의 액젓과 비슷하나 부드럽고 짠내가 덜 나서 베트남 요리에 다양하게 쓰인다.

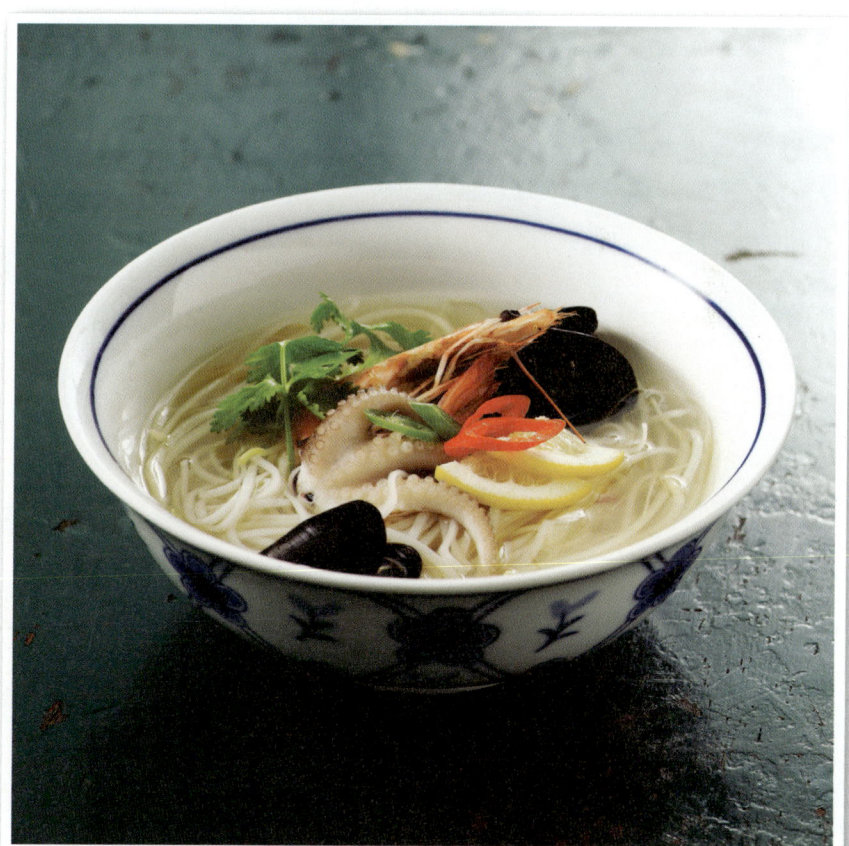

닭산적

당질 4g | 단백질 7g | 지질 5g

재료

닭다리살	30g
당근	15g
쪽파	5g
표고버섯	5g
새송이버섯	5g
식용유	1/2ts

닭양념

마늘즙·생강즙	약간
소금·후추	약간

양념장

간장	1/2ts
참기름·맛술	약간
다진마늘·통깨	약간

조리방법

1 닭다리살은 6㎝ 길이로 썰어 마늘즙, 생강즙, 소금, 후추를 넣고 밑간을 한다.
2 당근, 쪽파, 표고버섯, 새송이버섯은 각각 5㎝ 길이로 썬다.
3 분량의 재료를 넣어 양념장을 만든다.
4 준비된 재료를 나무꼬치에 닭다리살-쪽파-표고버섯-당근-새송이버섯 순으로 끼운다.
5 4의 준비된 꼬치에 양념장을 발라 팬에 식용유를 두른 후 굽는다.

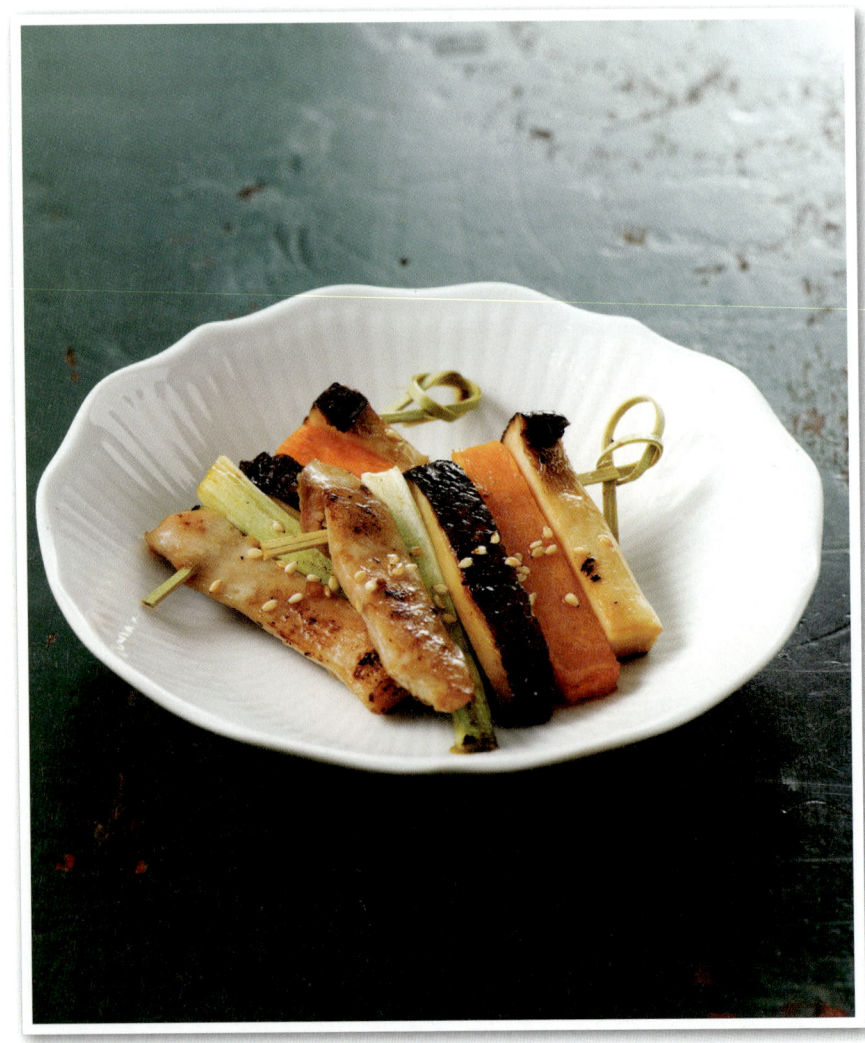

tip 닭다리살을 구우면 크기가 작아지므로 다른 재료보다 약간 길게 준비한다.

양파초절이

당질 6g **단백질** 0g **지질** 0g

10인분

재료
- 양파 ·················· 500g
- 피클양념 ············· 1컵
- 레몬 ···················· 10g

피클양념
- 식초 ·················· 2/3컵
- 물 ····················· 1/3컵
- 설탕 ···················· 30g
- 소금 ···················· 10g
- 통후추 ················· 5알

조리방법
1. 분량의 재료를 넣어 피클양념을 만든다.
2. 양파는 채썰어 준비한다.
3. 준비한 재료를 그릇에 담고 피클양념을 부어 골고루 뒤적인 후 실온에 6시간 두었다가 냉장 보관한다.

tip 양파초절이는 여러 번 먹을 양을 한번에 만들어 냉장 보관하면 편리하다.

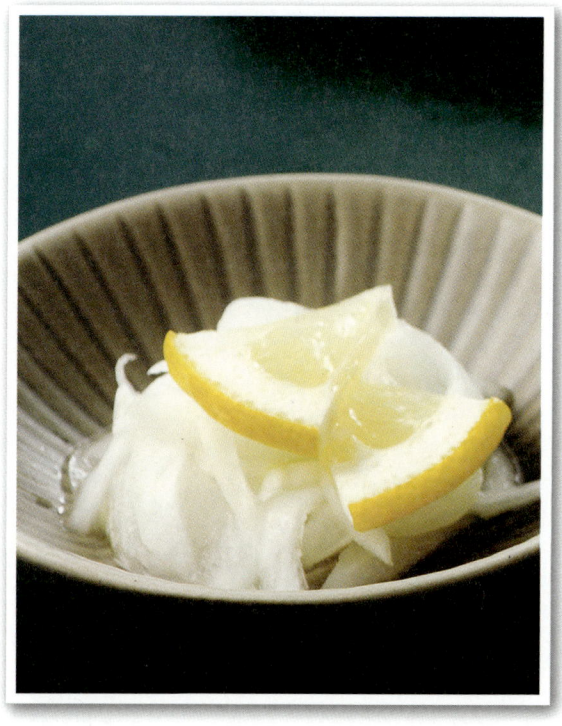

과일

당질 8g **단백질** 0g **지질** 0g

재료
- 배 ··· 1조각(40g)
- 파인애플 ·· 1조각(40g)
- 대추토마토 ··· 1개(15g)

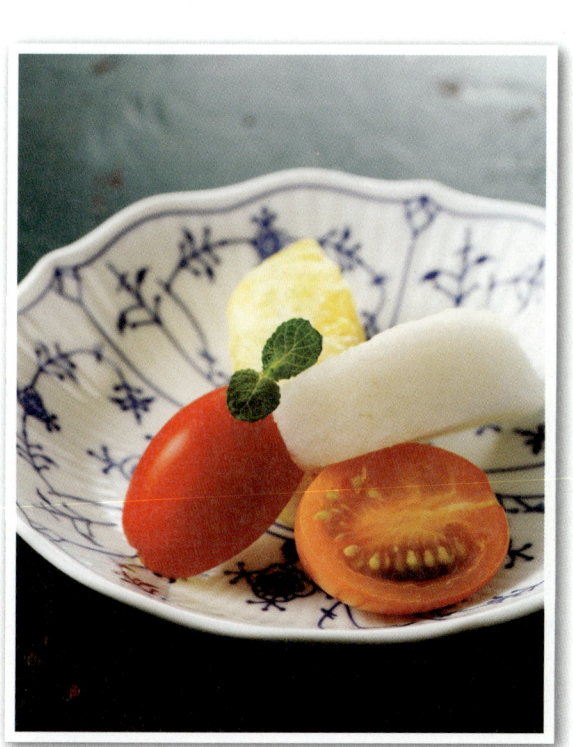

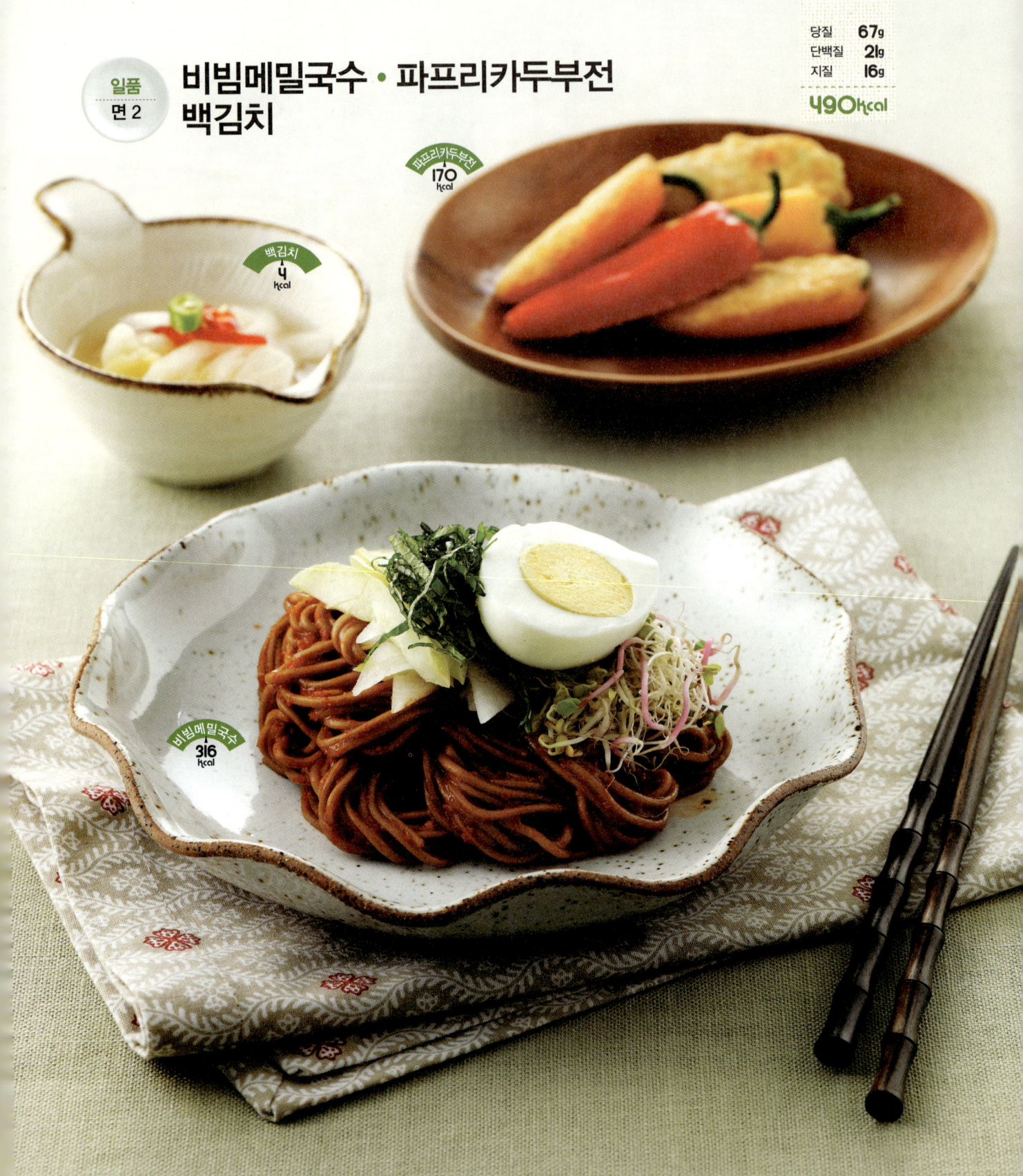

일품 면 2

비빔메밀국수 · 파프리카두부전 백김치

당질 67g
단백질 21g
지질 16g
490kcal

파프리카두부전 170kcal
백김치 4kcal
비빔메밀국수 316kcal

비빔메밀국수

당질 53g · 단백질 12g · 지질 6g

재료
- 메밀국수(건) …… 60g
- 오이 …………… 30g
- 무 ……………… 25g
- 달걀 …………… 1/2개
- 새싹 …………… 5g
- 깻잎 …………… 2g

초절이양념
- 식초 …………… 2ts
- 물 ……………… 1ts
- 설탕 …………… 1g
- 소금 …………… 약간

고추장양념장
- 고추장 ………… 2ts
- 배즙 …………… 2ts
- 식초 …………… 1ts
- 다진마늘 ……… 2g
- 설탕 …………… 1g
- 참기름·통깨 …… 약간

조리방법
1. 오이는 어슷썰기 하고, 무는 적당한 크기로 썰어 식초, 설탕, 소금에 재워둔다.
2. 새싹은 깨끗이 씻어 체에 밭쳐 물기를 제거한다.
3. 깻잎은 깨끗이 씻어 채썬다.
4. 달걀은 삶아서 반으로 잘라 놓는다.
5. 분량의 재료를 넣어 비빔장을 만든다.
6. 끓는 물에 메밀국수를 넣고 쫄깃하게 삶아 찬물에 헹궈 건진다.
7. 그릇에 삶아놓은 면을 담고 준비된 재료를 담아낸다.

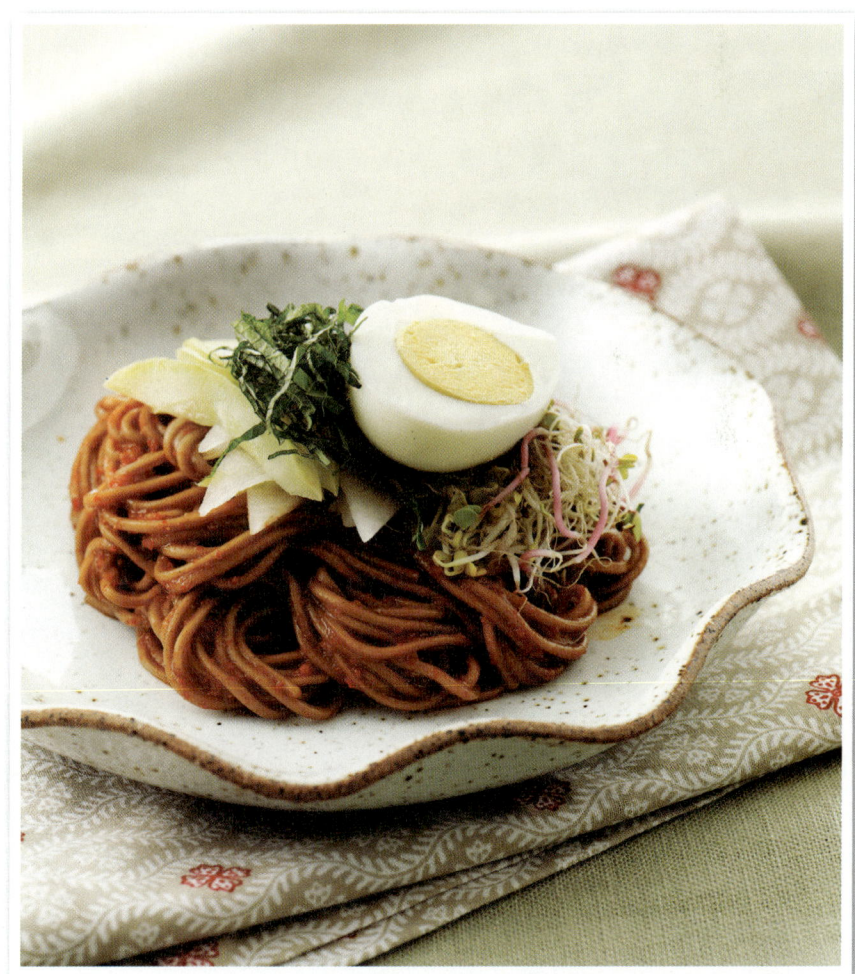

tip
국수를 이용할 때는 혈당지수가 일반 밀국수보다 낮은 메밀국수를 이용하면 좋다.

파프리카두부전

당질 13g 단백질 9g 지질 10g

재료
- 미니파프리카(빨강) …… 10g
- 미니파프리카(노랑) …… 20g
- 미니파프리카(주황) …… 20g
- 밀가루 …………………… 15g
- 달걀 ……………………… 15g
- 식용유 …………………… 1ts

채우는 재료
- 두부 ……………………… 60g
- 당근 ……………………… 10g
- 양파 ……………………… 15g
- 대파 ……………………… 2g
- 들기름·소금·후추 … 약간

조리방법

1 두부는 으깨고 당근, 양파, 대파는 다져서 들기름, 소금, 후추로 밑간을 한다.
2 파프리카는 반으로 갈라 씨를 뺀 후 씻어서 물기를 제거한다.
3 파프리카 안쪽에 밀가루를 살짝 바르고, 1의 준비된 소를 넣어 밀가루, 달걀을 입혀 팬에 굽는다.

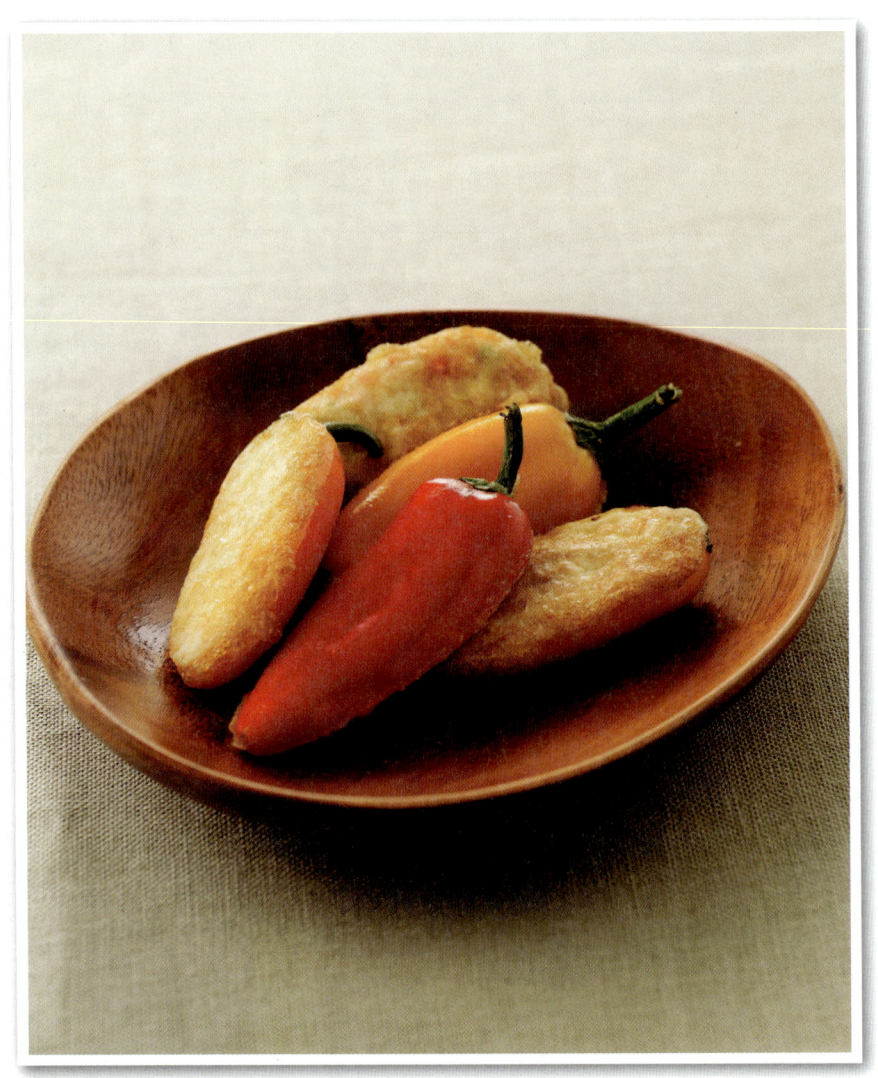

백김치

당질 1g 단백질 0g 지질 0g

재료
백김치 ·································· 50g

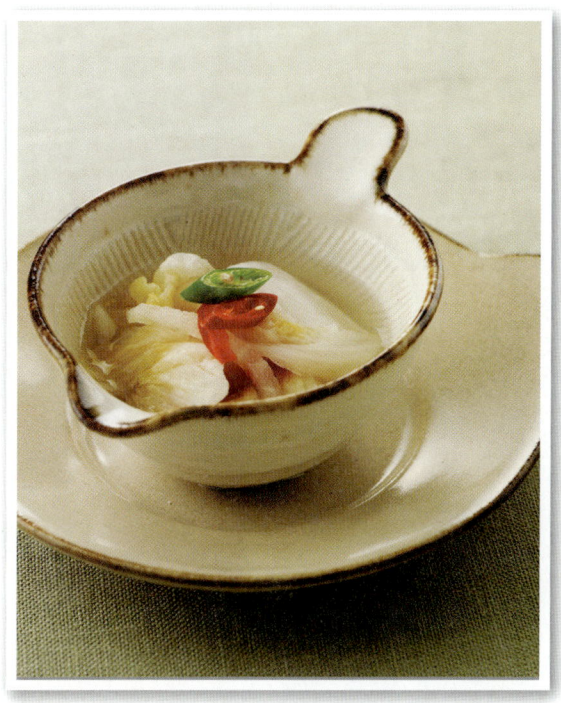

일품 면 3

양송이토마토소스 파스타
참치샐러드 · 고추오이피클

당질 **64g**
단백질 **23g**
지질 **16g**
487kcal

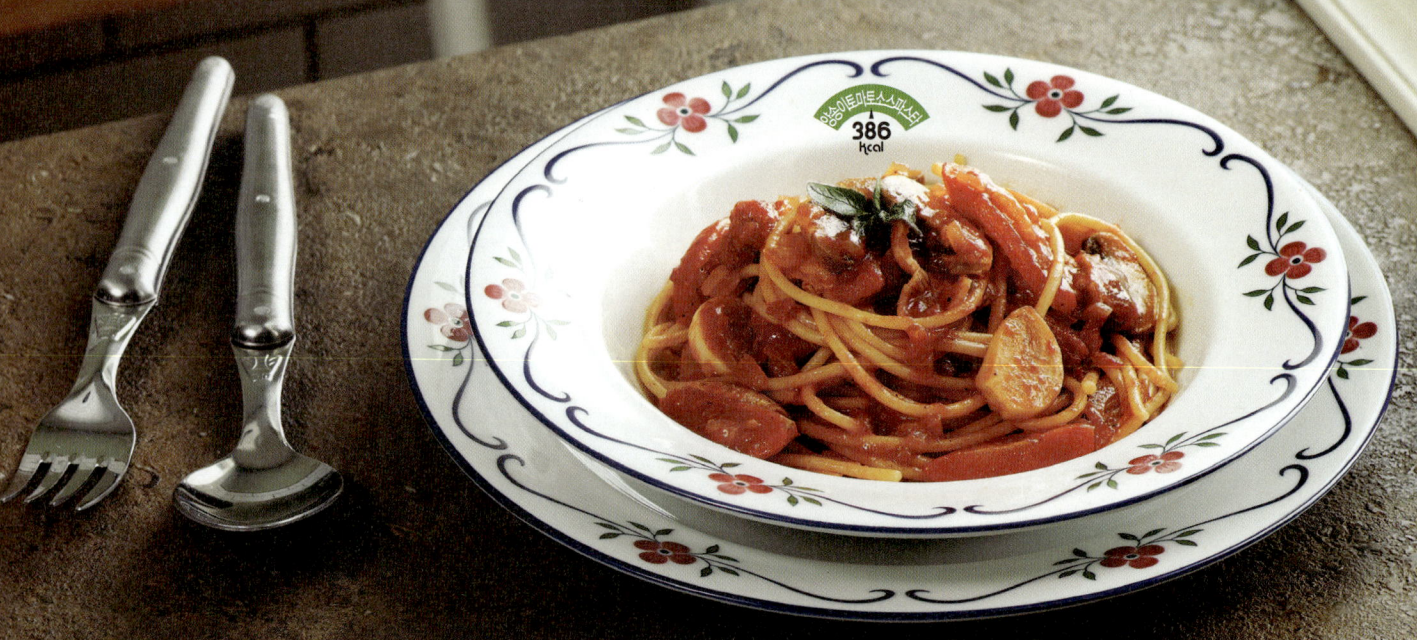

양송이토마토소스파스타
386 kcal

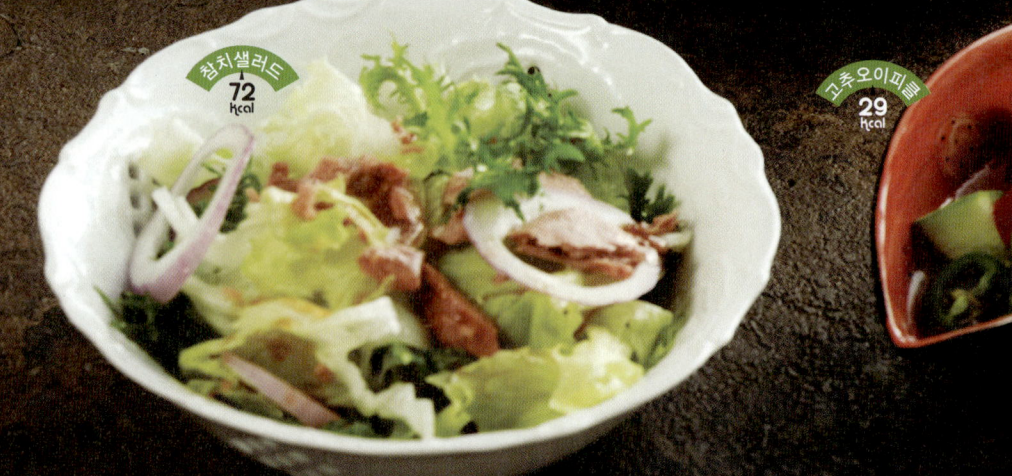

참치샐러드
72 kcal

고추오이피클
29 kcal

양송이토마토소스 파스타

당질 56g 단백질 14g 지질 14g

재료

스파게티	60g
양송이	40g
양파	30g
저염베이컨	10g
토마토페이스트	20g
토마토홀	60g
방울토마토	20g
마늘	5g
올리브유	1/2ts
물	적당량
소금·월계수잎	약간

조리방법

1 양송이버섯은 모양대로 썰고 양파는 다진다.
2 방울토마토는 4등분하고 마늘은 편으로 썬다.
3 베이컨은 잘게 다진 후 마늘과 함께 볶는다.
4 3에 양송이, 양파, 방울토마토를 넣어 함께 볶다가 토마토페이스트와 토마토홀을 넣고 끓인다.
5 4에 물을 붓고 소금으로 간을 하고 월계수잎을 넣는다.
6 끓는 물에 스파게티 면을 삶아 건져 놓는다.
7 접시에 삶아진 스파게티 면을 담고 준비된 소스를 뿌려 마무리한다.

tip

1 토마토홀은 블렌더로 갈게 되면 씨까지 같이 갈려서 신맛이 강해지므로 손으로 으깬다.
2 스파게티면을 삶은 후 소스와 함께 볶거나 면을 삶은 후 소스를 부어서 마무리하면, 스파게티면을 기름에 볶지 않아도 되기 때문에 열량을 줄일 수 있다.

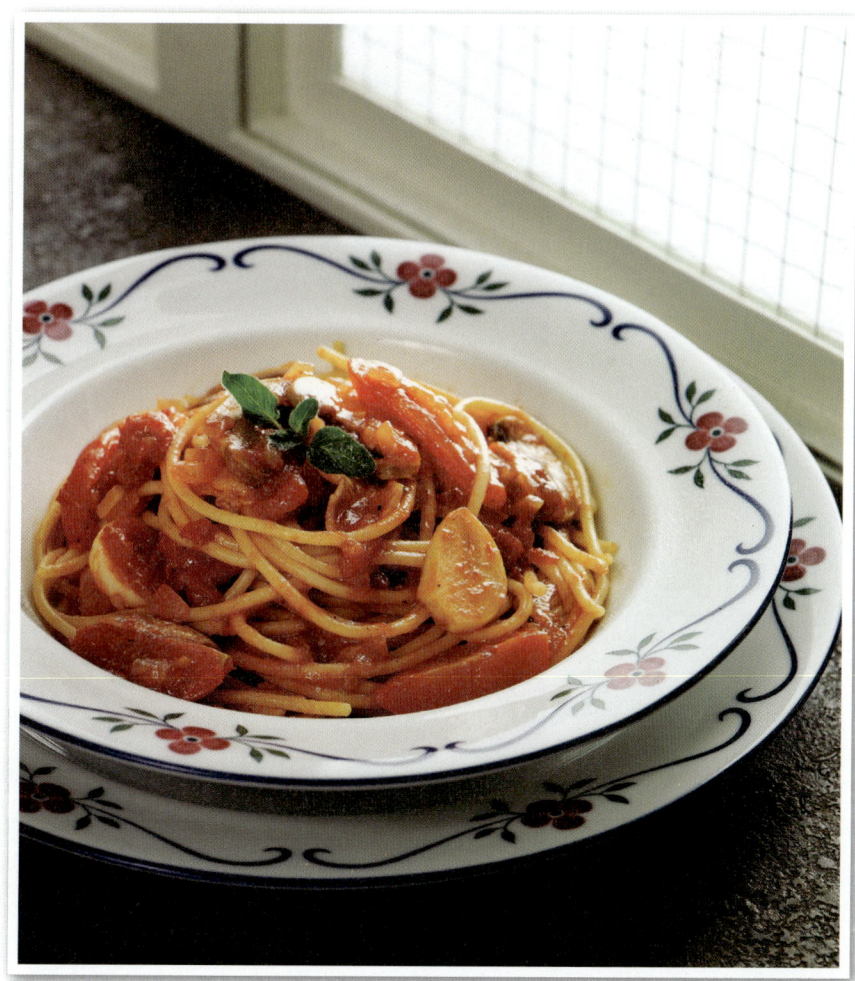

참치샐러드

당질 5g | 단백질 8g | 지질 2g

재료
- 참치캔 ······ 35g
- 양상추 ······ 30g
- 적양파 ······ 15g
- 치커리 ······ 5g

마늘간장드레싱
- 간장 ······ 1/2ts
- 다진마늘 ······ 1g
- 갈은사과 ······ 1ts
- 갈은양파 ······ 5g
- 올리브유·설탕 ······ 약간
- 레몬주스·사과식초 ······ 약간

조리방법
1 참치는 체에 밭쳐 기름을 뺀다.
2 양상추와 치커리는 깨끗이 씻어서 먹기 좋은 크기로 뜯는다.
3 적양파는 씻어서 동그란 모양으로 썬다.
4 분량의 재료를 넣어 드레싱을 만든다.
5 그릇에 준비된 채소와 참치를 담고 드레싱을 곁들여낸다.

tip 참치통조림을 이용할 때는 기름기를 완전히 제거하거나, 시판되는 라이트 상품을 사용하면 칼로리를 낮출 수 있다.

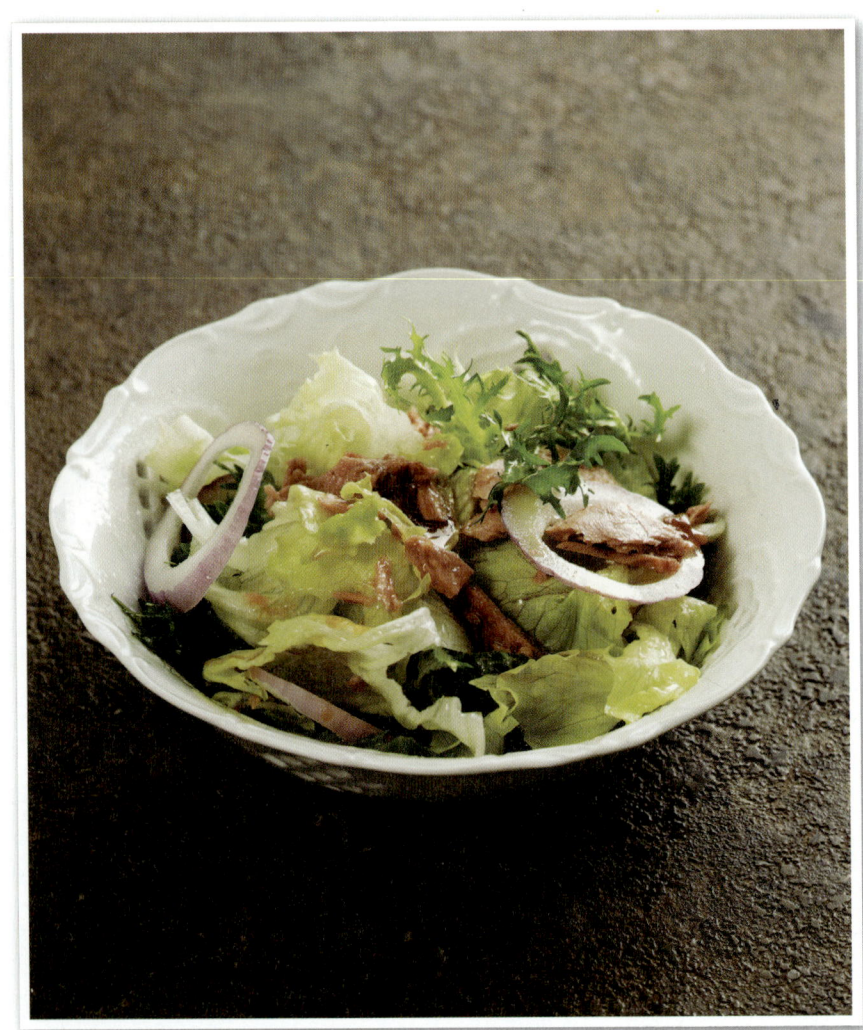

고추오이피클

당질 4g | 단백질 1g | 지질 0g

10인분

재료
- 오이 550g
- 풋고추 30g
- 홍고추 20g
- 통후추 약간
- 피클양념 1컵

피클양념
- 식초 2/3컵
- 물 1/3컵
- 설탕 30g
- 소금 10g
- 통후추 5알

조리방법
1. 분량의 재료를 넣어 피클양념을 만든다.
2. 오이는 2cm 크기로 썰고, 홍고추, 풋고추도 오이길이에 맞추어 썬다.
3. 준비한 재료를 그릇에 담고 피클양념을 부어 골고루 뒤적인 후 실온에 6시간 두었다가 냉장 보관한다.

tip 고추오이피클은 여러 번 먹을 양을 한번에 만들어 냉장 보관하면 편리하다.

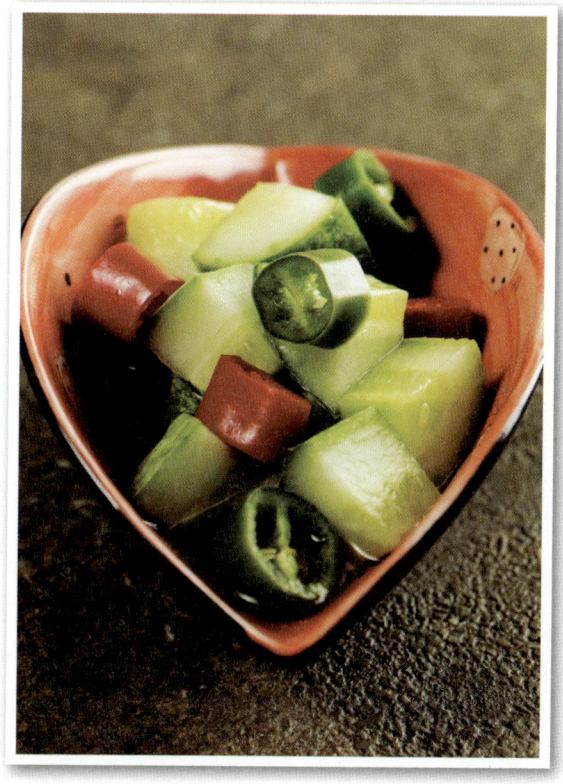

시작하자! 500칼로리 다이어트

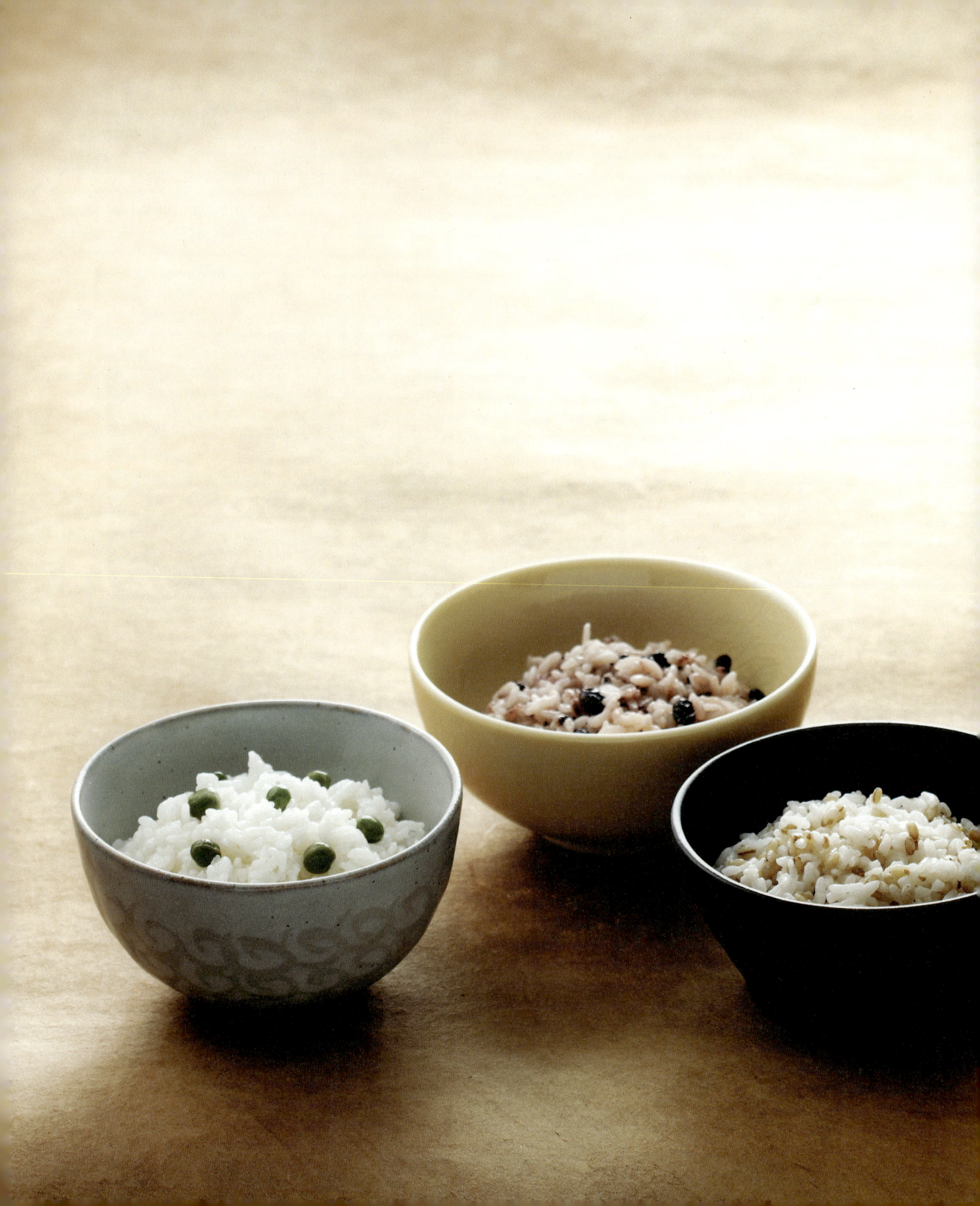

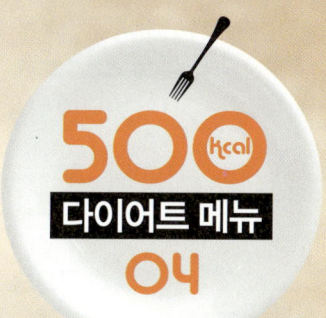

도시락에 담은
500칼로리 식단

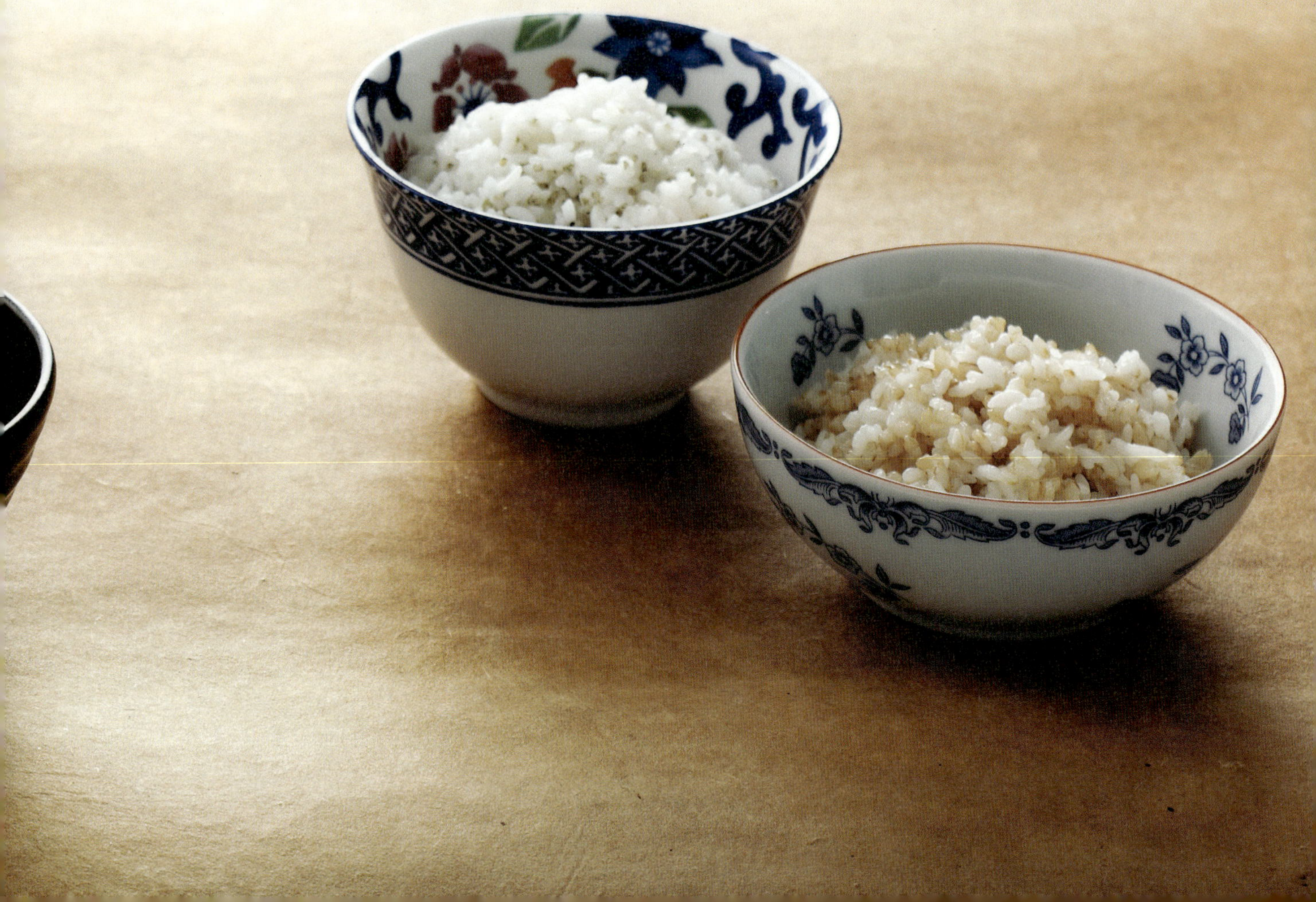

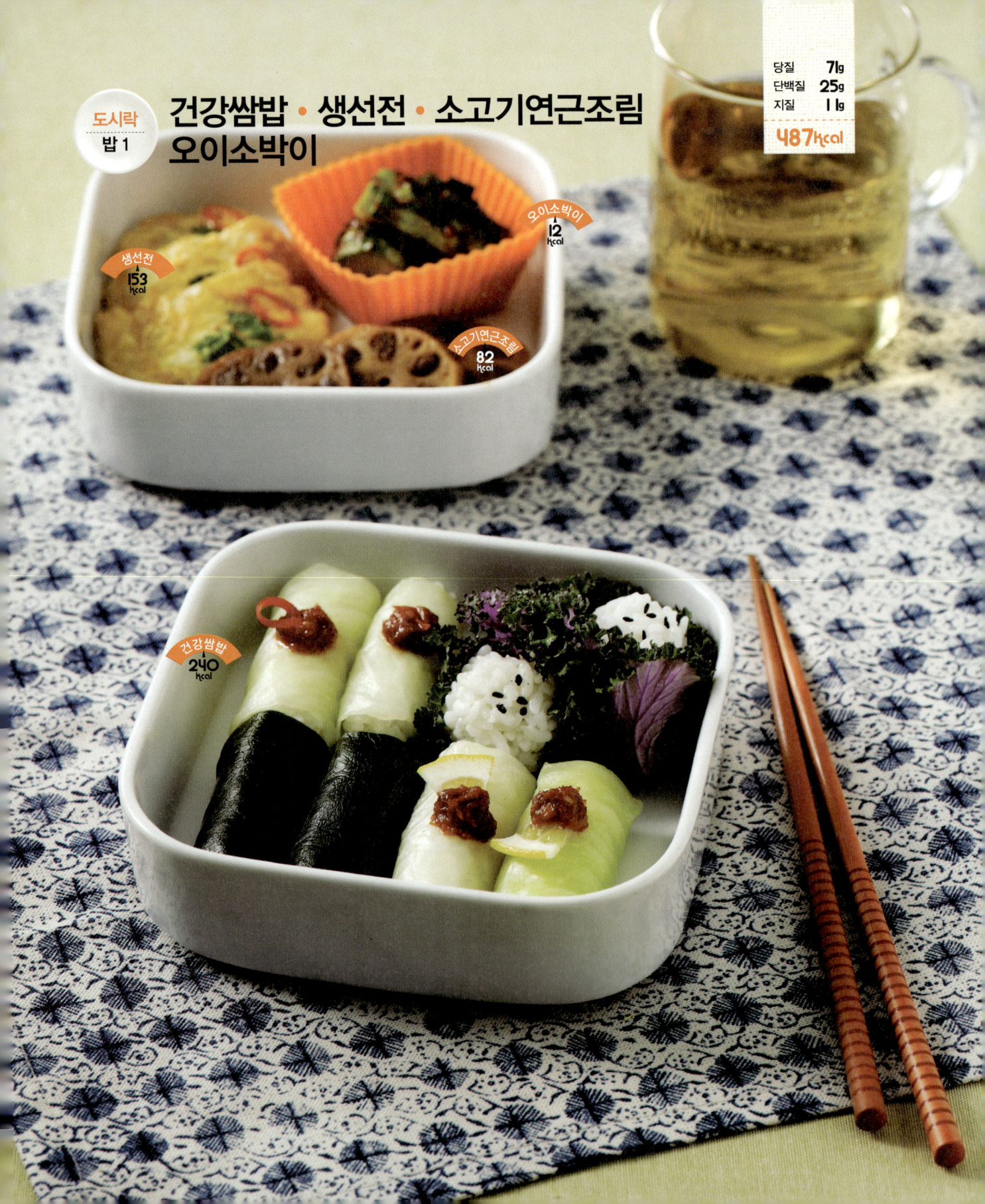

도시락 밥 1

건강쌈밥 • 생선전 • 소고기연근조림
오이소박이

당질 71g
단백질 25g
지질 11g
487kcal

- 생선전 153kcal
- 오이소박이 12kcal
- 소고기연근조림 82kcal
- 건강쌈밥 240kcal

건강쌈밥

당질 5g / 단백질 6g / 지질 1g

재료
- 쌀밥 ········ 2/3공기(140g)
- 양배추 ················ 30g
- 쌈다시마 ·············· 15g
- 적로즈 ················ 10g

쌈장
- 된장 ················· 1ts
- 고추장 ··············· 1/2ts
- 양파 ·················· 5g
- 고춧가루·다진마늘 ···· 약간
- 올리고당·홍고추 ······ 약간

조리방법
1. 쌀은 씻어서 20분 정도 불렸다가 밥을 짓는다.
2. 양배추는 깨끗이 씻어 찜통에 찐 후 적당한 크기로 썬다.
3. 쌈다시마는 찬물에 담가 소금기를 뺀 후 끓는 물에 살짝 데쳐 적당한 크기로 썬다.
4. 적로즈는 깨끗이 씻어 적당한 크기로 썬다.
5. 분량의 재료를 넣어 쌈장을 만든다.
6. 준비한 재료에 밥을 넣어 싼 후 쌈장을 얹어 그릇에 담는다.

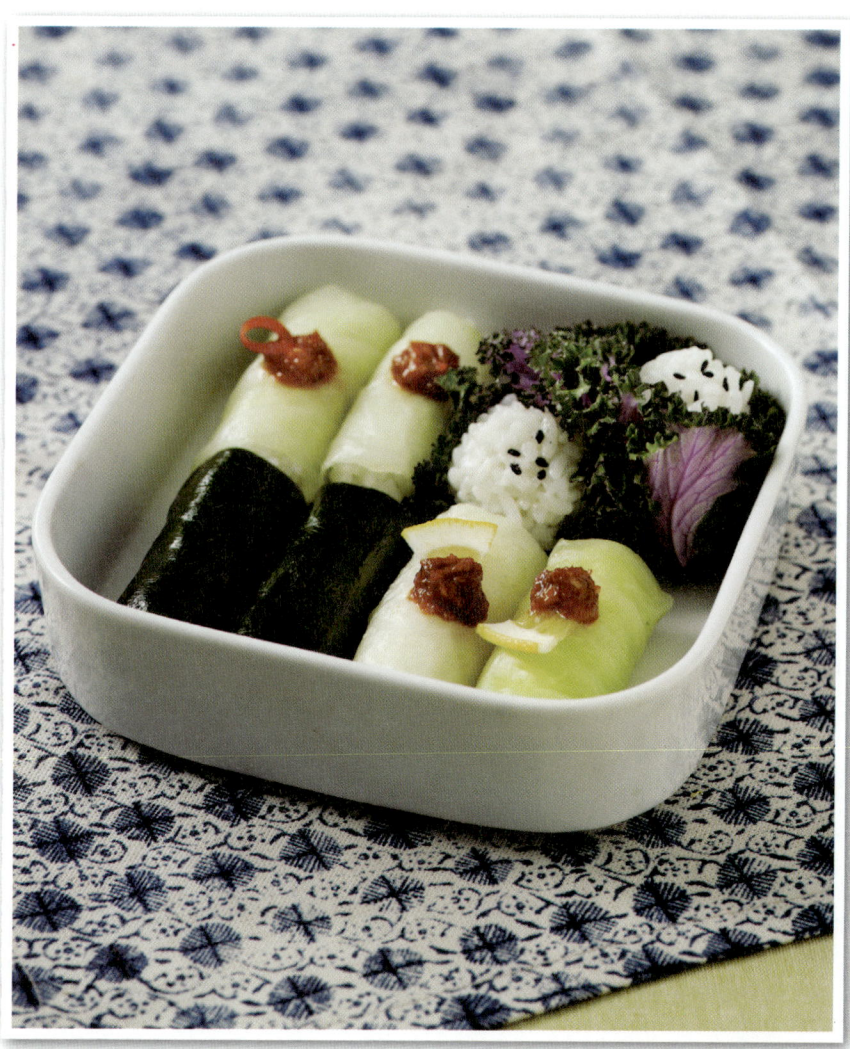

tip 쌈류는 다시마나 미역, 제철채소류 중 기호에 맞는 것으로 선택한다.

시작하자! 500칼로리 다이어트

생선전

당질 8g　단백질 12g　지질 8g

재료
- 동태살 ············ 50g
- 밀가루 ············ 10g
- 달걀 ············ 25g
- 식용유 ············ 1/2ts
- 홍고추·쑥갓 ········ 약간
- 소금·후춧가루 ······ 약간

조리방법
1. 동태살은 소금과 후추를 뿌려 밑간을 한다.
2. 쑥갓은 한입씩 떼어 적당한 크기로 자르고, 홍고추는 모양을 내어 썬다.
3. 밑간한 동태살에 밀가루, 달걀을 입힌 후 쑥갓과 홍고추로 모양을 내면서 굽는다.

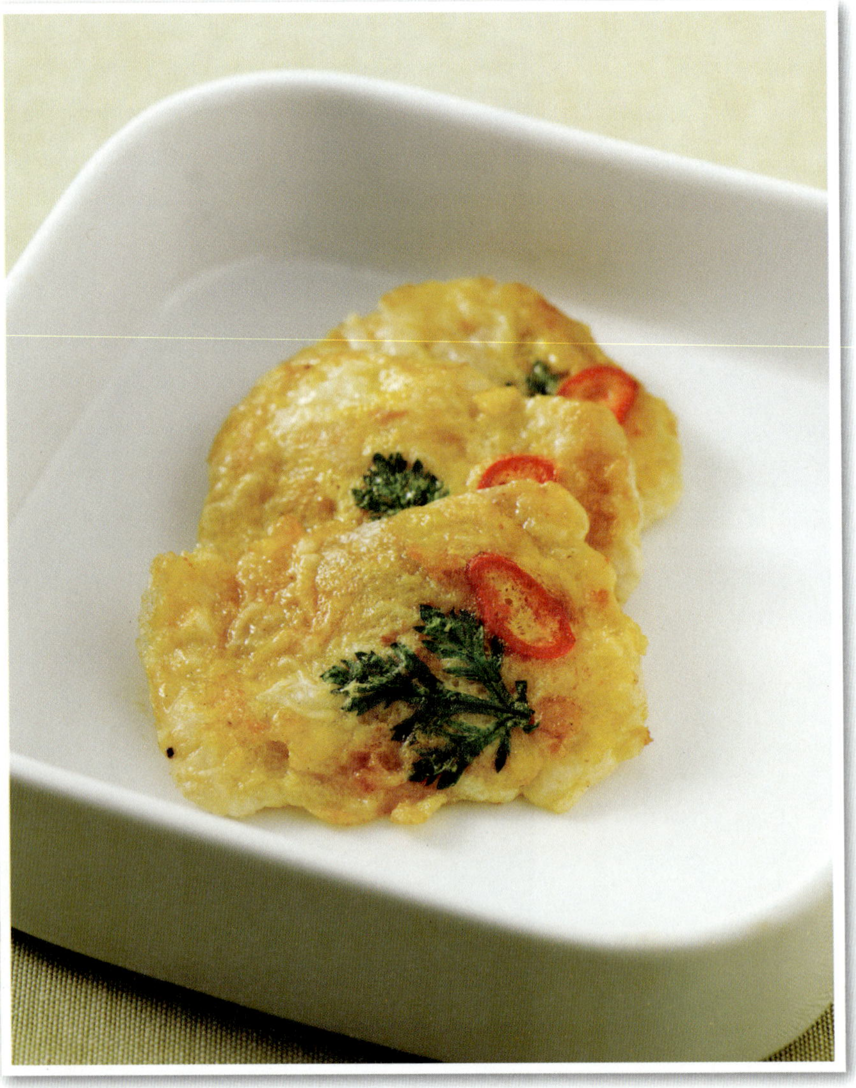

tip 전을 부칠 때 코팅이 잘 된 팬을 뜨겁게 달군 후 사용하면 눌어붙지 않아 기름양을 줄일 수 있다.

소고기연근조림

당질 11g 단백질 6g 지질 2g

재료
- 소고기 다짐육 ········· 20g
- 연근 ················· 40g

소고기 밑간용
- 다진양파 ············· 10g
- 맛술 ·················· 5g
- 소금·후추가루 ········ 약간

조림양념
- 간장 ················· 2ts
- 다시마국물 ········· 1/2컵
- 맛술 ················ 1/2ts
- 식초 ················ 약간

다시마국물
- 건다시마 ······ 1조각(5cm 크기)
- 가쓰오부시 ············ 2g
- 물 ················· 적당량

조리방법
1. 소고기는 분량의 양념을 넣어 밑간을 한다.
2. 연근은 껍질을 벗긴 후 통썰기 한다.
3. 밑간한 소고기는 연근의 구멍 사이사이에 넣는다.
4. 냄비에 조림양념 재료를 넣고 끓으면 약한 불로 줄여서 조림장이 반 이상 줄어들 때까지 조린다.

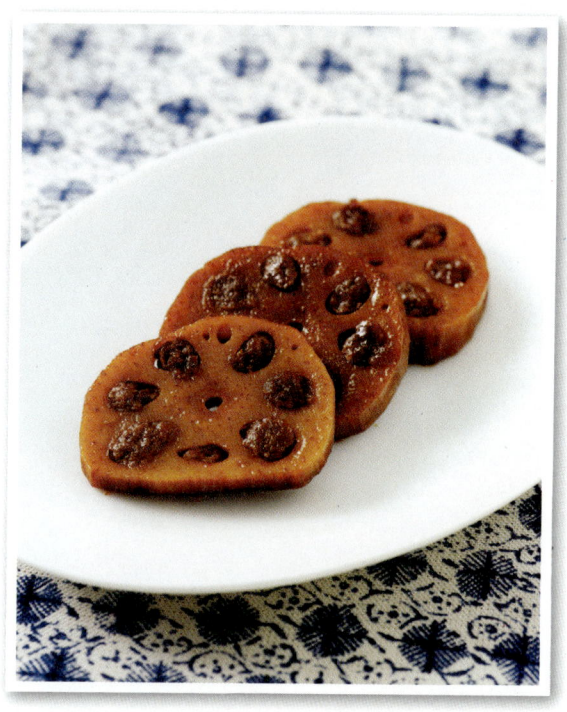

오이소박이

당질 2g 단백질 1g 지질 0g

재료
- 오이 ················· 60g
- 부추 ················· 10g
- 양파 ················· 10g
- 대파 ·················· 2g
- 다진마늘 ·············· 1g
- 고춧가루 ·············· 4g
- 소금 ·················· 2g
- 설탕 ·················· 1g

조리방법
1. 오이는 4등분하여 십자 모양으로 칼집을 낸 후 끓는 소금물을 부어 1시간 정도 절인다.
2. 부추, 양파, 대파는 깨끗이 씻어 물기를 제거한 후 1.5cm 길이로 썬다.
3. 고춧가루, 소금, 설탕, 다진마늘을 넣어 양념을 만든다.
4. 절인 오이를 꼭 짠 후 칼집 사이사이에 양념을 넣어준다.

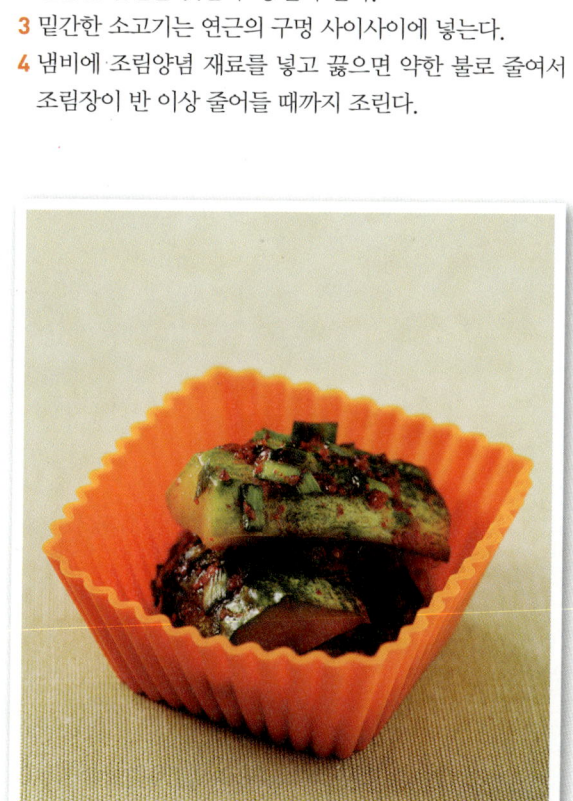

시작하자! 500칼로리 다이어트

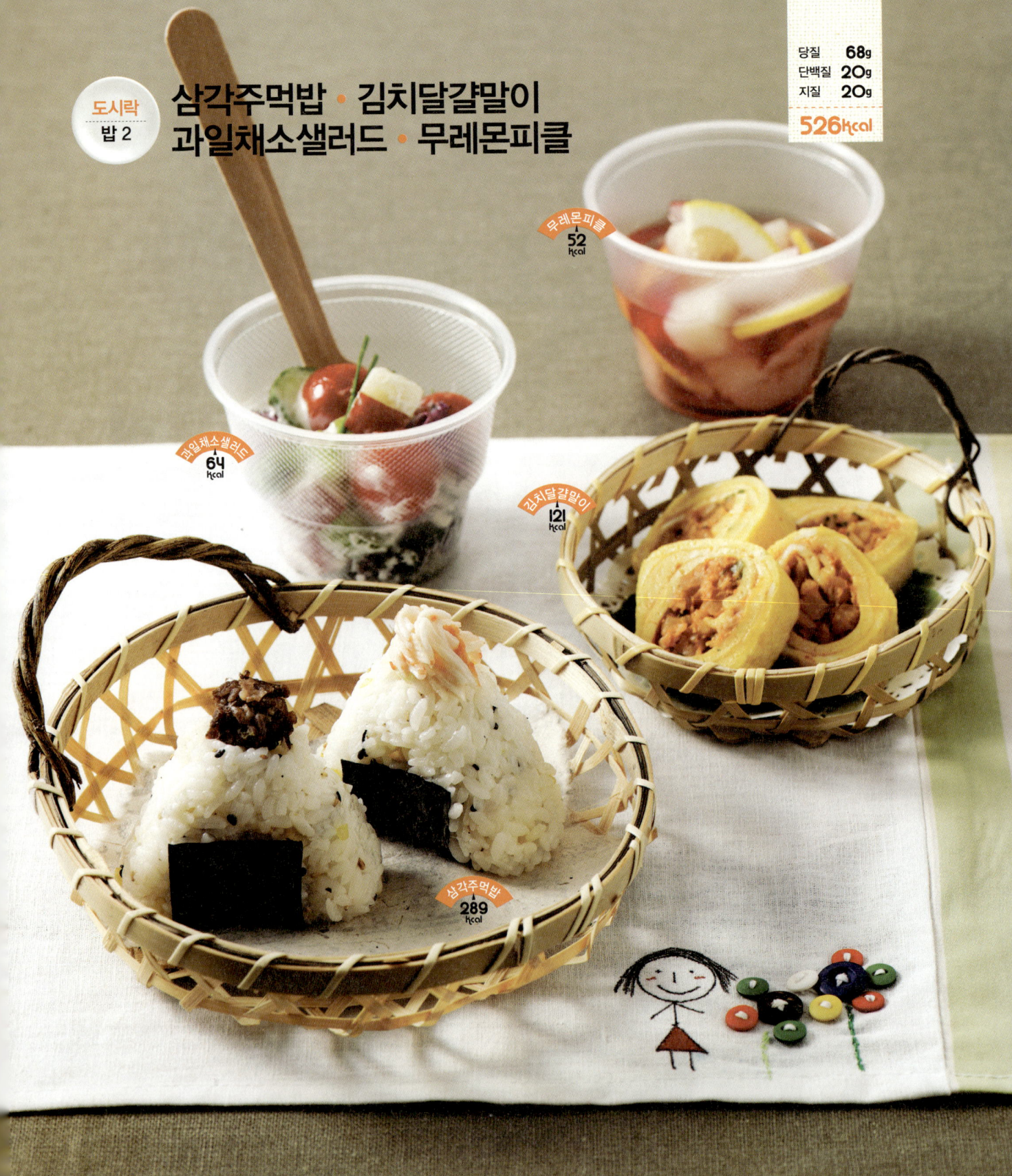

도시락 밥 2 삼각주먹밥 · 김치달걀말이 · 과일채소샐러드 · 무레몬피클

당질 68g
단백질 20g
지질 20g
526 Kcal

무레몬피클 52 Kcal
과일채소샐러드 64 Kcal
김치달걀말이 121 Kcal
삼각주먹밥 289 Kcal

삼각주먹밥

당질 47g 단백질 10g 지질 6g

재료

쌀밥	2/3공기(140g)
치자단무지	10g
소금·참기름	약간
검은깨·통깨	약간
김	1/4장

게살아보카도

크래미	15g
아보카도	10g
마요네즈	1/2ts
와사비·설탕	약간

불고기

소고기(샤브샤브용)	20g
간장·설탕·참기름	약간
다진마늘·후추	약간

조리방법

1 쌀은 씻어서 20분 정도 불렸다가 밥을 짓는다.
2 치자단무지는 곱게 다지고, 김은 적당한 크기로 자른다.
3 지어놓은 밥에 치자단무지, 검은깨, 통깨, 소금, 참기름을 넣고 잘 섞는다.
4 크래미는 가늘게 뜯어 아보카도, 마요네즈, 와사비, 설탕을 넣고 무친다.
5 소고기는 간장, 설탕, 참기름, 다진마늘, 후추를 넣고 밑간을 한 후 볶는다.
6 밥을 적당히 뭉쳐서 게살아보카도, 불고기 속재료 일부를 넣고 모양을 만들어준 다음 김을 둘러 주고 남은 속재료를 얹어준다.

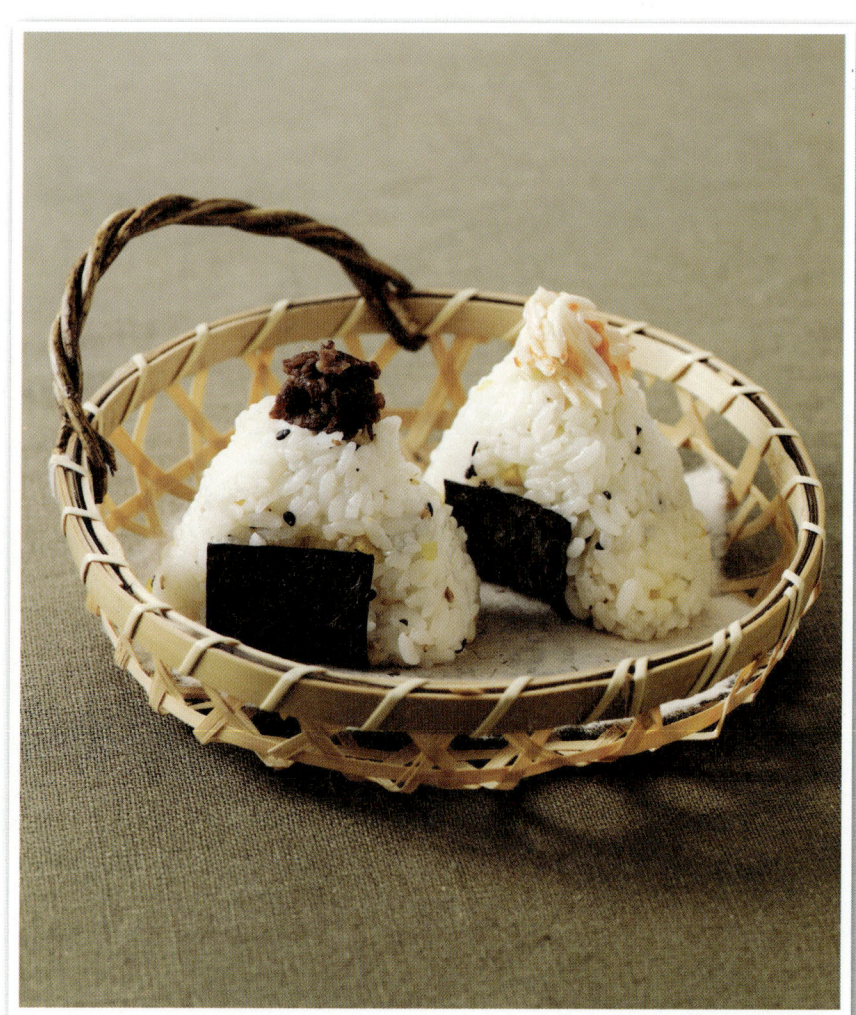

tip
날치알, 참치, 오징어, 닭고기 등 기호에 맞는 재료를 이용해도 좋다.

김치달걀말이

당질 2g 단백질 8g 지질 9g

재료
- 달걀 ················· 1개
- 김치 ················· 30g
- 양파 ················· 5g
- 대파 ················· 1g
- 식용유 ··············· 1/2ts

조리방법
1. 김치, 양파, 대파는 잘게 썬다.
2. 볼에 달걀을 풀어 양파, 대파를 넣는다.
3. 팬에 식용유를 두르고 2의 풀어놓은 달걀물을 붓는다.
4. 달걀이 반정도 익으면 김치를 올리고 돌돌 말아 완성한다.

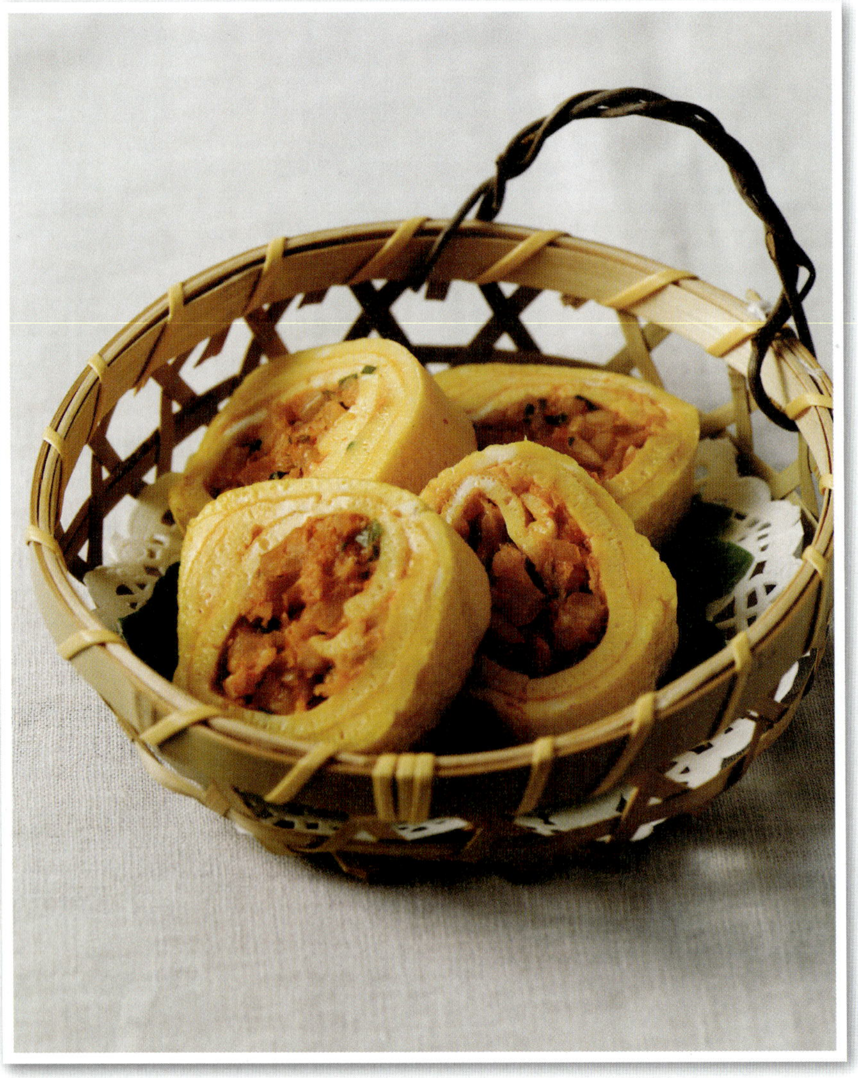

tip
1. 김치는 국물을 꼭 짜서 이용해야 깔끔하다.
2. 달걀말이를 부칠 때는 코팅이 잘 된 팬을 뜨겁게 달군 후 사용하면 눌어붙지 않아 기름 양을 줄일 수 있다.

과일채소샐러드

 당질 7g　 단백질 1g　 지질 4g

재료

사과 … 25g	양상추 … 5g
방울토마토 … 2개	로메인레터스 … 3g
셀러리 … 10g	요플레 … 2ts
오이 … 20g	마요네즈 … 1ts

조리방법

1 사과는 껍질째 1.5㎝ 정사각형 모양으로 썰고, 방울토마토는 꼭지를 떼고 깨끗이 씻어 놓는다.
2 오이, 셀러리는 깨끗이 씻은 후 1.5㎝ 크기로 썰고, 양상추, 로메인레터스는 깨끗이 씻어 먹기 좋은 크기로 뜯어 놓는다.
3 볼에 준비된 재료를 넣고 요플레와 마요네즈를 넣고 고루 섞는다.

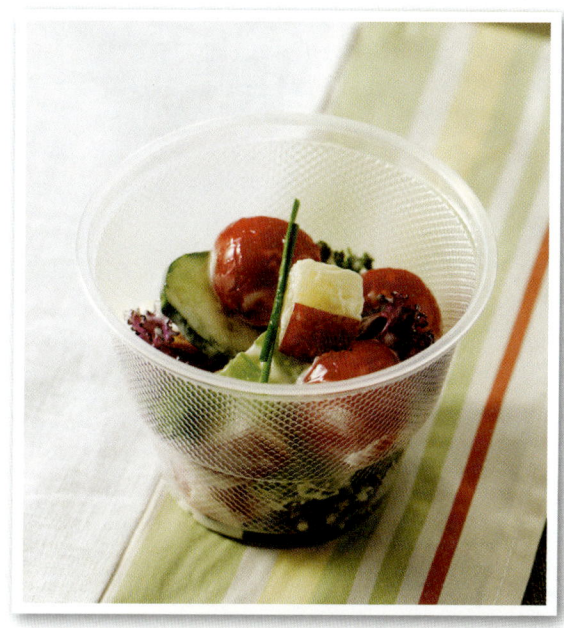

tip 토마토, 사과, 키위 등의 과일을 갈아 식초나 물에 희석시켜 사용하면 열량을 더 낮출 수 있다.

무레몬피클

당질 12g　단백질 2g　지질 0g　10인분

재료

	피클양념	
무피클 … 600g	식초 … 2/3컵
래디시 … 50g	물 … 1/3컵
레몬 … 100g	설탕 … 30g
피클양념 … 1컵	소금 … 10g
	통후추 … 5알

조리방법

1 분량의 재료를 넣어 피클양념을 만든다.
2 무는 껍질을 벗긴 후 적당한 크기로 썰고, 래디시는 얇게 썬다.
3 레몬은 깨끗이 씻어 적당한 크기로 썬다.
4 준비된 재료를 그릇에 담고 피클양념을 부어 골고루 뒤적인 후 실온에 6시간 두었다가 냉장 보관한다.

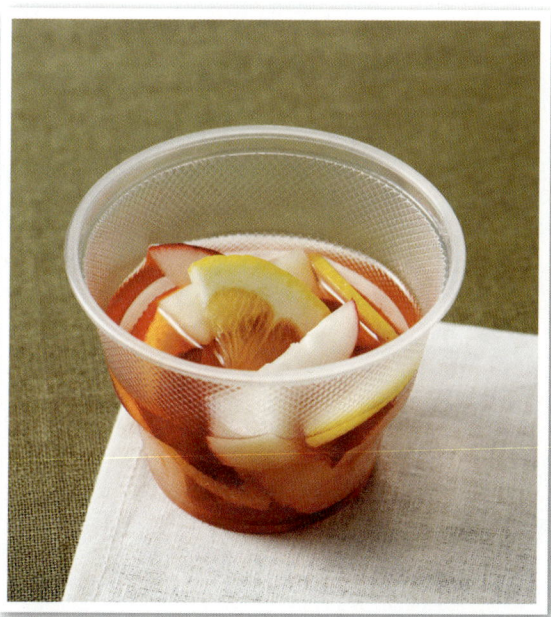

tip 무레몬피클은 여러 번 먹을 양을 한번에 만들어 냉장 보관하면 편리하다.

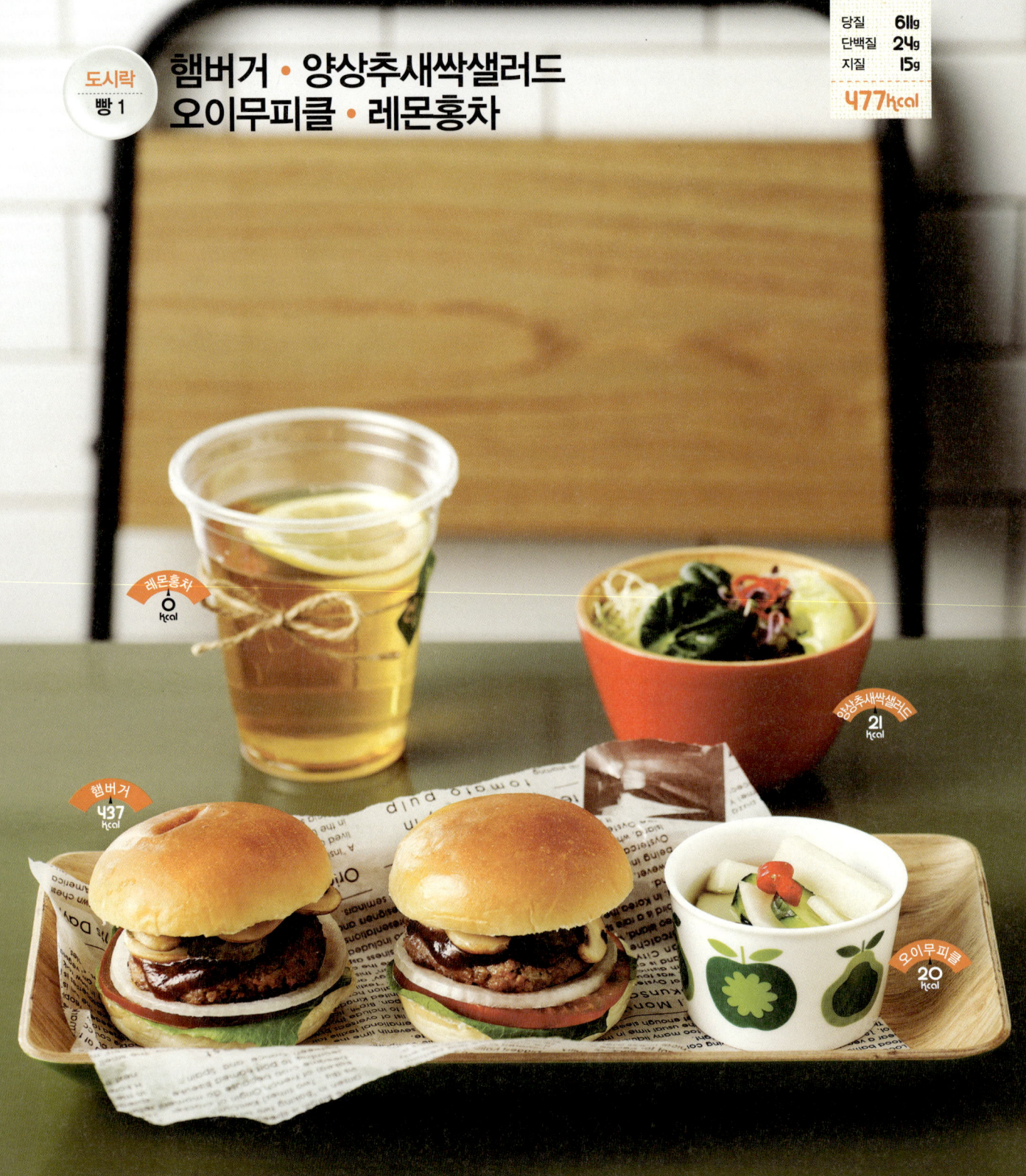

도시락 빵 1

햄버거 • 양상추새싹샐러드
오이무피클 • 레몬홍차

당질 61g
단백질 24g
지질 15g

477Kcal

레몬홍차 0 Kcal

양상추새싹샐러드 21 Kcal

햄버거 437 Kcal

오이무피클 20 Kcal

햄버거

당질 53g | 단백질 21g | 지질 15g

재료

모닝롤	70g(2개)
버터	3g
로메인레터스	5g
토마토	20g
양파	20g
오이피클	10g
양송이슬라이스(캔)	15g

패티

소고기다짐육(안심)	50g
양파	20g
당근	10g
달걀	10g
빵가루	10g
밀가루	5g
소금·다진마늘·후추	약간

소스

케첩	1/2TS
우스터소스	1/2ts
타바스코소스	1/3ts
레드와인	2ts
다진양파	5g
버터	1g
설탕·다진마늘·후추	약간

조리방법

1 볼에 다진양파, 당근, 소고기, 달걀, 빵가루, 밀가루, 양념을 넣어 패티를 만든다.
2 만들어진 패티는 오븐에 굽는다(180℃ 20~25분).
3 로메인레터스는 깨끗이 씻어 넓적한 부분만 잘라 놓는다.
4 토마토, 양파, 오이피클은 적당한 두께로 썬다.
5 분량의 재료를 넣어 소스를 만든다.
6 모닝롤은 반으로 잘라 준비한다.
7 6의 모닝롤에 준비한 로메인레터스를 깔고, 토마토, 양파, 소고기패티를 올린 뒤 소스를 뿌린다.
8 7에 오이피클, 양송이버섯을 올린 후 반쪽 남은 빵을 올려 마무리한다.

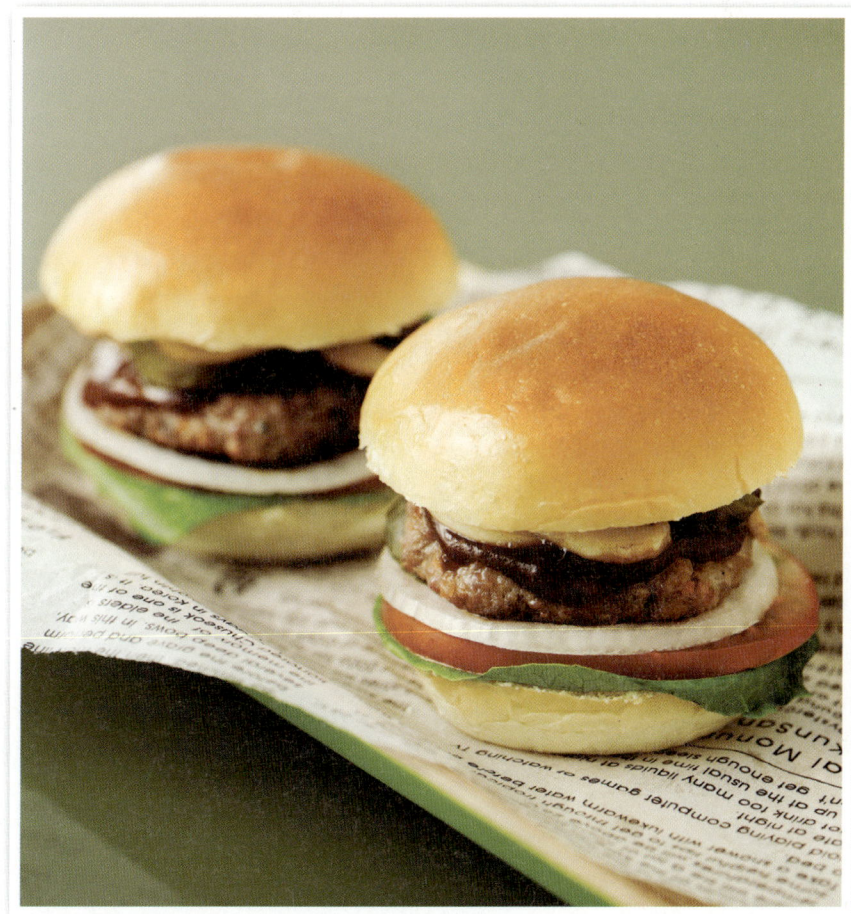

tip 패티를 오븐에 구우면 팬에 굽는 것보다 열량을 줄일 수 있다.

양상추새싹샐러드

당질 **3g** 단백질 **2g** 지질 **0g**

재료
양상추 …………… 15g
새싹 ……………… 2g
비타민 …………… 10g
방울토마토 ……… 1개

레몬간장드레싱
레몬 ……………… 1/8개
간장 ……………… 1ts
식초 ……………… 1/2ts
다진양파 ………… 3g
물 ………………… 적당량
설탕·참기름 …… 약간

조리방법
1 양상추는 깨끗이 씻어 먹기 좋은 크기로 뜯어 놓는다.
2 새싹, 비타민은 깨끗이 씻어 체에 밭쳐 물기를 제거한다.
3 방울토마토는 꼭지를 떼고 씻어서 준비한다.
4 분량의 재료를 넣어 드레싱을 만든다.
5 그릇에 준비된 채소를 넣고 드레싱을 뿌려 마무리한다.

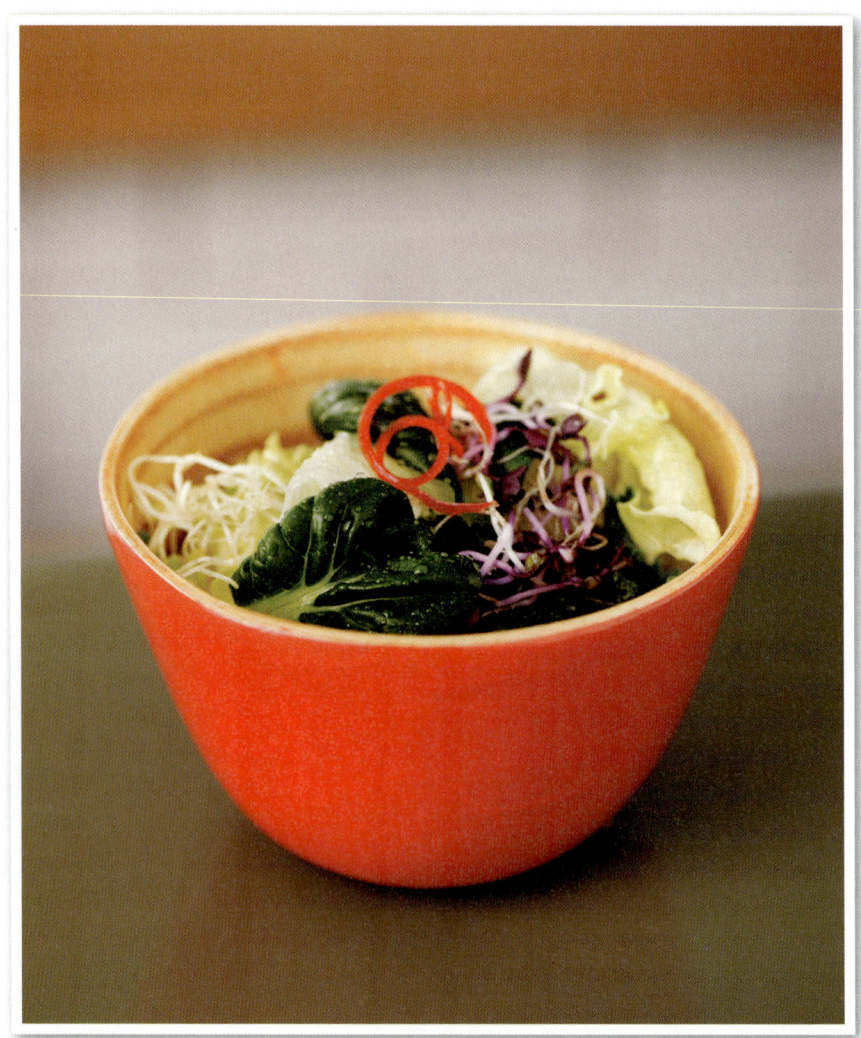

tip 레몬간장드레싱은 칼로리가 낮고 맛이 깔끔하므로 샐러드, 무침용 등 다양하게 활용할 수 있다.

오이무피클

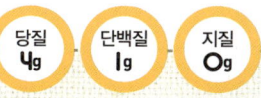

당질 4g | 단백질 1g | 지질 0g

10인분

재료
오이 ·············· 300g
무 ················ 150g
양파 ·············· 150g
홍고추 ············ 20g
피클양념 ·········· 1컵

피클양념
식초 ·············· 2/3컵
물 ················· 1/3컵
설탕 ·············· 30g
소금 ·············· 10g
통후추 ············ 5알

조리방법
1 분량의 재료를 넣어 피클양념을 만든다.
2 무는 껍질을 벗긴 후 먹기 좋은 크기로 썰고, 오이는 세로로 4등분하여 4㎝ 길이로 썬다.
3 양파는 가로로 반으로 잘라 적당한 크기로 썰고, 홍고추는 동그랗게 썬다.
4 준비한 재료를 그릇에 담고 피클양념을 부어 골고루 뒤적인 후 실온에 6시간 두었다가 냉장 보관한다.

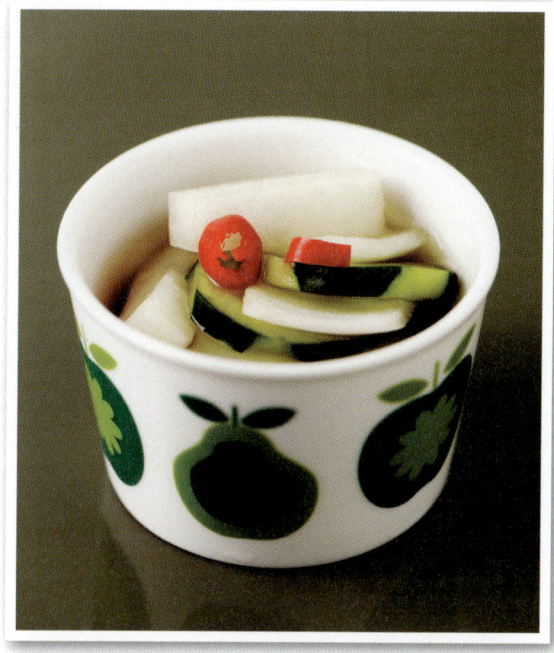

tip 오이무피클은 여러 번 먹을 양을 한번에 만들어 냉장 보관하면 편리하다.

레몬홍차

당질 0g | 단백질 0g | 지질 0g

재료
레몬 ·············· 10g
홍차잎 ············ 0.5g

조리방법
1 물을 끓여 홍차잎을 우려낸 후 차게 식힌다.
2 레몬을 띄운 잔에 우려낸 홍차를 붓는다.

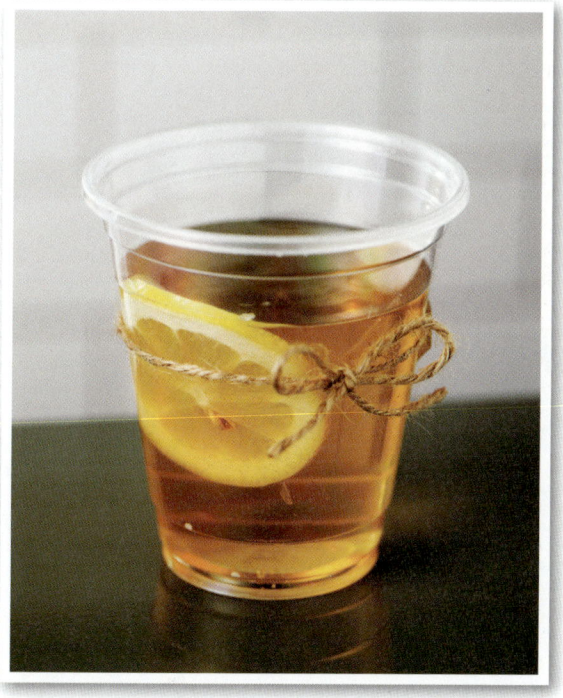

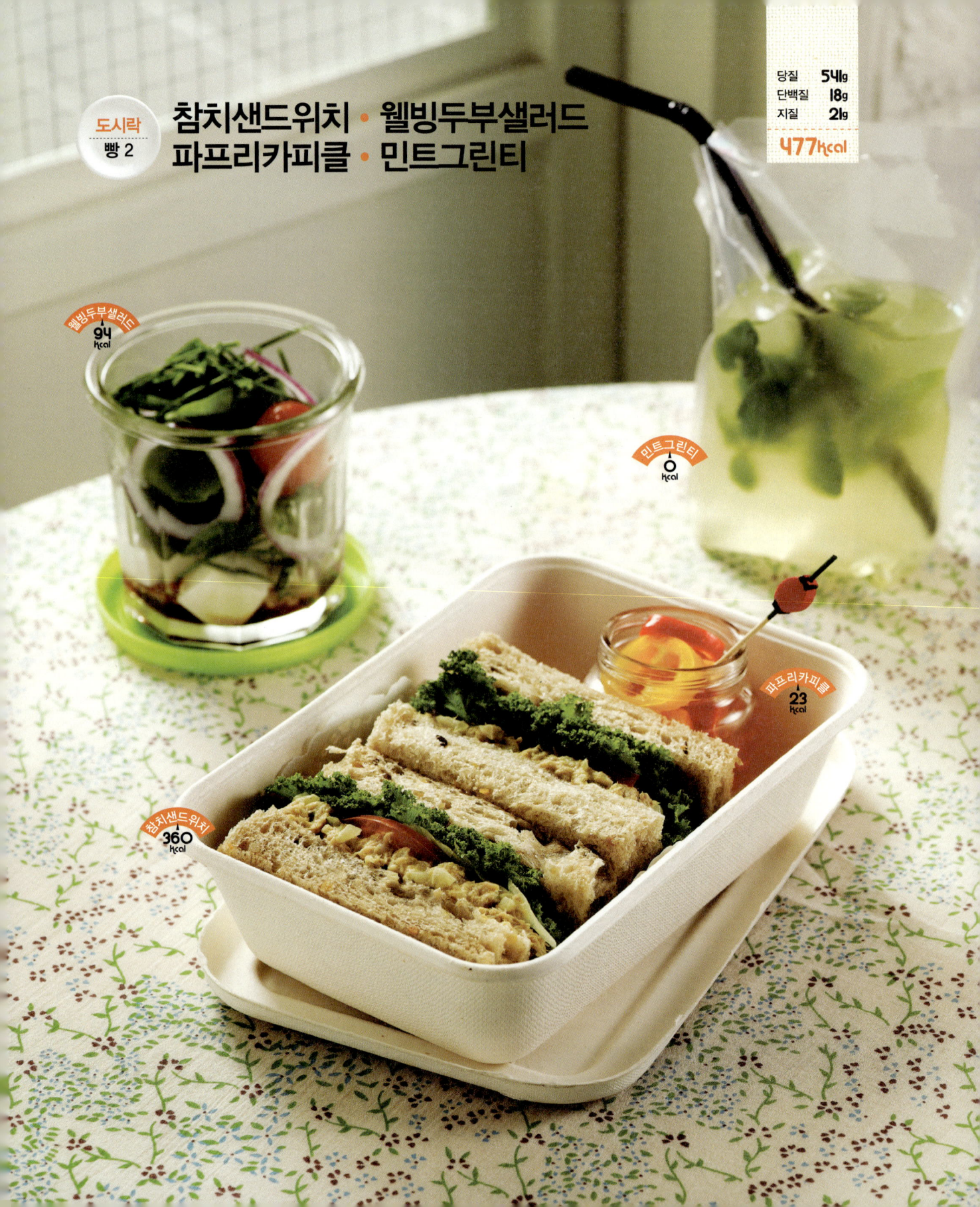

도시락 빵 2

참치샌드위치 • 웰빙두부샐러드
파프리카피클 • 민트그린티

당질 54g
단백질 18g
지질 21g
477 Kcal

웰빙두부샐러드 94 Kcal
민트그린티 0 Kcal
파프리카피클 23 Kcal
참치샌드위치 360 Kcal

참치샌드위치

 당질 44g   단백질 14g   지질 15g

재료
- 잡곡식빵 …………… 70g
- 참치 ………………… 40g
- 양파 ………………… 30g
- 오이피클 …………… 20g
- 겨자잎 ……………… 10g
- 양상추 ……………… 10g
- 토마토 ……………… 10g
- 마요네즈 …………… 1/2ts
- 머스터드 …………… 1/2ts

조리방법
1. 참치는 체에 밭쳐 기름을 뺀다.
2. 양파, 오이피클은 잘게 다진 후 참치, 머스터드, 마요네즈를 넣고 잘 섞어준다.
3. 겨자잎, 양상추는 깨끗이 씻어 적당한 크기로 뜯는다.
4. 토마토는 씻어서 적당한 두께로 썬다.
5. 잡곡식빵은 중량을 확인하여 적당한 크기로 자른다.
6. 빵의 한쪽에 준비된 참치속을 넣고, 토마토, 양상추, 적겨자를 올린 후 남은 빵 한쪽을 올려 먹기 좋은 크기로 자른다.

tip 참치통조림을 이용할 때는 기름기를 완전히 제거하거나, 시판되는 라이트 상품을 사용하면 칼로리를 낮출 수 있다.

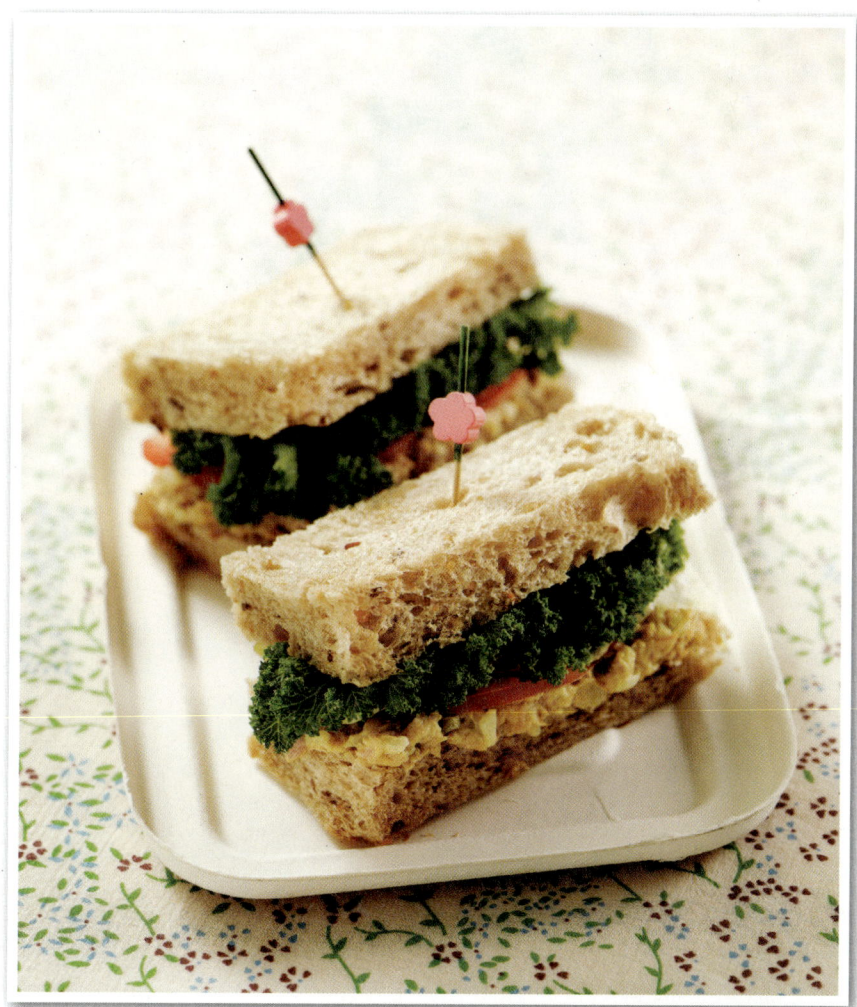

시작하자! 500칼로리 다이어트

웰빙두부샐러드

 당질 5g 단백질 4g 지질 7g

재료
두부	40g
적양파	15g
시금치	5g
영양부추	5g
방울토마토	15g

오리엔탈드레싱
간장	1/2ts
식초	1/2ts
식용유	1/2ts
갈은양파	3g
갈은당근	3g
맛술	약간

조리방법
1 두부는 생식용으로 준비하여 2㎝ 정사각형 모양으로 썬다.
2 시금치는 다듬어서 깨끗이 씻은 후 먹기 좋은 크기로 자른다.
3 적양파는 동그랗게 썰고, 영양부추는 3㎝ 길이로 썬다.
4 방울토마토는 꼭지를 제거하고 깨끗이 씻어 준비한다.
5 분량의 재료를 넣어 드레싱을 만든다.
6 그릇에 샐러드 재료를 넣고 드레싱을 뿌려 마무리한다.

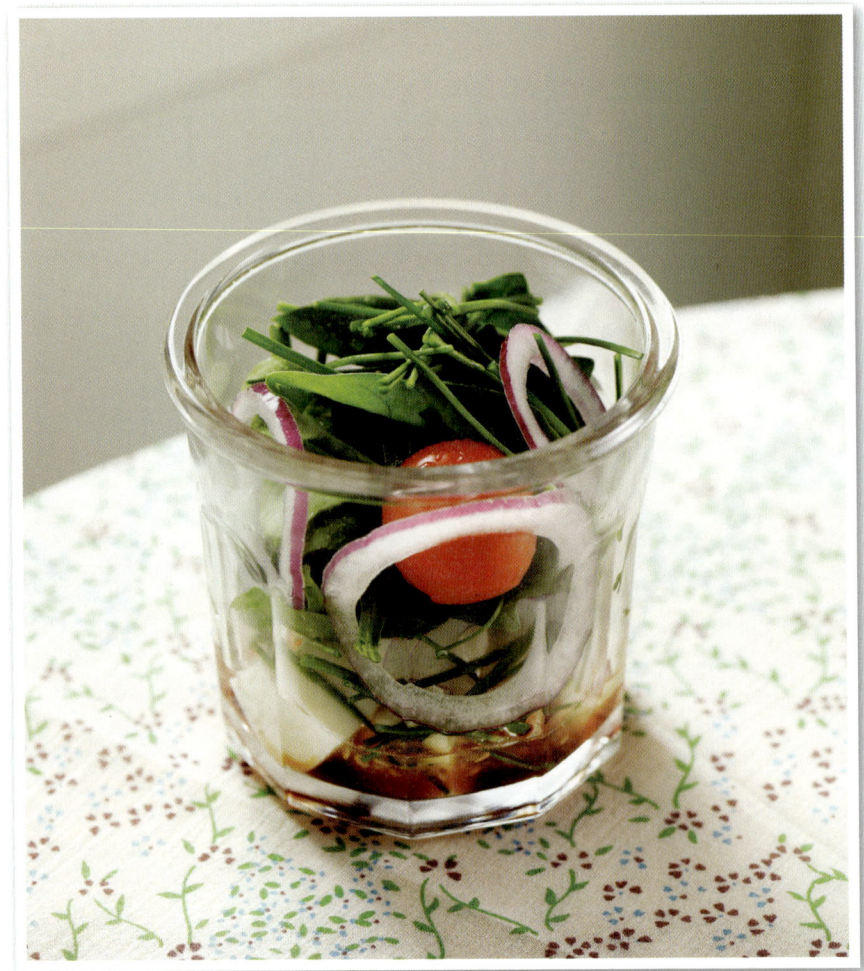

tip 깔끔한 레몬간장드레싱을 이용하면 칼로리를 더 낮출 수 있다.

파프리카피클

당질 5g | 단백질 0g | 지질 0g

10인분

재료
- 파프리카(빨강) ········ 150g
- 파프리카(노랑) ········ 150g
- 파프리카(주황) ········ 150g
- 피클양념 ················ 1컵

피클양념
- 식초 ······················ 2/3컵
- 물 ·························· 1/3컵
- 설탕 ······················ 30g
- 소금 ······················ 10g
- 통후추 ··················· 5알

조리방법
1. 분량의 재료를 넣어 피클양념을 만든다.
2. 파프리카는 깨끗이 씻어 씨를 제거한 후, 0.5cm 두께로 동그랗게 썬다.
3. 준비한 재료를 그릇에 담고 피클양념을 부어 골고루 뒤적인 후 실온에 6시간 두었다가 냉장 보관한다.

tip 파프리카피클은 여러 번 먹을 양을 한번에 만들어 냉장 보관하면 편리하다.

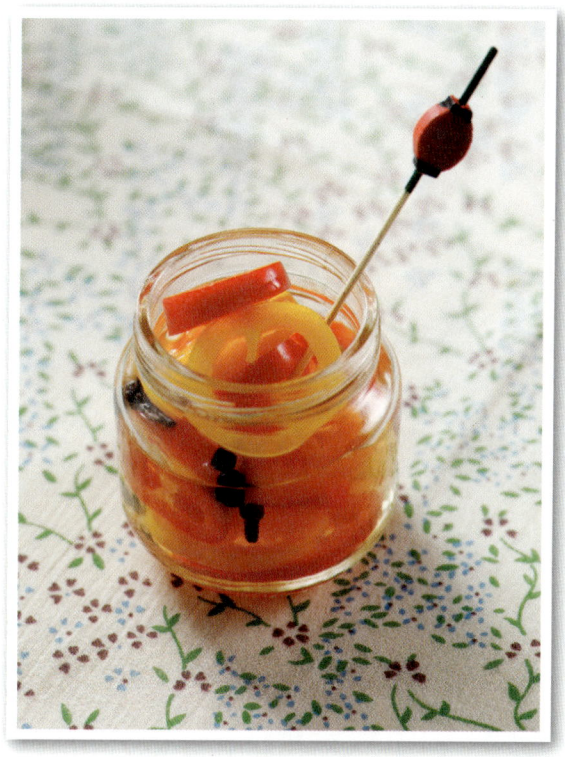

민트그린티

당질 1g | 단백질 1g | 지질 0g

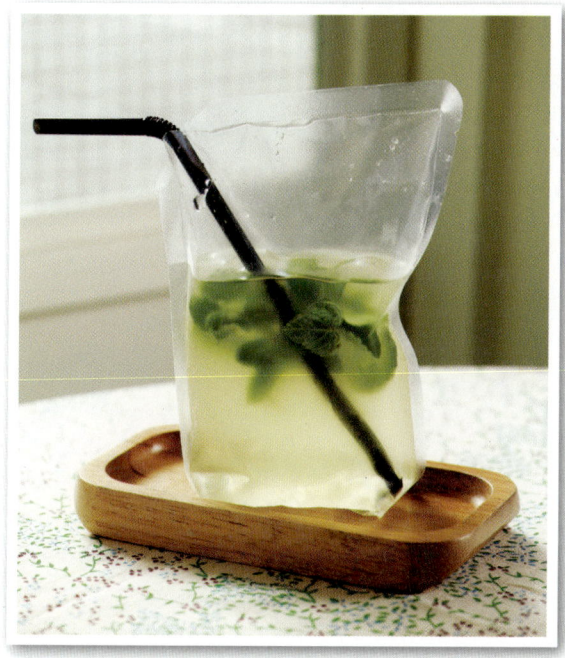

재료
- 민트, 녹차잎 ··· 0.5g

조리방법
1. 물을 끓여 민트, 녹차잎을 우려낸 후 차게 식힌다.
2. 잔에 우려낸 민트그린티를 붓는다.

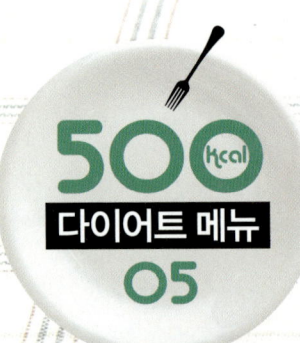

저혈당지수 음식을
한 접시에 담은
500칼로리 식단

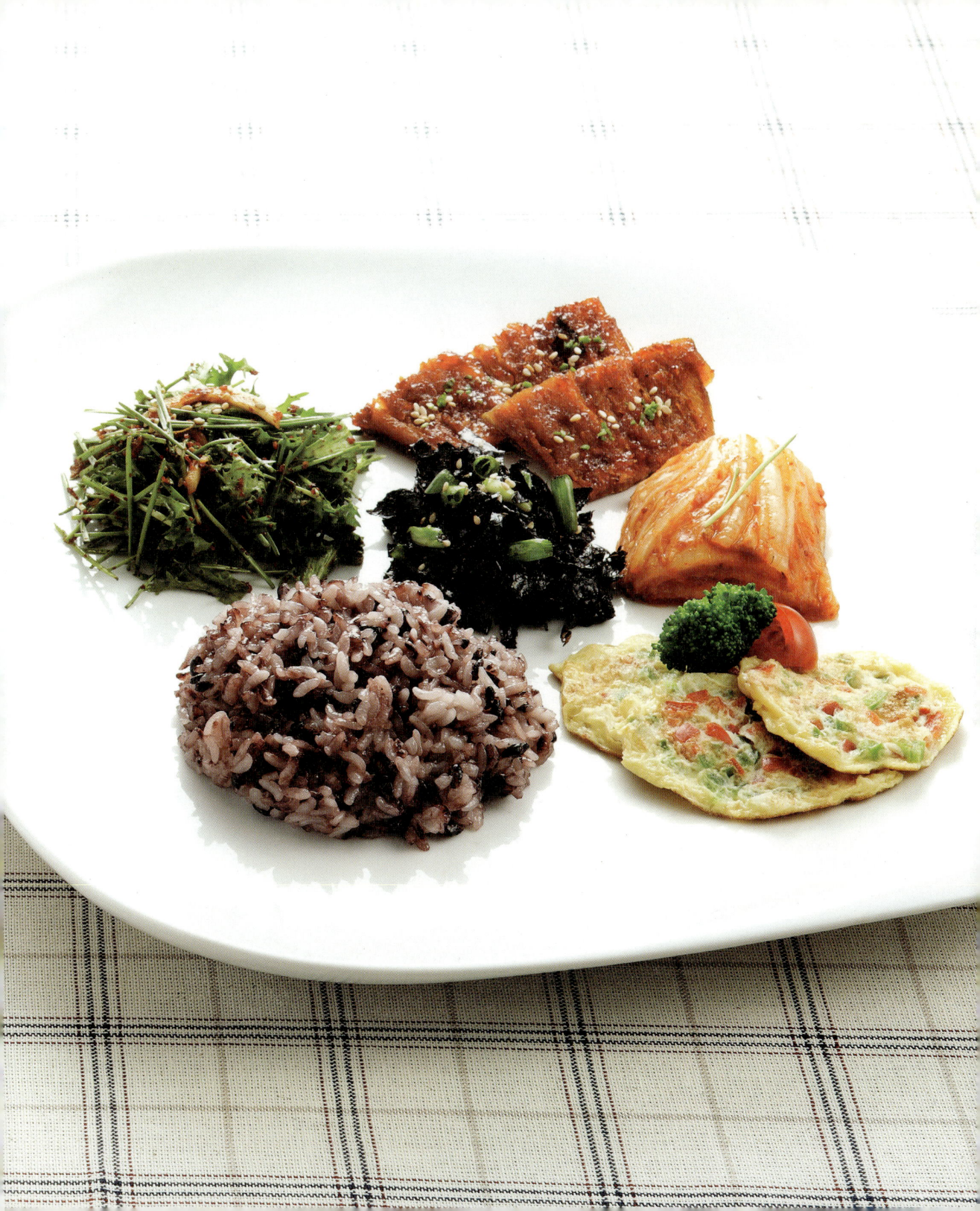

저혈당 원 플레이트 1

검은콩현미밥 · 폭찹 · 모둠꼬치
뱅어포구이 · 근대나물 · 총각김치

당질 62g
단백질 26g
지질 15g

494 kcal

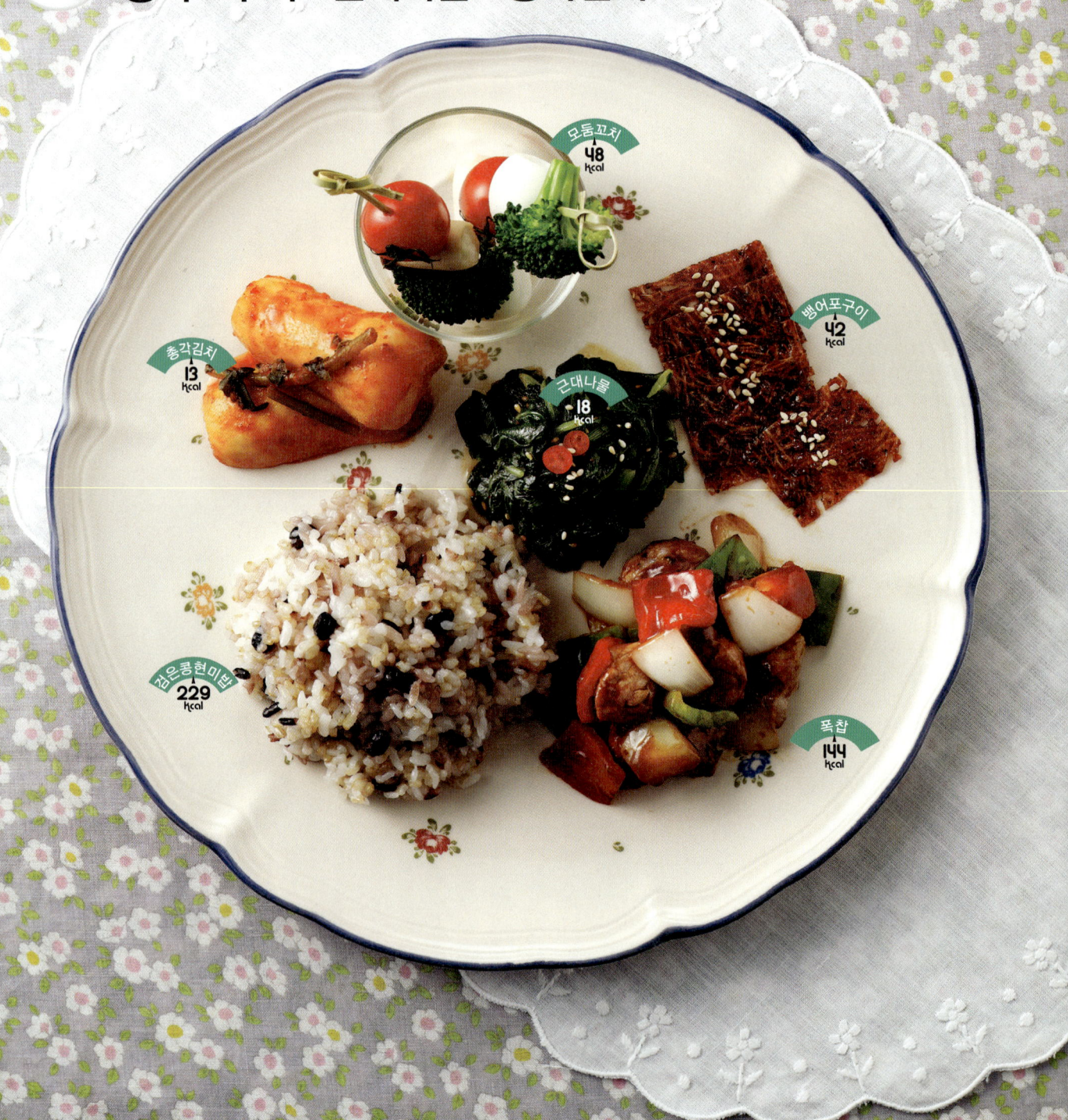

- 모둠꼬치 48 kcal
- 뱅어포구이 42 kcal
- 총각김치 13 kcal
- 근대나물 18 kcal
- 검은콩현미밥 229 kcal
- 폭찹 144 kcal

폭찹

 당질 5g 단백질 9g 지질 10g

재료
- 돼지고기(등심) ········ 40g
- 청피망 ················ 10g
- 홍피망 ················· 5g
- 양파 ·················· 10g
- 식용유 ················ 1/2ts
- 다진마늘 ················ 1g

고기재우는 재료
- 소금·후추 ············· 약간
- 바질·레드와인 ········· 약간

소스
- 우스터소스 ············· 1ts
- 케첩 ··················· 2ts
- 설탕·월계수잎 ········· 약간

조리방법
1. 돼지고기는 2cm 크기로 깍둑썰기 한 후 소금, 후추, 바질을 뿌린 후 레드와인에 담가둔다.
2. 피망, 양파는 2cm 크기로 썬다.
3. 분량의 재료를 넣어 소스를 만든다.
4. 팬에 식용유를 두르고, 재워놓은 돼지고기와 양파, 다진마늘을 넣고 볶는다.
5. 고기가 반정도 익으면 소스를 넣어 간이 배일 정도로 볶는다.
6. 마지막에 피망을 넣고 볶는다.

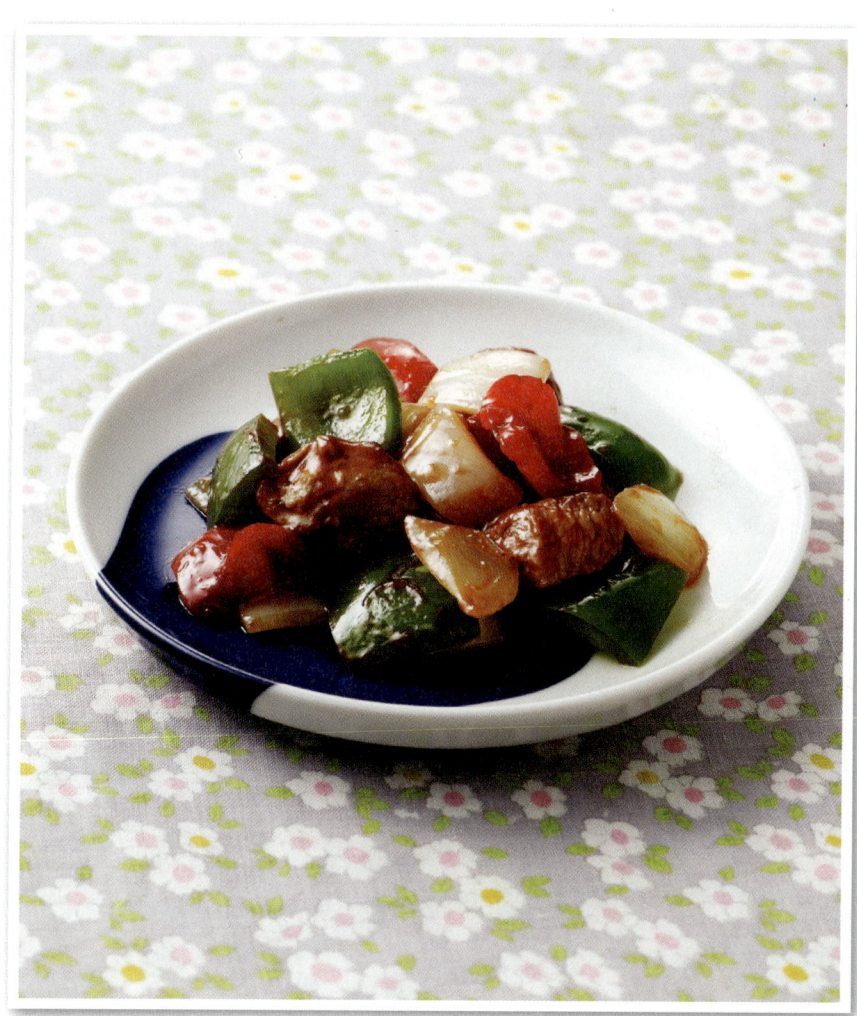

tip
돼지고기 부위 중 안심은 지방 함량이 가장 적은 부위이므로, 안심을 이용하면 열량은 물론 포화지방산 섭취도 줄일 수 있다.

모둠꼬치

당질 3g · 단백질 4g · 지질 3g

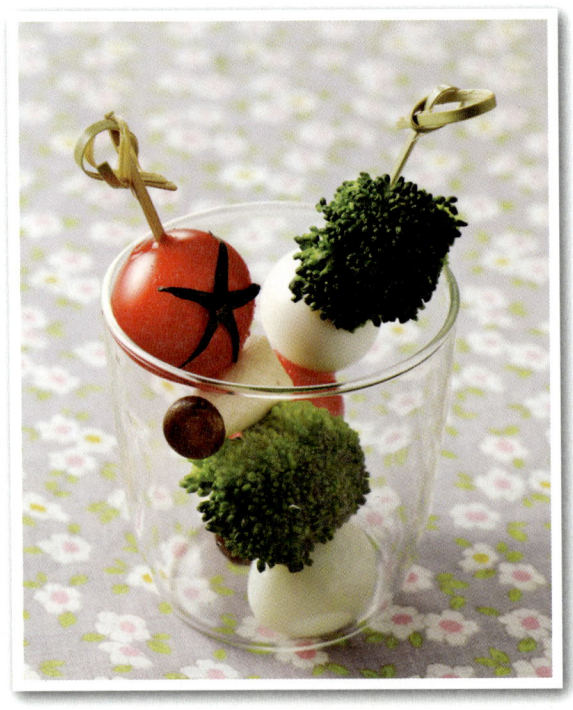

재료
메추리알	2개
브로콜리	20g
양송이버섯	20g
방울토마토	2개
소금	약간

조리방법
1 메추리알은 삶아서 껍질을 제거한다.
2 브로콜리는 끓는 물에 소금을 넣고 파랗게 데친다.
3 양송이버섯은 모양대로 썰어서 약한 불에 살짝 굽는다.
4 방울토마토는 꼭지를 떼고 깨끗하게 씻어 놓는다.
5 꼬지에 방울토마토-양송이버섯-브로콜리-메추리알 순으로 끼운다.

뱅어포구이

당질 2g · 단백질 5g · 지질 1g

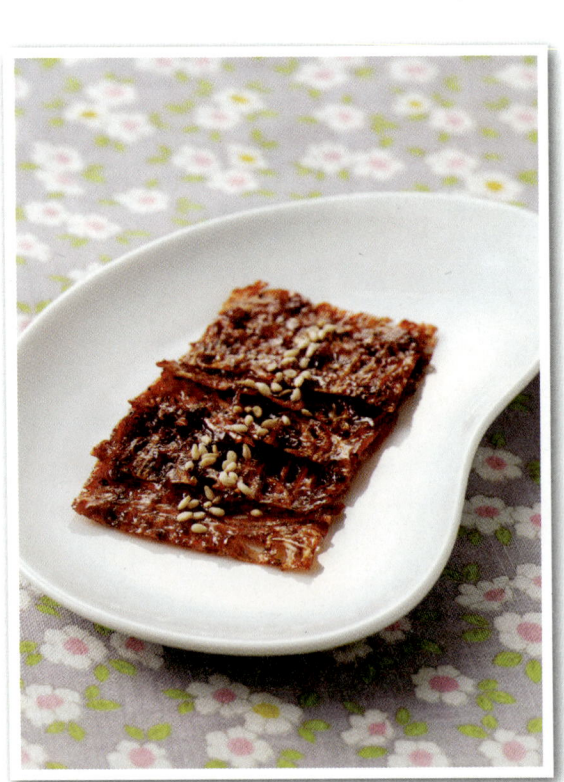

재료
뱅어포	1장
고추장	3g
간장	1/2ts
설탕 · 파 · 마늘 · 참기름 · 통깨	약간

조리방법
1 분량의 재료를 넣어 양념장을 만든다.
2 깨끗하게 손질한 뱅어포에 준비해둔 양념장을 한쪽 면만 바른다.
3 팬을 달군 후에 약한 불로 한 장씩 앞뒤로 굽는다.
4 다 구워진 뱅어포를 먹기 좋은 크기로 자른다.

근대나물

당질 2g · **단백질** 2g · **지질** 1g

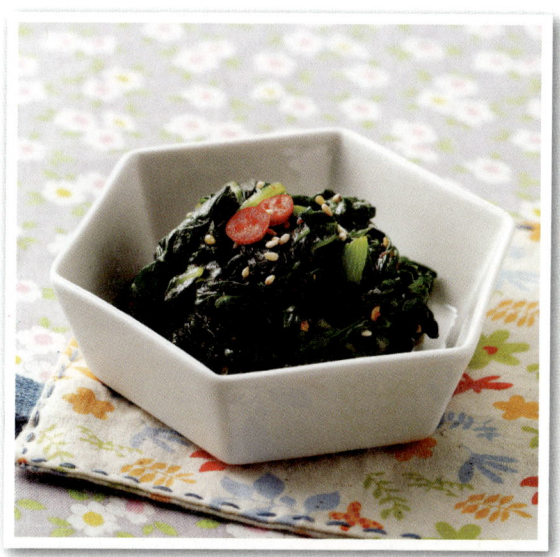

재료
- 근대 …………………………………………… 50g
- 된장 …………………………………………… 1/2ts
- 홍고추 · 고추가루 · 다진마늘 · 참기름 · 소금 · 통깨 …… 약간

조리방법
1. 근대는 깨끗하게 씻어 끓는 물에 살짝 데쳐서 찬물에 헹군 다음 물기를 꼭 짠다.
2. 볼에 근대를 넣고 분량의 양념을 넣어 무친다.

검은콩현미밥

당질 47g · **단백질** 6g · **지질** 1g

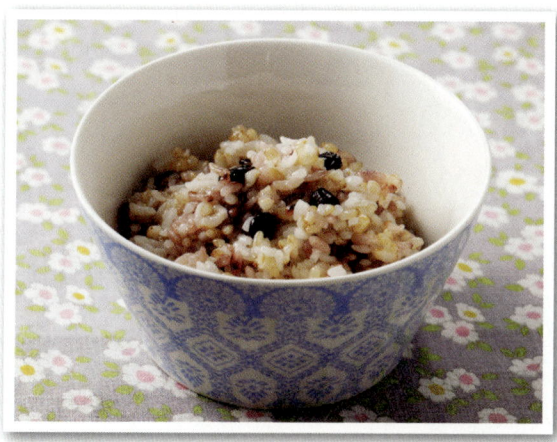

재료
- 검은콩현미밥 ………………………………… 2/3공기(140g)

> **tip** 현미와 콩도 따로 불려서 넣는다.

총각김치

당질 3g · **단백질** 1g · **지질** 0g

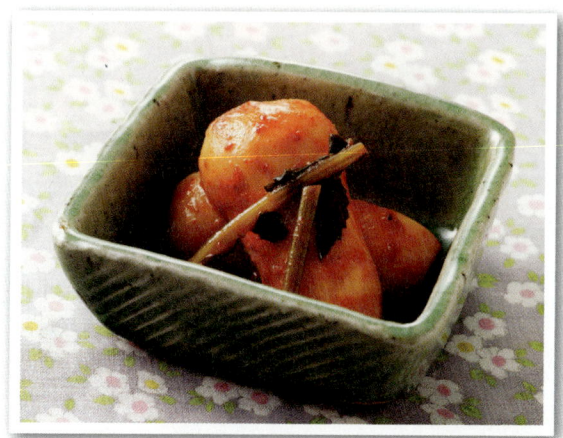

재료
- 총각김치 ……………………………………… 50g

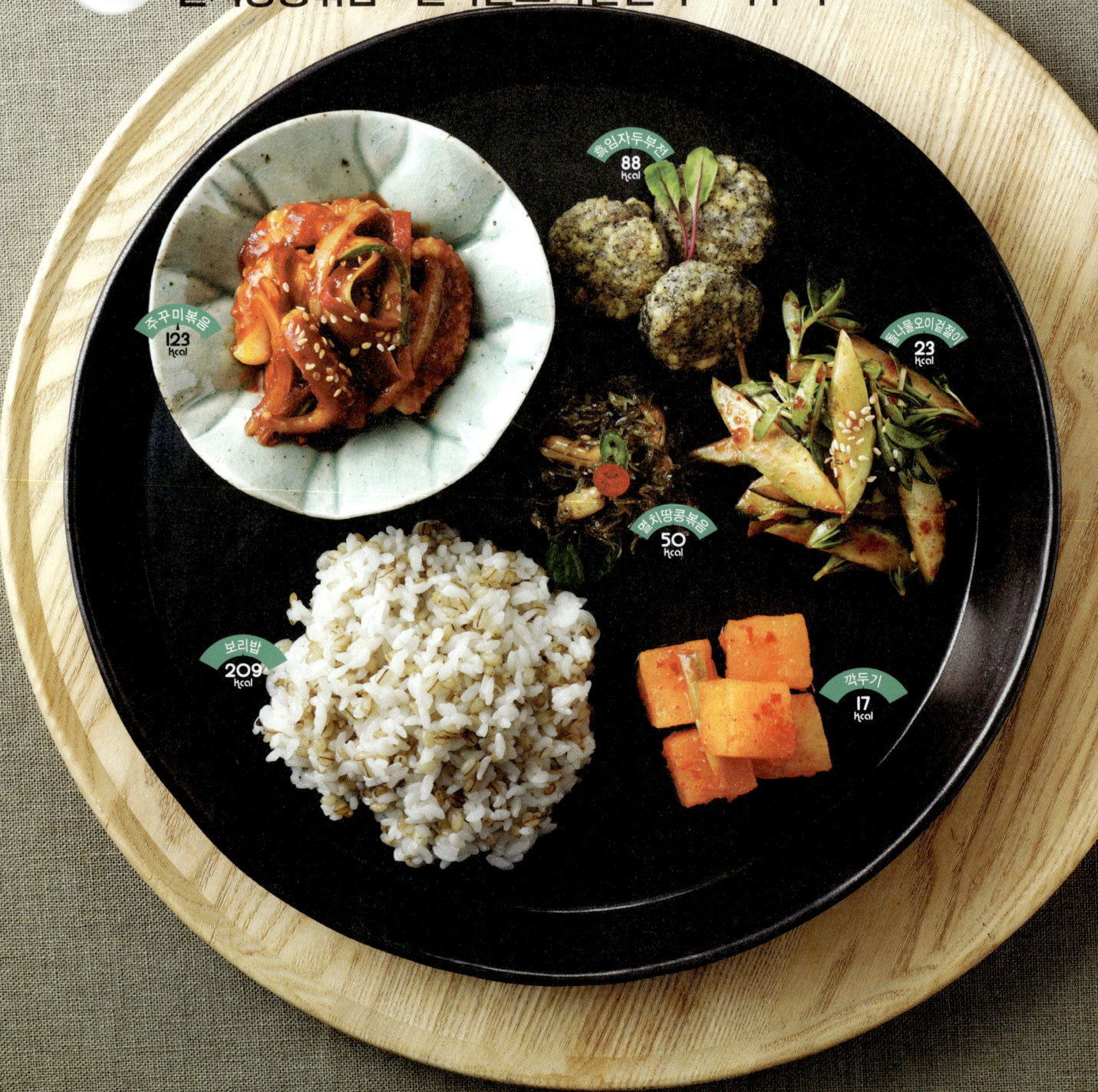

주꾸미볶음

당질	단백질	지질
9g	9g	6g

재료

주꾸미	80g
애호박	15g
양파	10g
대파	2g
풋고추	2g
당근	5g
식용유	1/2ts
홍고추	약간

양념장

고추장	1/2ts
고춧가루	3g
간장	1/2ts
다진마늘	1g
설탕	1g
참기름 · 통깨 · 후추	약간

조리방법

1 주꾸미는 손질하여 소금을 넣어 주물러 씻은 후 살짝 데쳐서 먹기 좋은 크기로 썬다.
2 애호박은 반달썰기, 양파는 채썰기 하고 당근은 적당한 크기로 썬다.
3 풋고추, 홍고추, 대파는 어슷썰기 한다.
4 분량의 재료를 넣어 양념장을 만든다.
5 팬에 식용유를 두르고 채소를 볶다가 주꾸미를 넣는다.
6 양념을 넣고 주꾸미가 질겨지지 않도록 재빨리 볶아준다.
7 마지막에 대파와 풋고추, 홍고추를 넣고, 통깨를 뿌려 마무리한다.

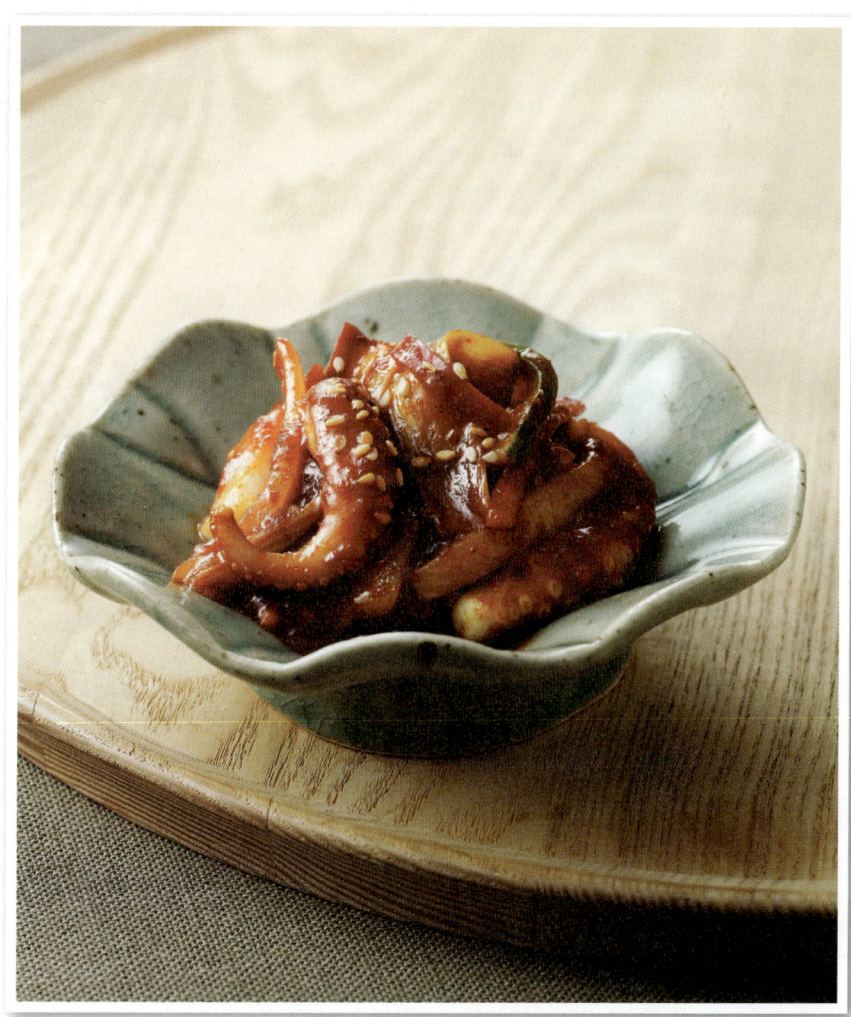

tip
주꾸미는 강한 불에서 재빨리 볶아야 질겨지지 않고 맛있다.

시작하자! 500칼로리 다이어트

흑임자두부전

당질 6g · 단백질 4g · 지질 5g

재료
- 흑임자 · 2g
- 두부 · 40g
- 양파 · 5g
- 밀가루 · 5g
- 식용유 · 1/2ts
- 소금 · 약간

조리방법
1. 두부는 으깨고 양파는 다져서 흑임자와 밀가루, 소금을 넣는다.
2. 팬에 식용유를 두르고 1의 반죽을 동그랗게 앞뒤로 노릇노릇하게 굽는다.

tip 전을 부칠 때는 코팅이 잘 된 팬을 사용하면 눌어붙지 않아 기름양을 줄일 수 있다.

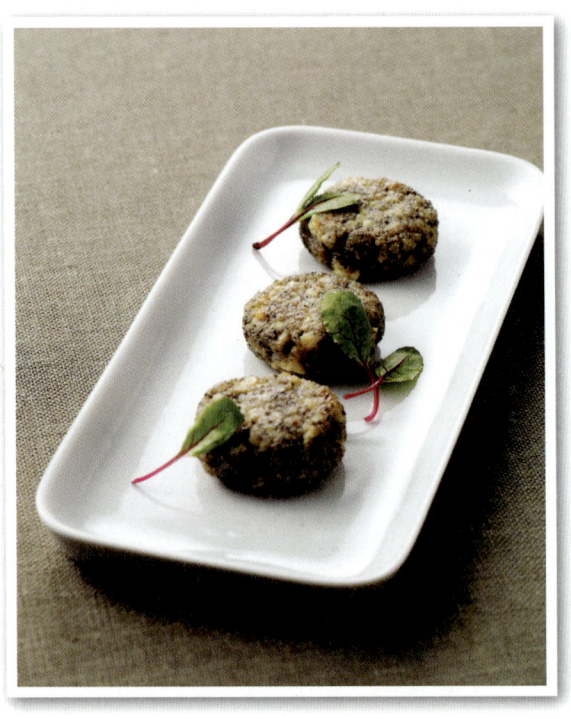

멸치땅콩볶음

당질 2g · 단백질 5g · 지질 3g

재료
- 멸치 · 10g
- 땅콩 · 2g
- 다진마늘 · 식용유 · 간장 · 올리고당 · 약간
- 풋고추 · 홍고추 · 통깨 · 약간

조리방법
1. 풋고추, 홍고추는 얇게 원형모양으로 썬다.
2. 팬에 기름을 두르지 않고 멸치를 볶는다.
3. 멸치의 수분이 날아가면 식용유를 두르고 마늘과 함께 다시 한 번 볶는다.
4. 3에 땅콩과 풋고추, 홍고추를 넣고 살짝 볶다가 불을 끄고 올리고당을 넣은 다음 통깨를 뿌린다.

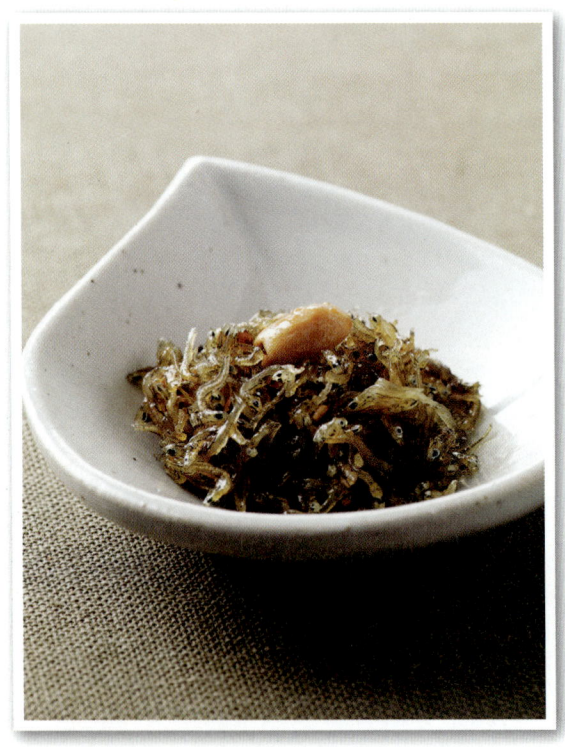

돌나물오이겉절이

당질 3g 단백질 1g 지질 1g

재료
- 오이 ·················· 30g
- 돌나물 ··············· 10g
- 간장 ················· 1/2ts
- 고춧가루 ············· 2g
- 설탕·소금·참기름 ··· 약간
- 통깨 ·················· 약간

조리방법
1. 오이는 어슷썰어서 소금에 살짝 절인 다음 물기를 꼭 짠다.
2. 돌나물은 깨끗이 씻어서 물기를 제거한다.
3. 볼에 준비된 재료와 양념을 넣고 무친다.

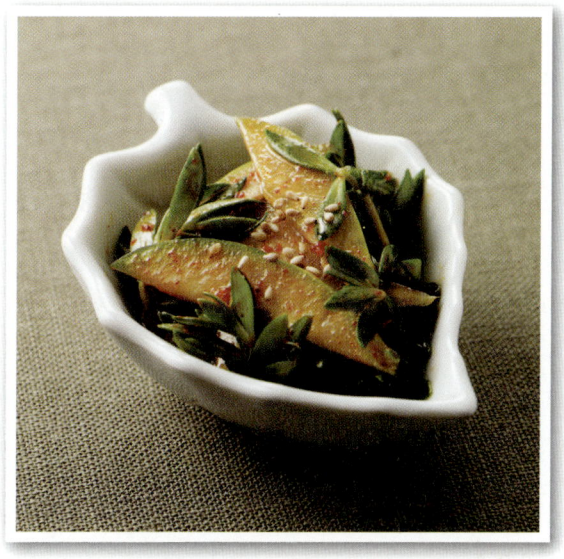

보리밥

당질 46g 단백질 4g 지질 0g

재료
- 보리밥 ·············· 2/3공기(140g)

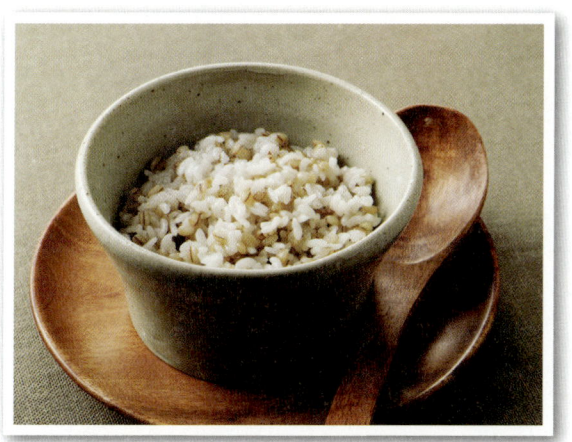

깍두기

당질 3g 단백질 1g 지질 0g

재료
- 깍두기 ·············· 50g

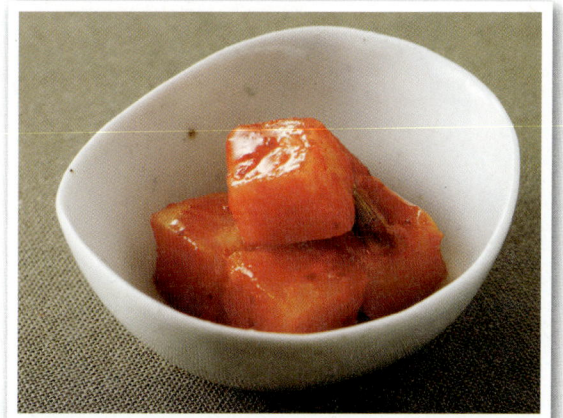

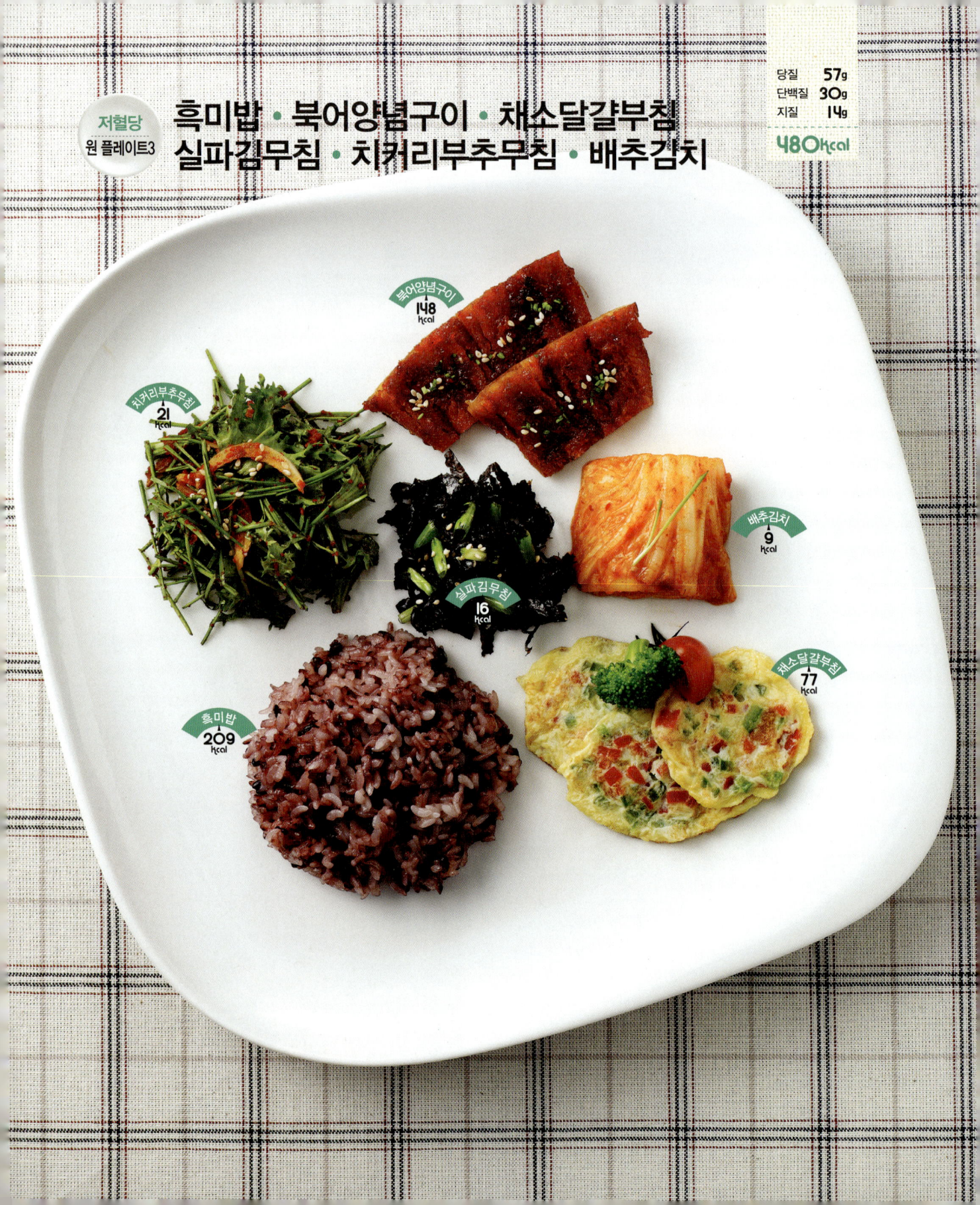

북어양념구이

 당질 6g 단백질 19g 지질 5g

재료
- 편북어 …………… 25g
- 실파 ……………… 1g
- 식용유 …………… 1g
- 통깨 ……………… 약간

애벌구이용
- 참기름 …………… 1/3ts
- 간장 ……………… 1/3ts

양념고추장
- 고추장 …………… 1/2ts
- 간장 ……………… 1/2ts
- 고춧가루 · 다진마늘 … 약간
- 참기름 · 통깨 · 물엿 … 약간

조리방법
1 분량의 재료를 섞어 유장과 양념고추장을 만든다
2 실파는 깨끗이 씻어 0.2㎝ 길이로 썬다.
3 준비한 북어에 유장을 발라 팬에 약한 불로 굽는다.
4 유장을 발라 구운 북어에 양념고추장을 발라서 약한 불로 굽는다.
5 다 구워진 북어를 그릇에 담고 실파와 통깨를 뿌린다.

tip 양념된 북어를 오븐에 구우면 칼로리를 좀 더 낮출 수 있다.

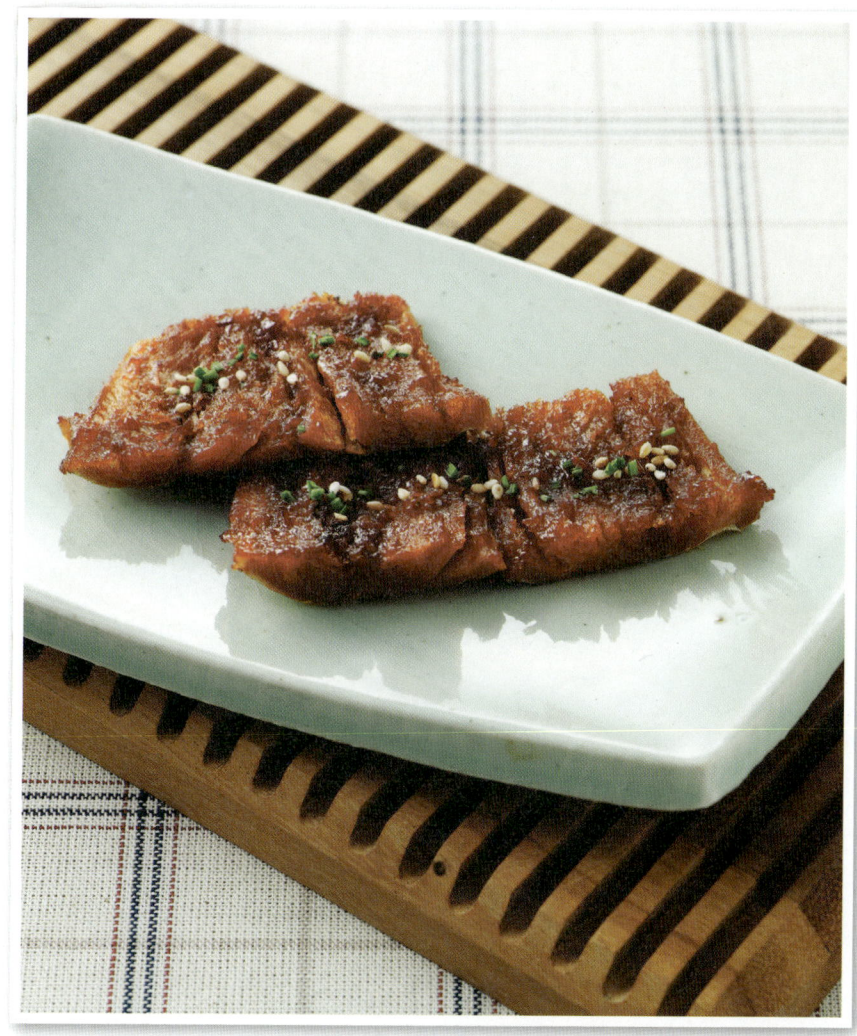

시작하자! 500칼로리 다이어트

채소달걀부침

당질 1g 　단백질 4g 　지질 6g

재료
달걀 ········ 1/2개
양파 ········ 5g
청피망 ········ 5g
홍피망 ········ 5g
소금 ········ 약간
밀가루 ········ 5g
식용유 ········ 1/2ts

조리방법
1 양파, 청피망, 홍피망은 0.5㎝ 크기로 잘게 썬다.
2 달걀을 풀어서 1의 재료와 밀가루, 소금을 넣는다.
3 팬에 식용유를 두르고 동그랗게 앞뒤로 노릇노릇하게 굽는다.

tip 달걀을 부칠 때는 코팅이 잘 된 팬을 뜨겁게 달군 후 사용하면 눌어붙지 않아 기름양을 줄일 수 있다.

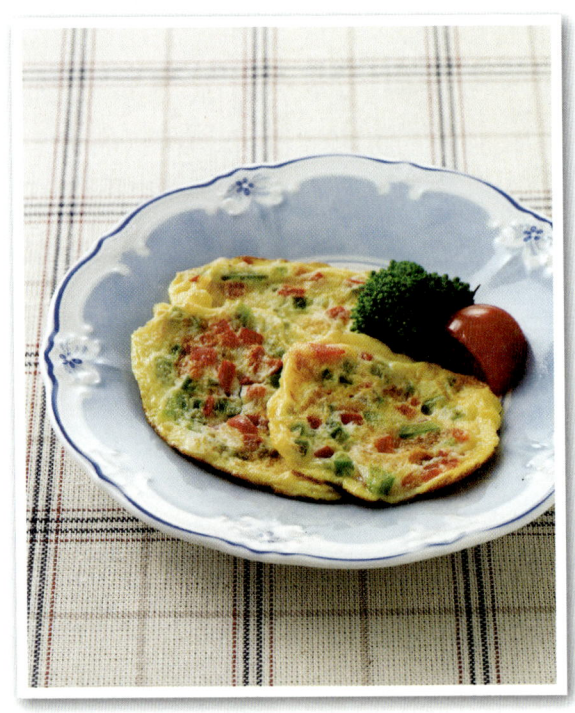

실파김무침

당질 1g 　단백질 1g 　지질 1g

재료
쪽파 ········ 2g
김가루 ········ 2g
간장 ········ 1/3ts
설탕 · 소금 · 참기름 · 통깨 ········ 약간

조리방법
1 쪽파는 깨끗하게 씻어서 0.5㎝ 길이로 썬다.
2 볼에 김가루와 쪽파, 양념을 넣고 골고루 무친다.

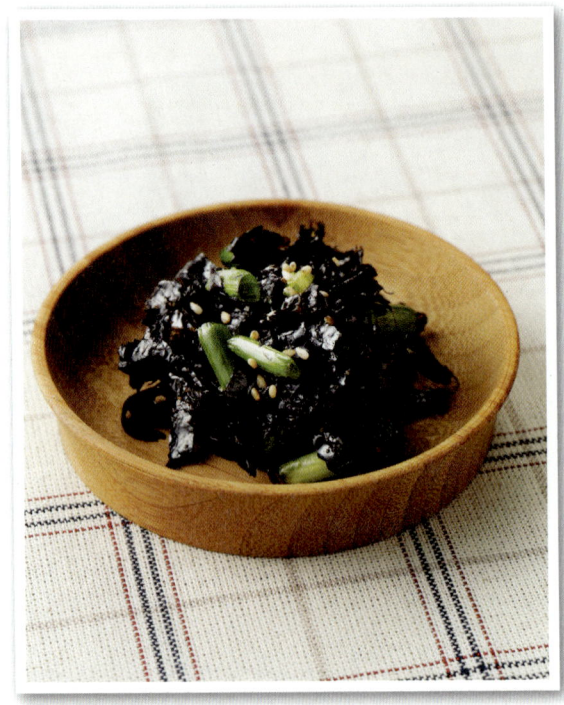

치커리부추무침

당질 2g · 단백질 1g · 지질 1g

재료
- 영양부추 ········· 10g
- 치커리 ··········· 7g
- 양파 ············· 5g
- 간장 ············· 1ts
- 고춧가루 ········· 1g
- 설탕·참기름 ······ 약간

조리방법
1. 영양부추와 치커리는 깨끗이 씻어 4㎝ 길이로 썰고, 양파는 채썬다.
2. 볼에 준비된 재료에 양념을 넣어 골고루 무친다.

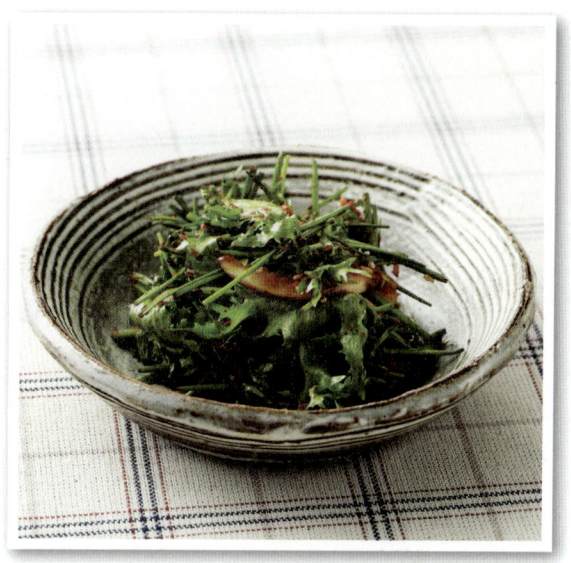

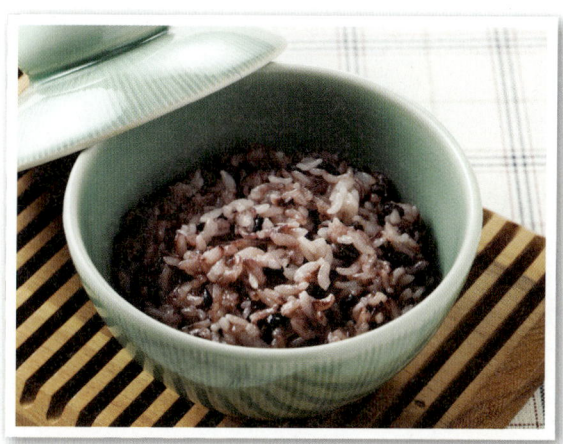

흑미밥

당질 46g · 단백질 4g · 지질 0g

재료
- 흑미밥 ················· 2/3공기(140g)

tip 흑미는 따로 불려서 넣는다.

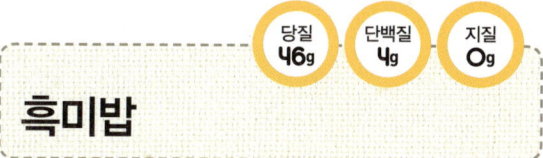

배추김치

당질 1g · 단백질 1g · 지질 0g

재료
- 배추김치 ················· 50g

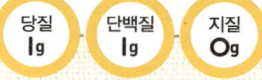

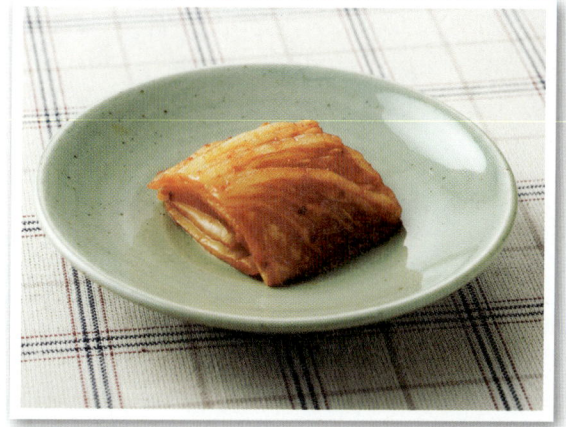

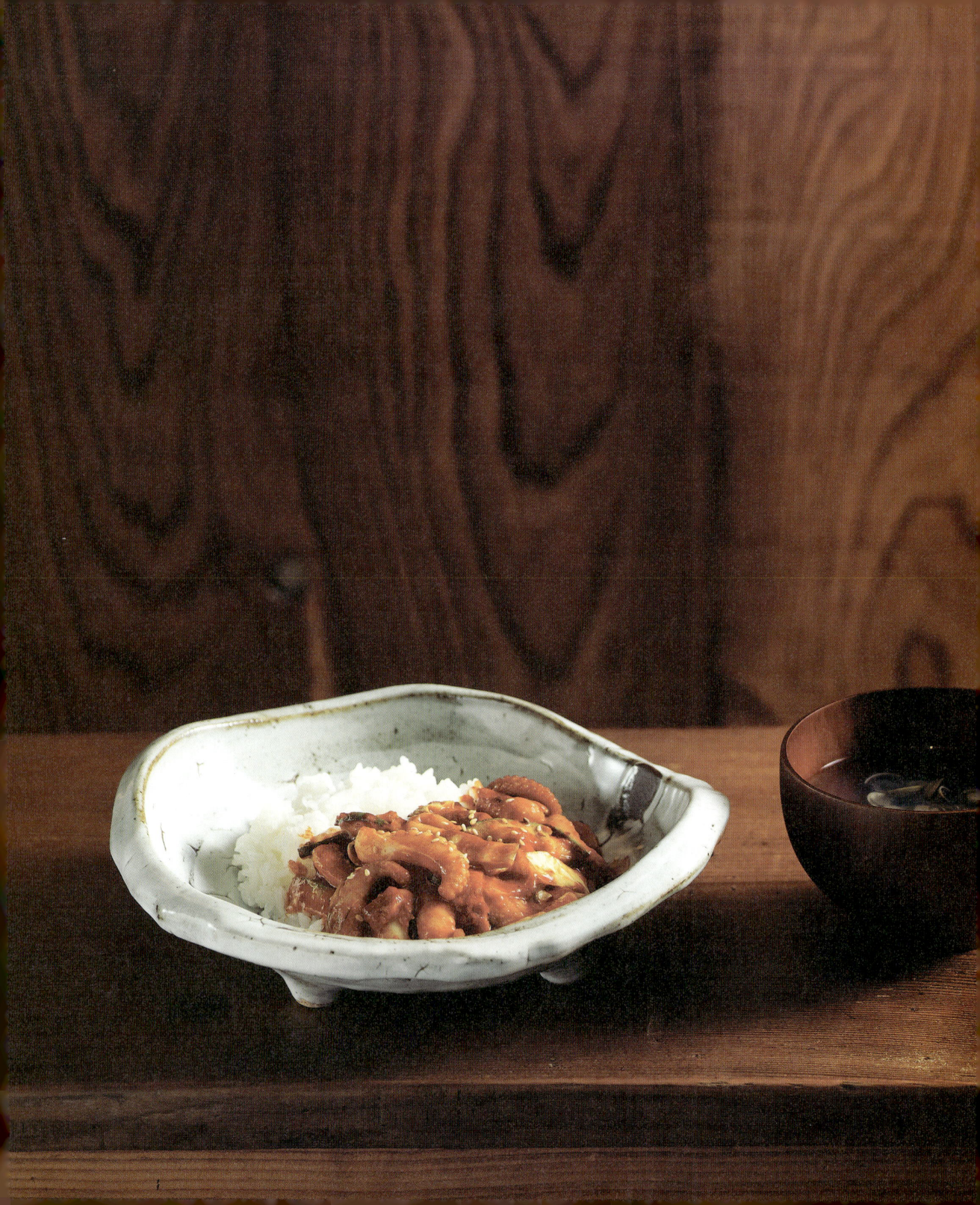

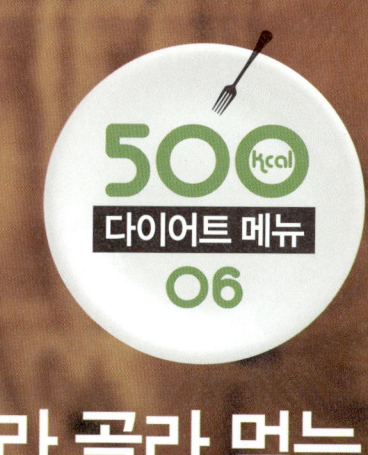

500 kcal 다이어트 메뉴 06

상황 따라 골라 먹는 500칼로리 식단

이번에는 500여 명의 CJ 임직원을 대상으로 '이럴 땐 어떤 음식이 가장 생각나나요?'라는 설문조사를 통해 상황별로 직장인들이 가장 먹고 싶은 메뉴를 뽑아서 500칼로리로 구성하였다.

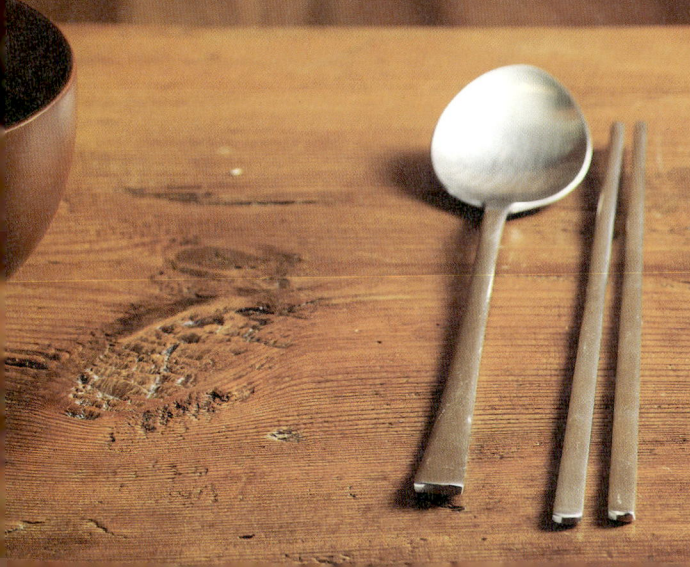

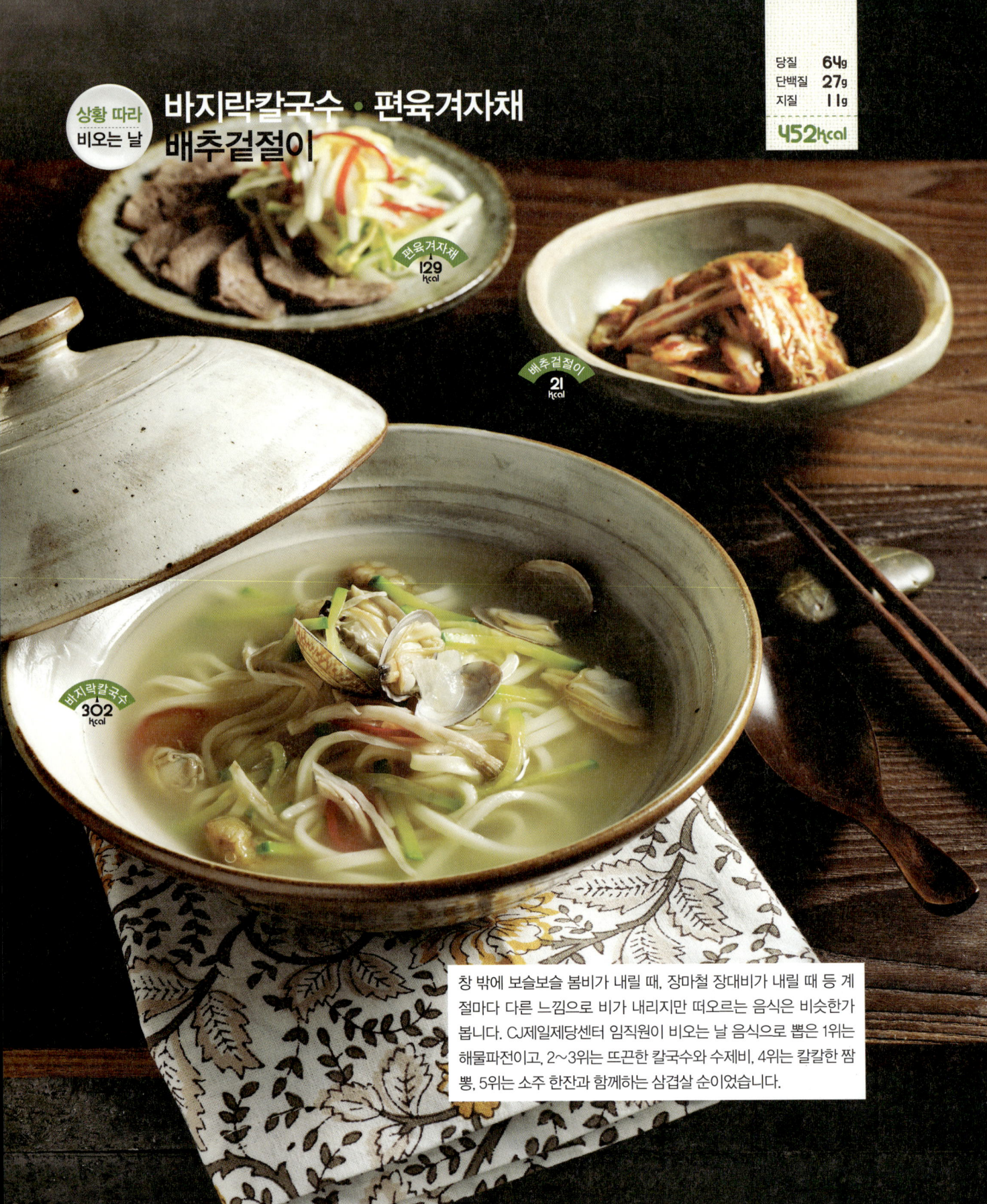

상황 따라 비오는 날

바지락칼국수 · 편육겨자채
배추겉절이

당질 64g
단백질 27g
지질 11g
452kcal

편육겨자채 129kcal
배추겉절이 21kcal
바지락칼국수 302kcal

창 밖에 보슬보슬 봄비가 내릴 때, 장마철 장대비가 내릴 때 등 계절마다 다른 느낌으로 비가 내리지만 떠오르는 음식은 비슷한가 봅니다. CJ제일제당센터 임직원이 비오는 날 음식으로 뽑은 1위는 해물파전이고, 2~3위는 뜨끈한 칼국수와 수제비, 4위는 칼칼한 짬뽕, 5위는 소주 한잔과 함께하는 삼겹살 순이었습니다.

바지락칼국수

당질 58g | 단백질 14g | 지질 3g

재료

칼국수(생)	80g
바지락	130g(껍질 포함)
미더덕	5g
감자	40g
양파	15g
애호박	30g
느타리버섯	15g
홍고추	2g
대파	2g
멸치육수	1½컵
국간장	1ts
다진마늘	0.5g

멸치국물

마른멸치	3g
건다시마	1조각(5cm 크기)
무	10g
대파	5g
물	적당량

조리방법

1 감자, 양파, 애호박은 채썰고, 느타리버섯은 가늘게 뜯는다.
2 홍고추, 대파는 어슷썬다.
3 분량의 재료를 넣어 멸치국물을 만든다.
4 칼국수는 밀가루를 털어내고 끓는 물에 데쳐서 준비한다.
5 멸치국물에 해감한 바지락과 미더덕을 넣고 끓인다.
6 바지락이 입을 벌리면 감자, 양파, 애호박을 넣고 끓인다.
7 한소끔 끓으면 느타리버섯과 칼국수를 넣고 간을 한 후 대파, 홍고추를 넣어 마무리한다.

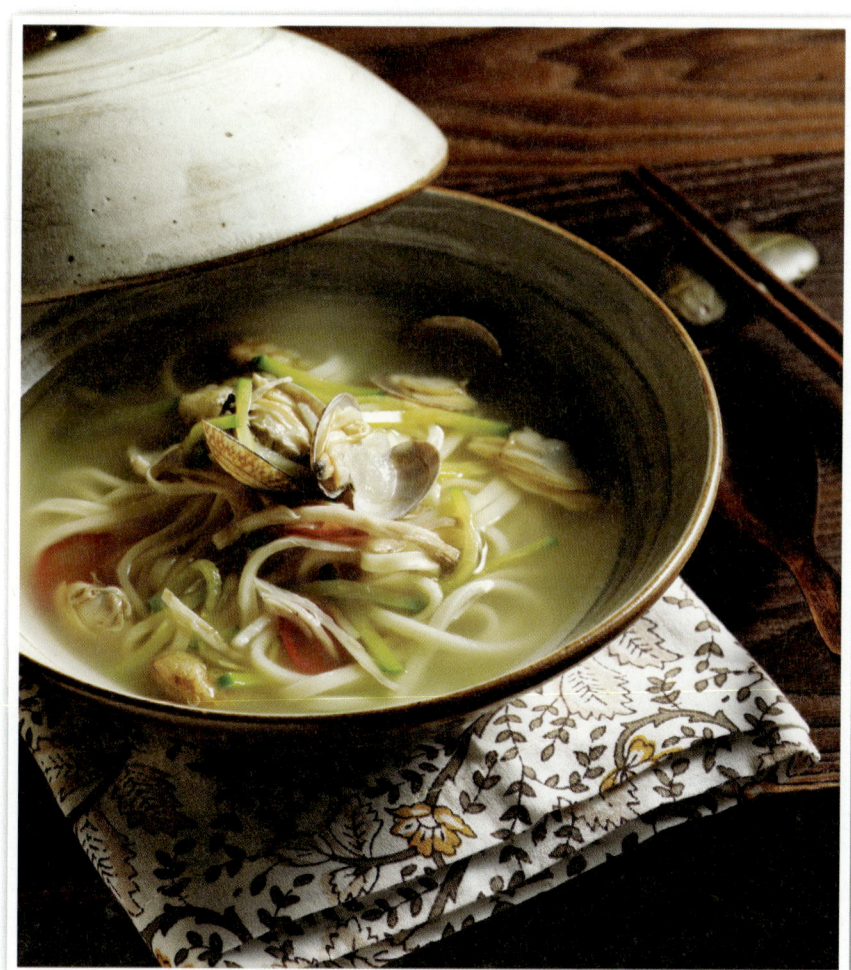

tip
생면은 따로 삶지 않는 경우도 있으나 표면에 밀가루가 많이 묻어 있어 국물이 탁해지므로 밀가루를 털어내고 삶아서 사용한다.

편육겨자채

 당질 4g   단백질 12g   지질 7g

재료
소고기(사태)	40g
오이	20g
양파	10g
홍피망	5g
잣가루	1g

달걀지단
달걀	20g
식용유	1/3ts

고기삶기
간장	1ts
건고추	2g
대파	10g
마늘	5g
생강 · 통후추 · 청주	약간

겨자소스
겨자가루	1g
식초	1/2ts
배즙	1ts
설탕	1g
소금 · 다진마늘 · 통깨	약간

조리방법
1 냄비에 물을 붓고 분량의 양념을 넣어 소고기를 삶는다.
2 오이, 양파, 홍피망은 4㎝ 길이로 채썬다.
3 달걀은 팬에 기름을 두른 후 노른자, 흰자 각각 지단을 부친다.
4 분량의 재료를 넣어 겨자소스를 만들고, 잣은 곱게 다져서 준비한다.
5 삶은 소고기를 편으로 썰고 준비한 재료들과 겨자소스를 곁들여낸다.

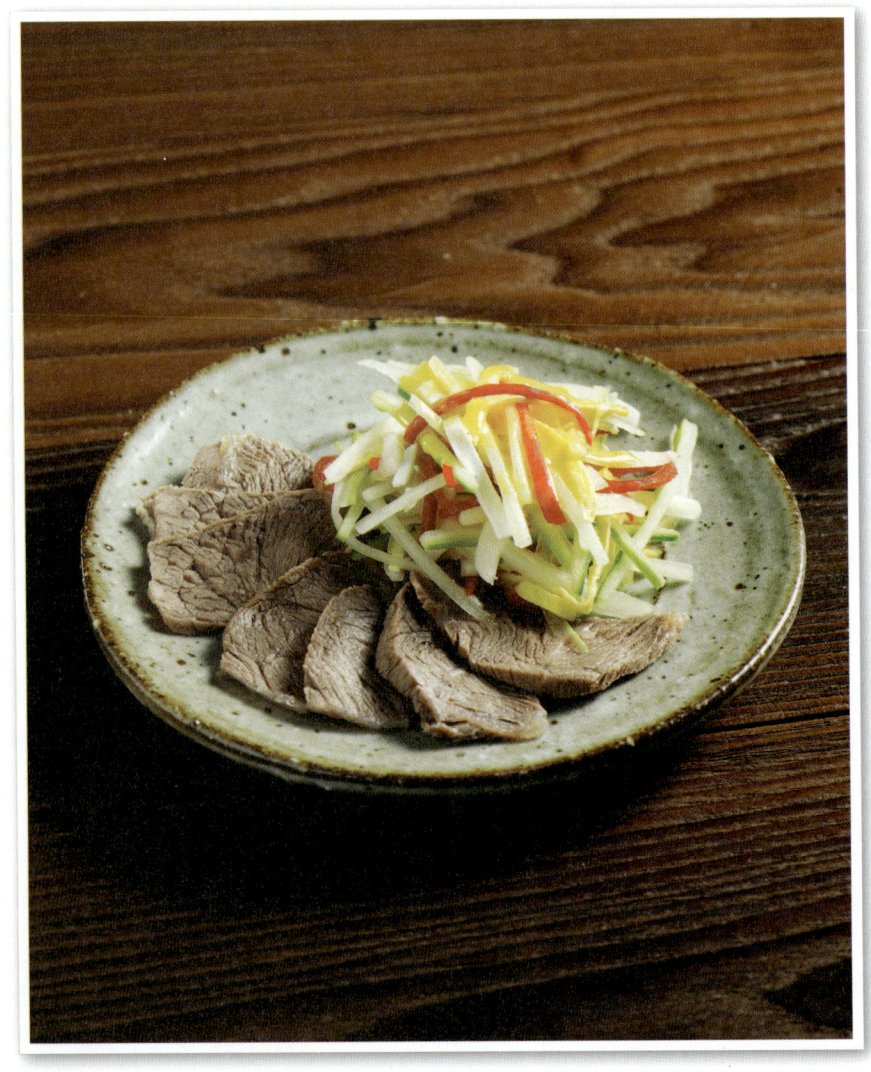

배추겉절이

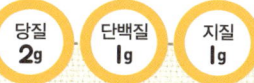
당질 2g / 단백질 1g / 지질 1g

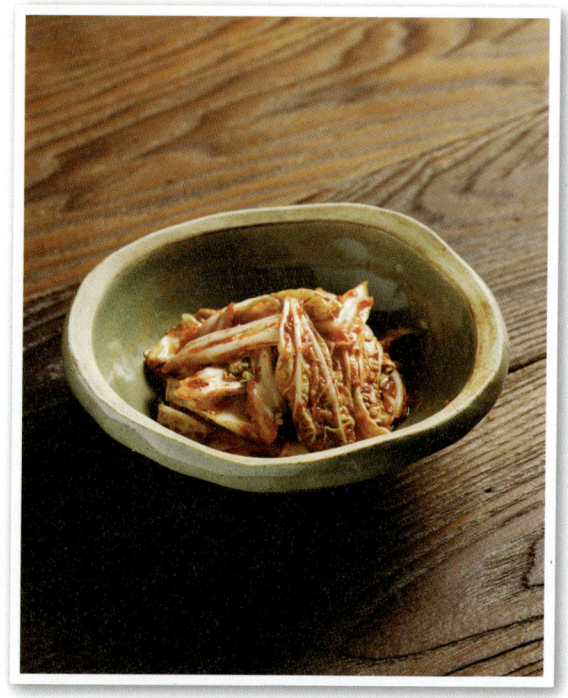

재료
배추 40g
고춧가루 2g
다진마늘 1g
다진생강 0.5g
멸치액젓 약간
찹쌀가루 1g
설탕·소금·통깨 약간

조리방법
1 배추를 먹기 좋은 크기로 잘라 소금에 절인다.
2 찹쌀가루에 물을 적당량 넣고 찹쌀풀을 만들어 식힌다.
3 식은 찹쌀풀에 고춧가루, 다진마늘, 멸치액젓, 설탕을 넣고 섞는다.
4 절여진 배추를 씻어서 물기를 뺀 후 3의 김치양념을 넣고 버무린다.

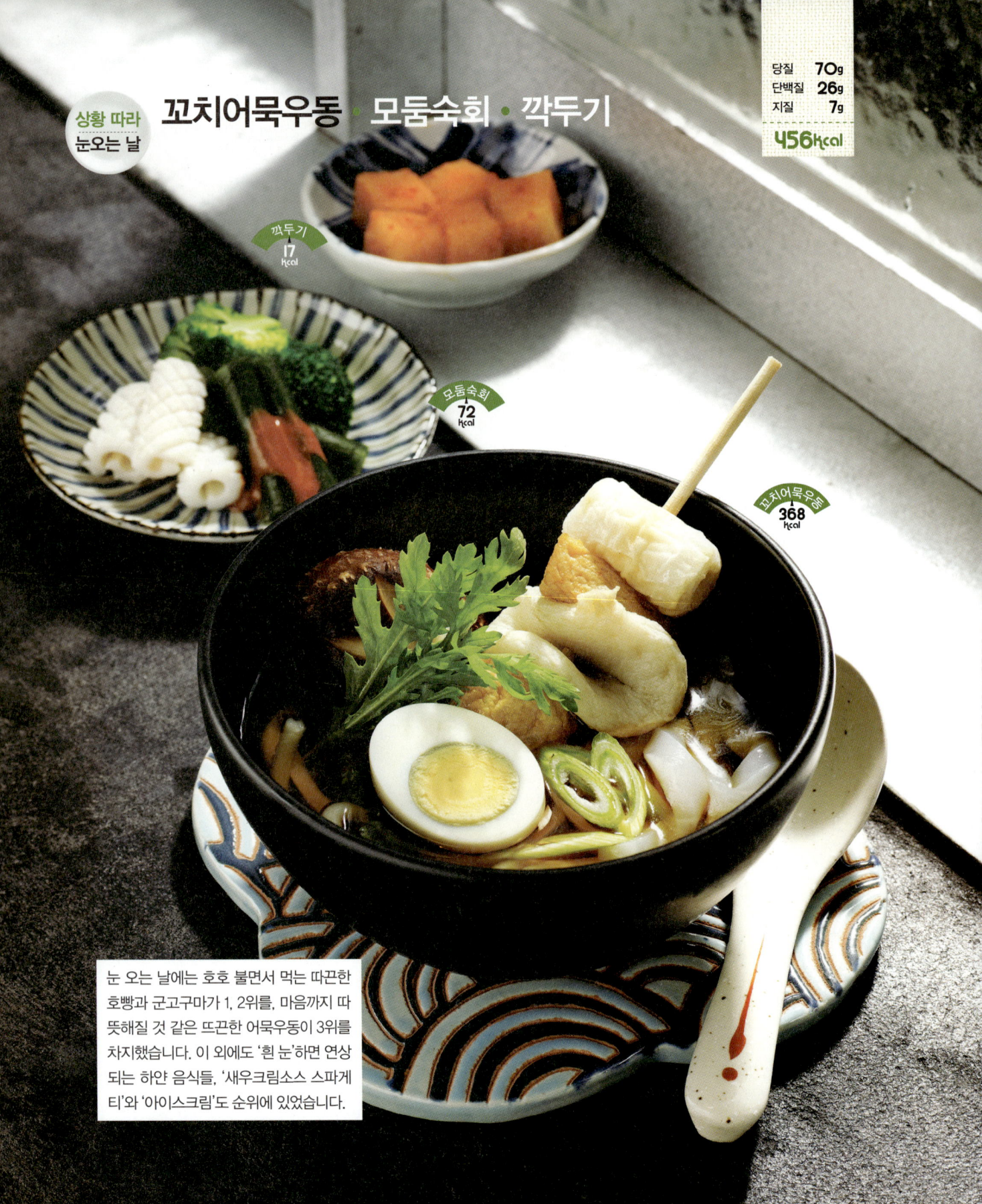

꼬치어묵우동

당질 58g 단백질 18g 지질 6g

재료

꼬치어묵	1꼬치(55g)
표고버섯	15g
양송이버섯	15g
곤약	20g
애호박	10g
쑥갓	5g
대파	1g
우동면(생)	80g
달걀	1/2개
우동국물	1½컵

우동국물

가쓰오부시	2g
양파	20g
다시마	1조각(5cm 크기)
대파	5g
간장	1ts
물	적당량

조리방법

1 표고버섯은 기둥을 떼낸 후 표면에 칼집을 내고, 양송이버섯은 모양을 살려 썬다.
2 곤약은 적당한 크기로 잘라 끓는 물에 데친 후 길이로 칼집을 넣어 매잡과 모양으로 끼워 넣어 모양을 만든다.
3 애호박은 반달모양으로 썰고, 쑥갓은 한 잎씩 떼어 씻어 놓는다.
4 대파는 어슷썬다.
5 분량의 재료를 넣어 우동국물을 만든다.
6 우동국물이 끓으면 준비된 버섯과 애호박을 넣고 끓이다가 데친 꼬치어묵과 곤약을 넣고 끓인다.
7 끓는 물에 우동면을 삶아 건져 놓는다.
8 달걀은 삶아서 반으로 잘라 놓는다.
9 그릇에 삶아 놓은 우동면을 담고 우동면과 꼬치어묵을 담은 후 삶은 달걀과 쑥갓을 올려 마무리한다.

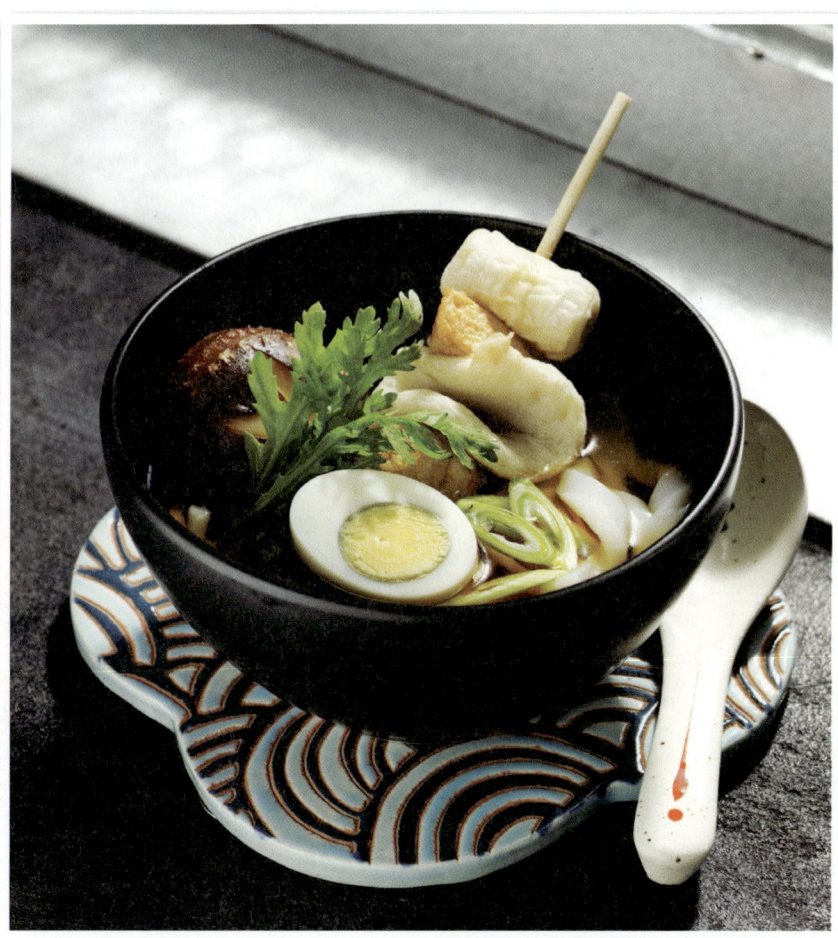

tip
어묵은 데쳐서 사용하면 가공 과정에서 첨가된 나트륨과 첨가물 등을 줄일 수 있고, 어묵 표면의 기름을 어느 정도 줄일 수 있다.

모둠숙회

재료
오징어	30g
브로콜리	30g
쌈다시마	15g
소금	약간

초고추장
고추장	1/2TS
설탕	1.5g
식초	2/3ts
다진마늘	약간

조리방법
1 오징어는 껍질을 벗기고 안쪽에 일정 간격으로 칼집을 내어 솔방울 모양이 되도록 한다.
2 브로콜리는 끓는 물에 소금을 약간 넣고 데쳐서 식혀 놓는다.
3 쌈다시마는 찬물에 담가 소금기를 뺀 후 끓는 물에 살짝 데쳐 먹기 좋은 크기로 썰어 돌돌 말아준다.
4 분량의 재료를 넣어 초고추장을 만들어 준비된 재료와 곁들여낸다.

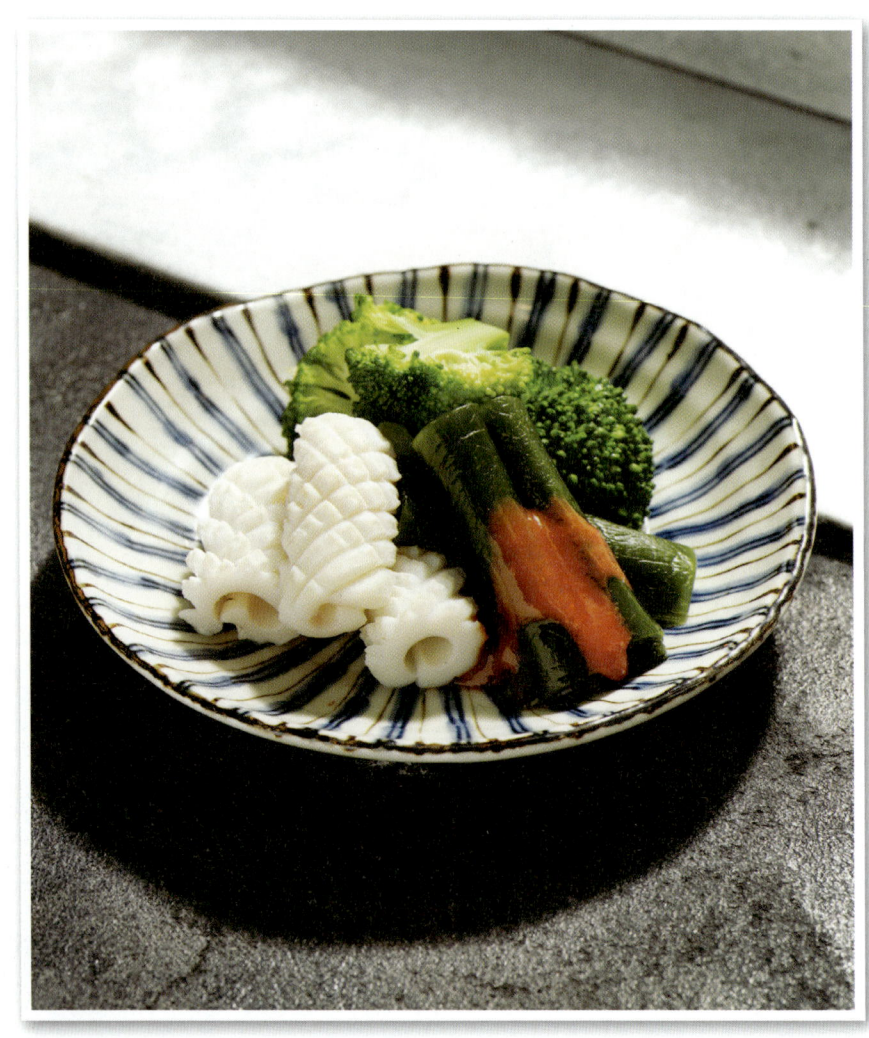

깍두기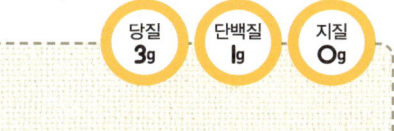

재료
깍두기 ·· 50g

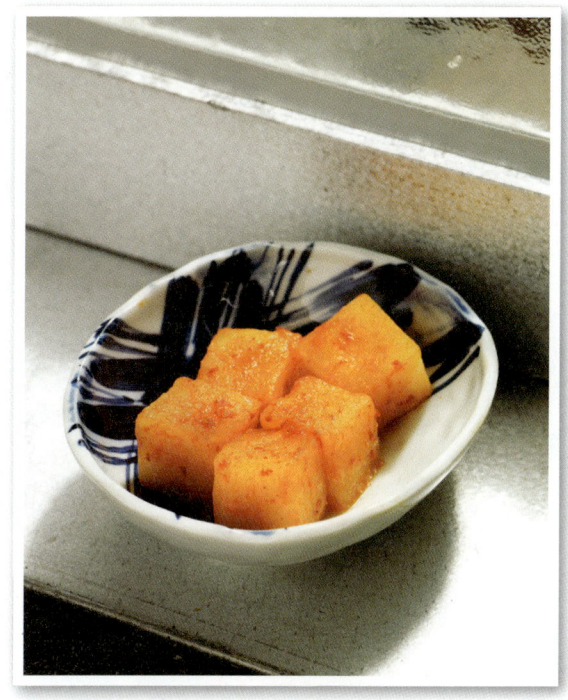

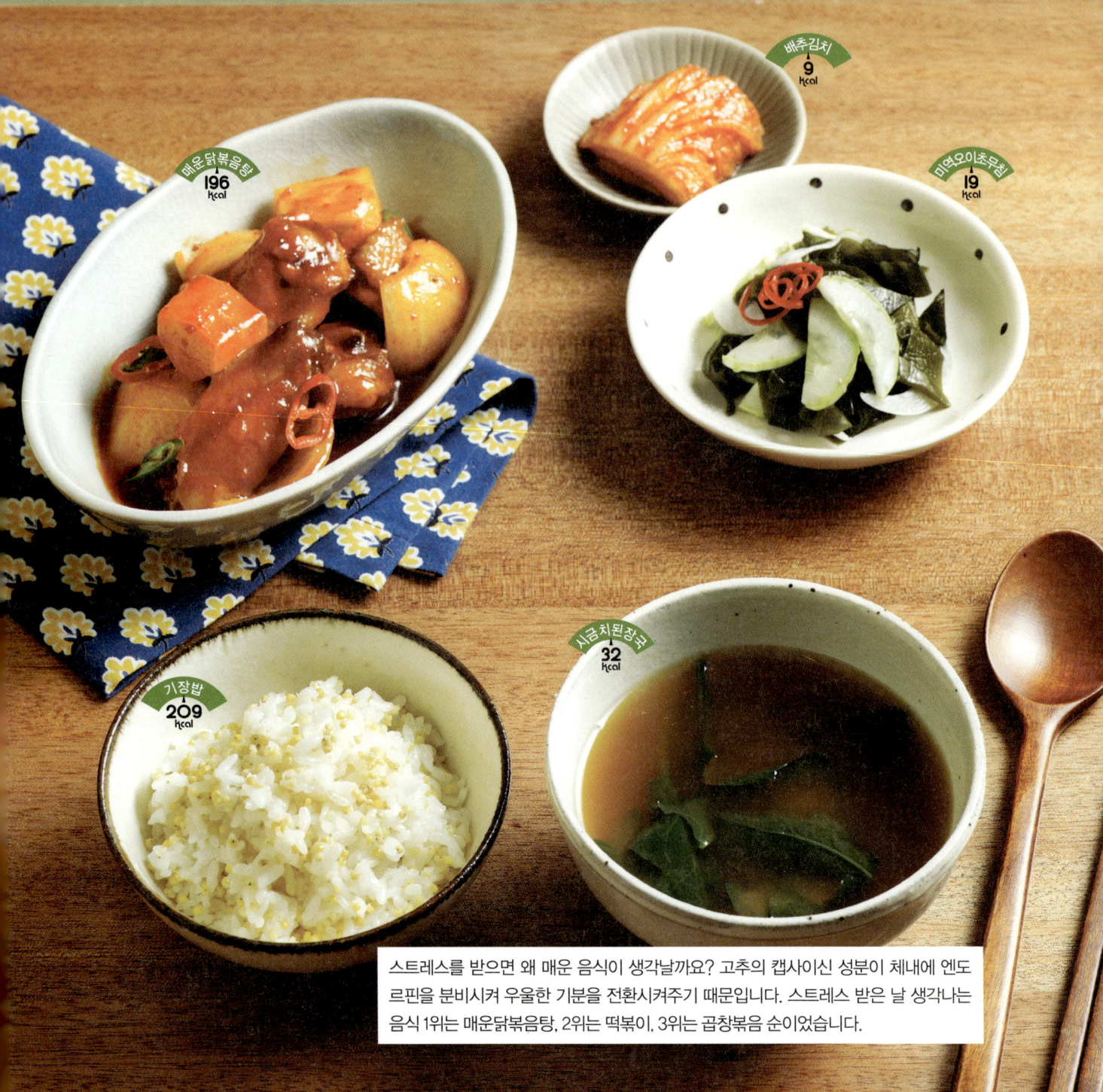

매운닭볶음탕

당질 11g 단백질 17g 지질 9g

재료

닭(도리육)	120g(뼈무게 포함)
감자	40g
양파	20g
당근	10g
대파	2g
물	적당량

양념장

간장	1ts
고춧분	2g
고추장	1/2ts
다진마늘	1g
설탕	1g
맛술·생강·통깨	약간

조리방법

1 끓는 물에 닭을 넣고 살짝 데쳐서 이물질을 제거한 후 헹궈낸다.
2 감자, 당근, 양파, 대파는 큼직하게 썬다.
3 분량의 양념을 넣어 양념장을 만들어 헹궈낸 닭에 재워 놓는다.
4 냄비에 3의 양념장에 재운 닭과 감자, 당근을 넣고 끓인다.
5 감자가 익으면 양파와 대파를 넣고 한번 더 끓인다.
6 양념장이 반 이상 줄어들 때까지 끓인다.

tip 닭은 반드시 껍질을 제거한 후 조리해야 열량을 낮출 수 있다.

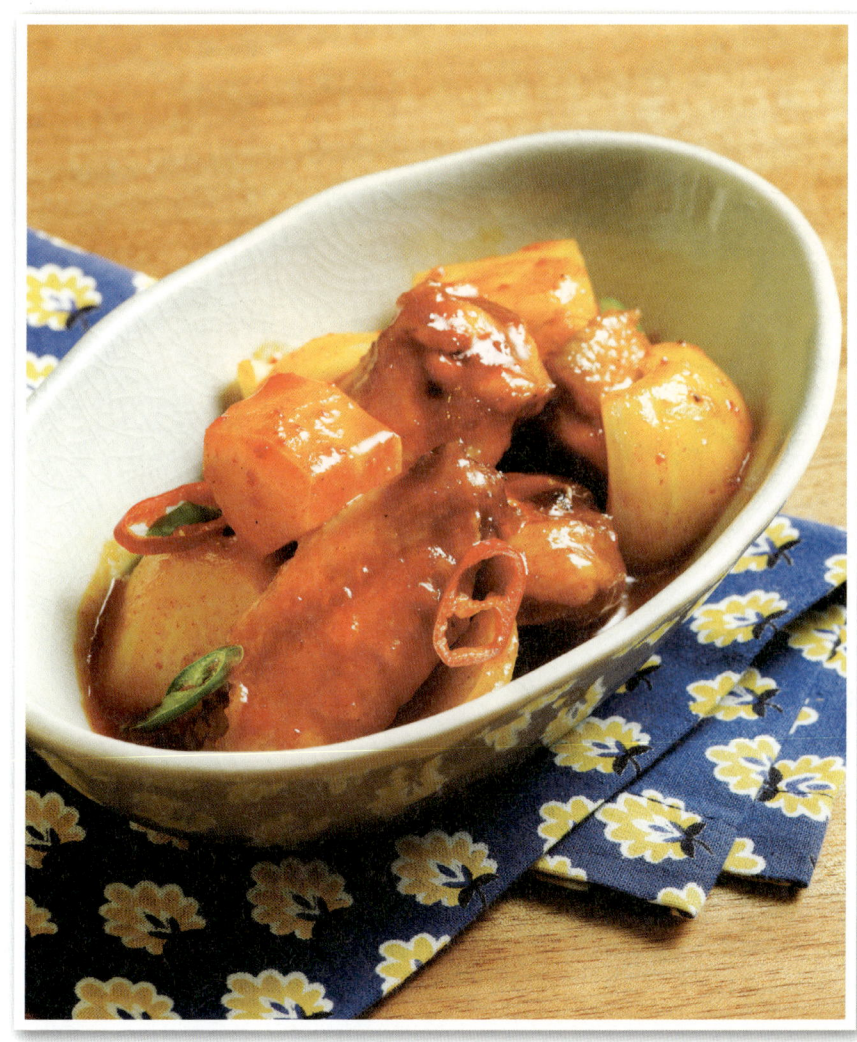

시작하자! 500칼로리 다이어트

시금치된장국

당질 4g 단백질 3g 지질 1g

재료
시금치 …………… 30g
멸치국물 …………… 1컵
된장 …………… 1ts
다진마늘 …………… 0.5g
소금·다진마늘·대파 …… 약간

멸치국물
마른멸치 …………… 3g
건다시마 …… 1조각(5cm 크기)
무 …………… 10g
대파 …………… 5g
물 …………… 적당량

조리방법
1 분량의 재료를 넣어 멸치국물을 준비한다.
2 시금치는 손질하여 끓는 물에 살짝 데쳐서 찬물에 헹군 다음 물기를 짠다.
3 멸치국물에 된장을 풀어서 시금치, 다진마늘을 넣고 끓인다.
4 시금치가 부드럽게 익으면 대파를 넣어 마무리한다.

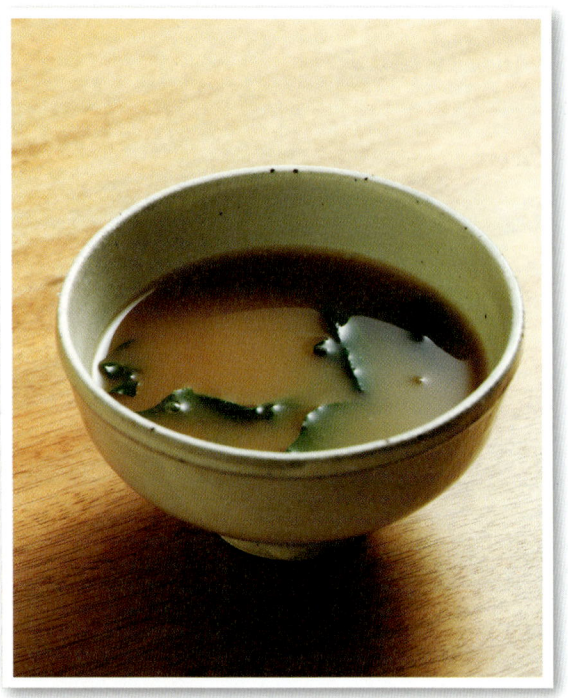

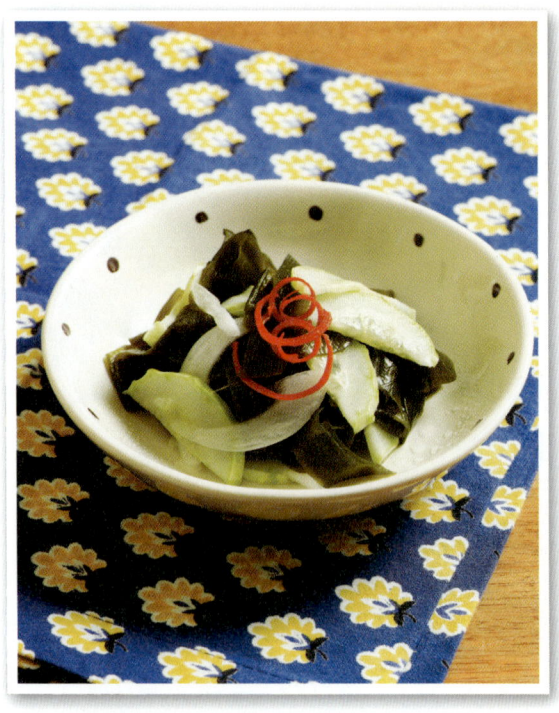

미역오이초무침

당질 4g 단백질 1g 지질 0g

재료
물미역 …………… 20g
오이 …………… 20g
양파 …………… 5g
홍고추 …………… 1g
다진마늘 …………… 0.5g
식초 …………… 1/2ts
설탕·소금·통깨 …… 약간

조리방법
1 물미역은 소금에 문질러 부드럽게 한 다음 끓는 물에 살짝 데친 후 먹기 좋은 길이로 썬다.
2 오이는 소금에 문질러 씻고 어슷썰어 소금에 살짝 절인 다음 물기를 꼭 짠다.
3 홍고추는 가늘게 채썬다.
4 볼에 미역과 오이를 담고 다진마늘, 식초, 설탕, 소금을 넣어 무치고, 마지막에 홍고추를 넣어 마무리한다.

기장밥

당질 **46g** · 단백질 **4g** · 지질 **0g**

재료
기장밥 ·················· 2/3공기(140g)

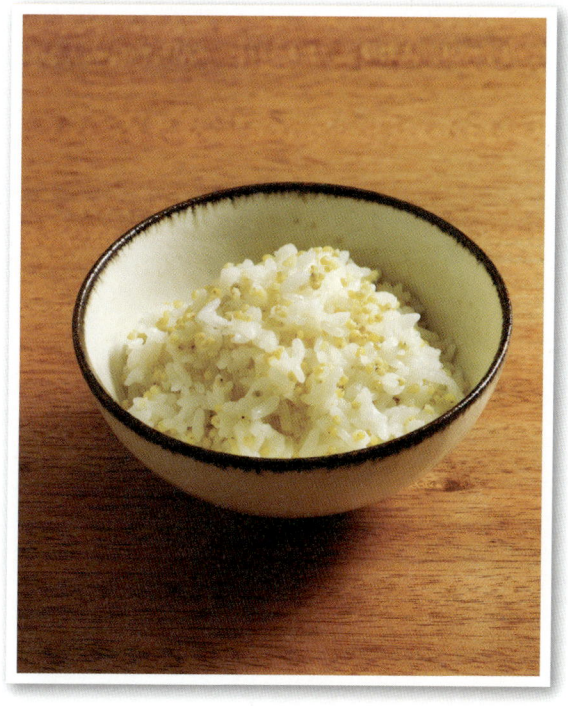

배추김치

당질 **1g** · 단백질 **1g** · 지질 **0g**

재료
배추김치 ·················· 50g

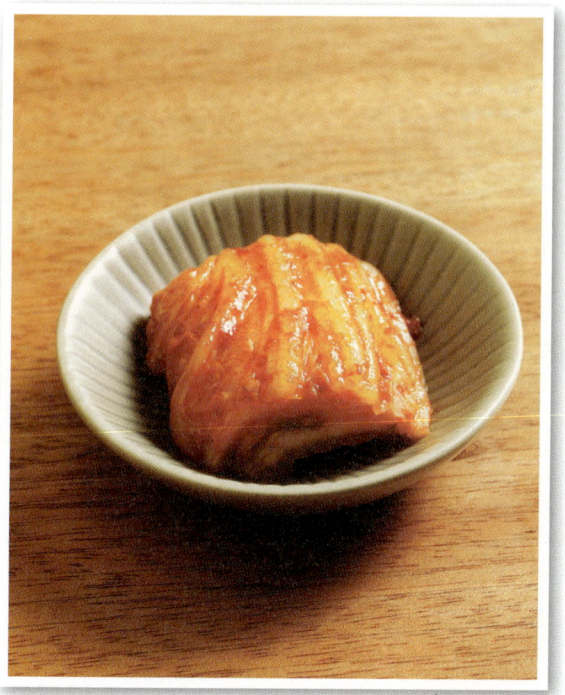

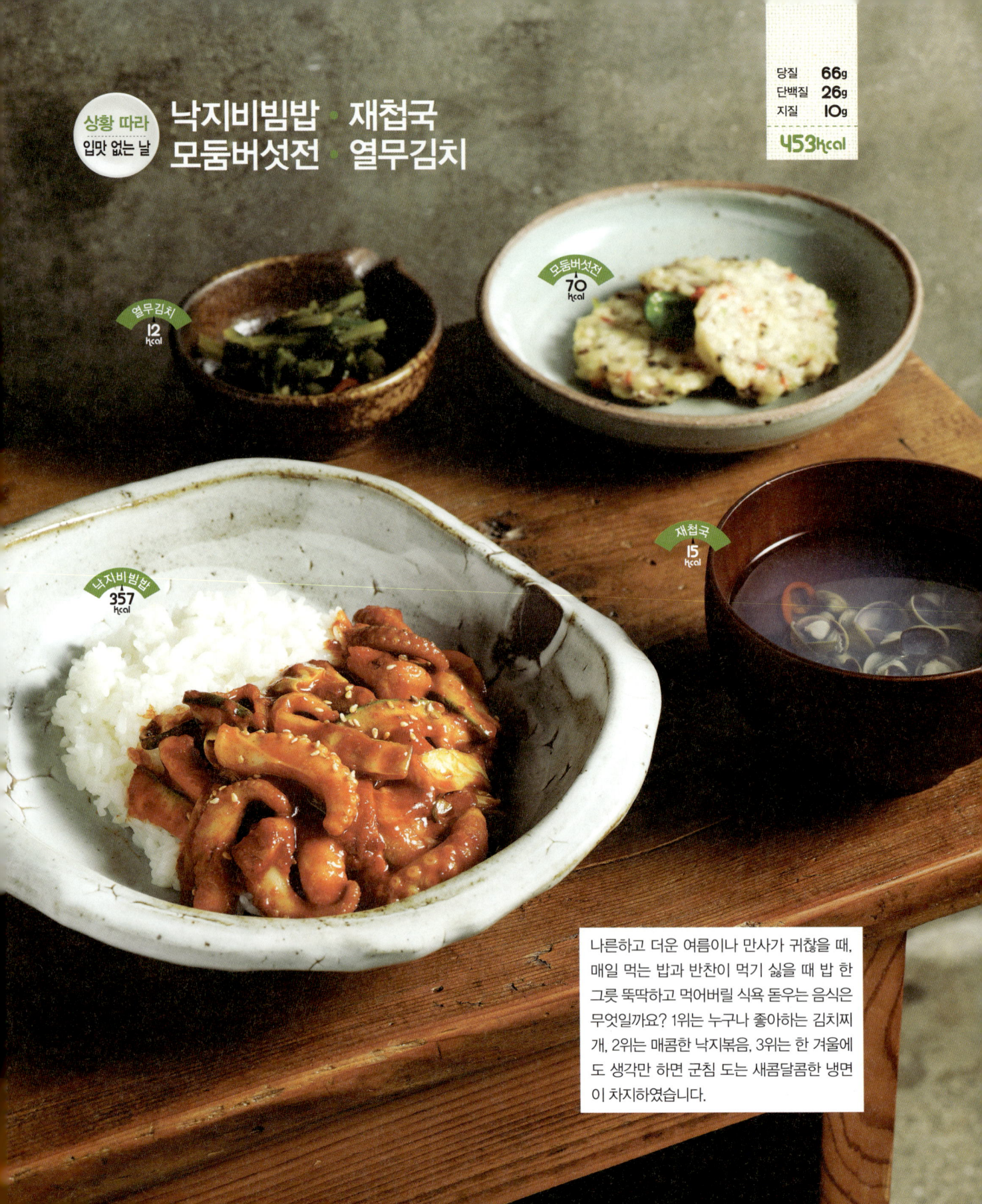

상황 따라 입맛 없는 날
낙지비빔밥 · 재첩국
모둠버섯전 · 열무김치

당질 66g
단백질 26g
지질 10g

453 kcal

- 열무김치 12 kcal
- 모둠버섯전 70 kcal
- 재첩국 15 kcal
- 낙지비빔밥 357 kcal

나른하고 더운 여름이나 만사가 귀찮을 때, 매일 먹는 밥과 반찬이 먹기 싫을 때 밥 한 그릇 뚝딱하고 먹어버릴 식욕 돋우는 음식은 무엇일까요? 1위는 누구나 좋아하는 김치찌개, 2위는 매콤한 낙지볶음, 3위는 한 겨울에도 생각만 하면 군침 도는 새콤달콤한 냉면이 차지하였습니다.

낙지비빔밥

 당질 55g   단백질 20g 지질 6g

재료

쌀	60g
낙지	130g
양배추	20g
애호박	15g
양파	10g
대파	2g
풋고추	2g
당근	5g
식용유	1/2ts
소금	약간

양념장

고추장	1/2ts
고춧가루	3g
간장	1ts
올리고당	1/2ts
참기름·통깨	약간

조리방법

1 쌀은 씻어서 20분 정도 불렸다가 밥을 짓는다.
2 낙지는 소금으로 문질러 씻은 후 끓는 물에 살짝 데쳐 먹기 좋은 크기로 썬다.
3 양배추, 양파는 채썰고, 애호박은 반달썰기 한다.
4 당근은 적당한 크기로 썰고, 대파, 풋고추는 어슷썬다.
5 분량의 재료를 넣어 양념장을 만든다.
6 팬에 식용유를 두르고 채소를 볶다가 낙지를 넣는다.
7 양념을 넣고, 낙지가 질겨지지 않도록 재빨리 볶아준다.
8 마지막에 대파와 풋고추를 넣고 통깨를 뿌려 마무리한다.

tip 올리고당은 설탕보다 칼로리가 적고 식이섬유가 함유되어 있어, 단맛을 내야 하는 음식을 만들 때 이용하면 좋다.

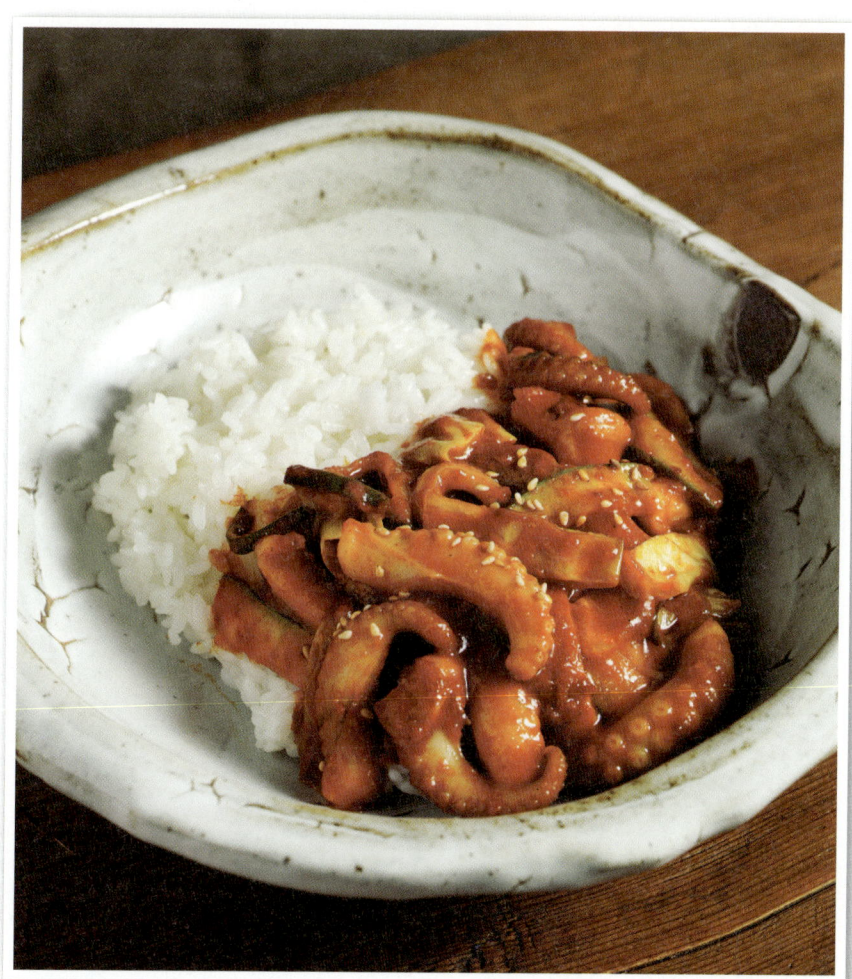

시작하자! 500칼로리 다이어트

재첩국

당질 **1g**   단백질 **2g**   지질 **0g**

재료
- 재첩 ···· 85g(껍질무게 포함)
- 부추 ···················· 3g
- 홍고추 ···················· 1g
- 소금·다진마늘 ········ 약간
- 물 ···················· 3/4컵

조리방법
1. 재첩은 연한 소금물에 담가 해감을 하고 소금으로 문질러 씻는다.
2. 냄비에 분량의 물을 붓고 재첩을 넣어 약한 불에서 은근히 끓인다.
3. 부추는 1.5㎝ 길이로 썰고, 홍고추는 0.1㎝ 두께로 썬다.
4. 국물이 끓으면 다진마늘과 소금을 넣어 간을 하고, 부추와 홍고추를 넣고 마무리한다.

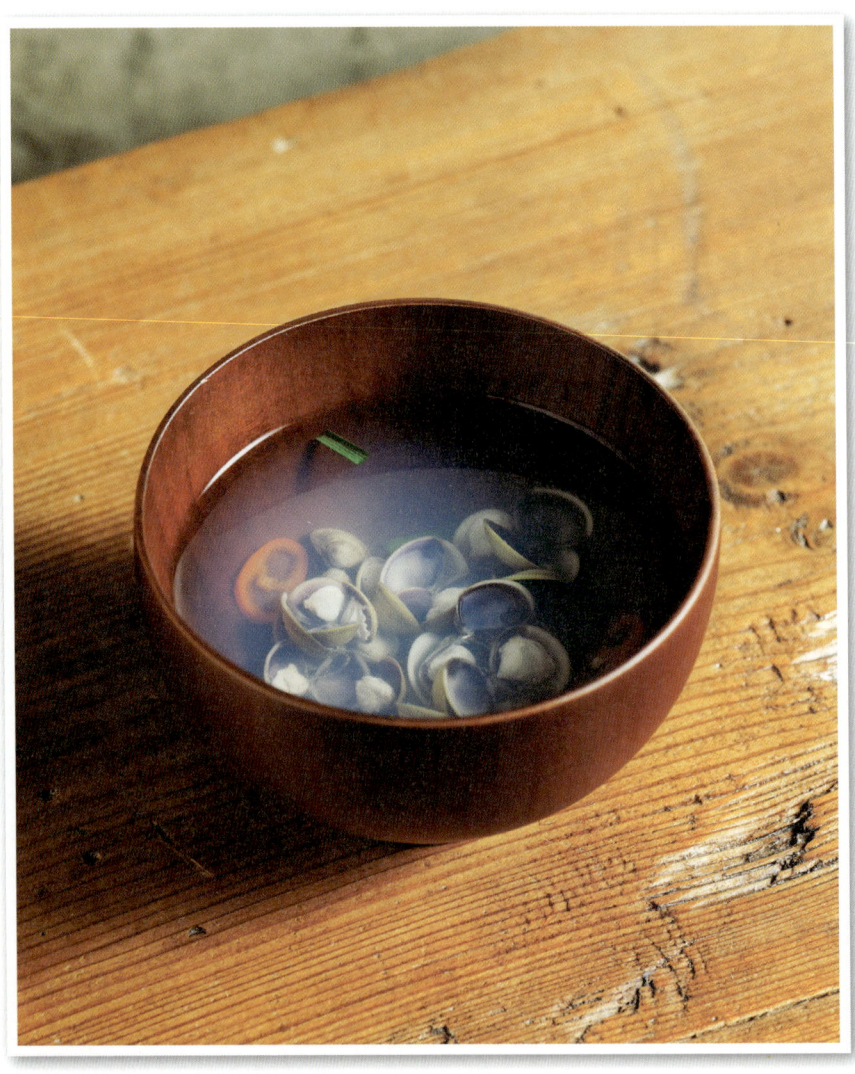

모둠버섯전

당질 **9g** | 단백질 **3g** | 지질 **3g**

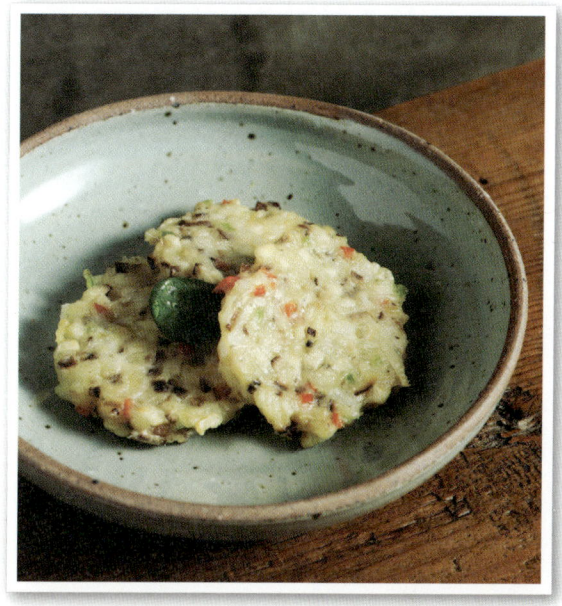

재료
표고버섯 … 5g	홍고추 … 2g
느타리버섯 … 10g	풋고추 … 2g
새송이버섯 … 5g	부침가루 … 15g
양파 … 10g	물 … 약간
	식용유 … 1/2ts

조리방법
1. 표고버섯, 느타리버섯, 새송이버섯은 다듬어 씻은 후 잘게 다진다.
2. 풋고추, 홍고추는 꼭지를 떼고 씨를 빼서 다지고, 양파도 다진다.
3. 볼에 준비된 다진 재료를 넣고 부침가루, 물을 넣고 반죽을 한다.
4. 팬에 기름을 두르고 동그랗게 모양을 만들어 앞뒤로 노릇노릇하게 굽는다.

tip 전을 부칠 때 코팅이 잘 된 팬을 뜨겁게 달군 후 사용하면 눌어붙지 않아 기름양을 줄일 수 있다.

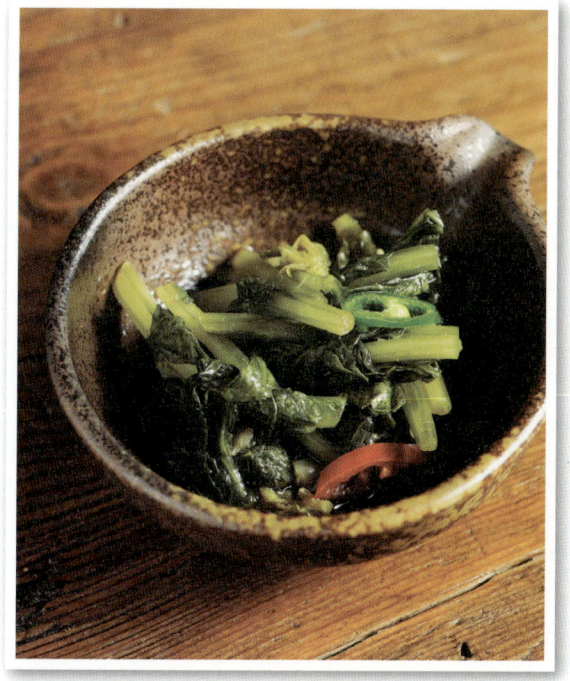

열무김치

당질 **2g** | 단백질 **1g** | 지질 **0g**

재료
열무김치 …………………………………………… 50g

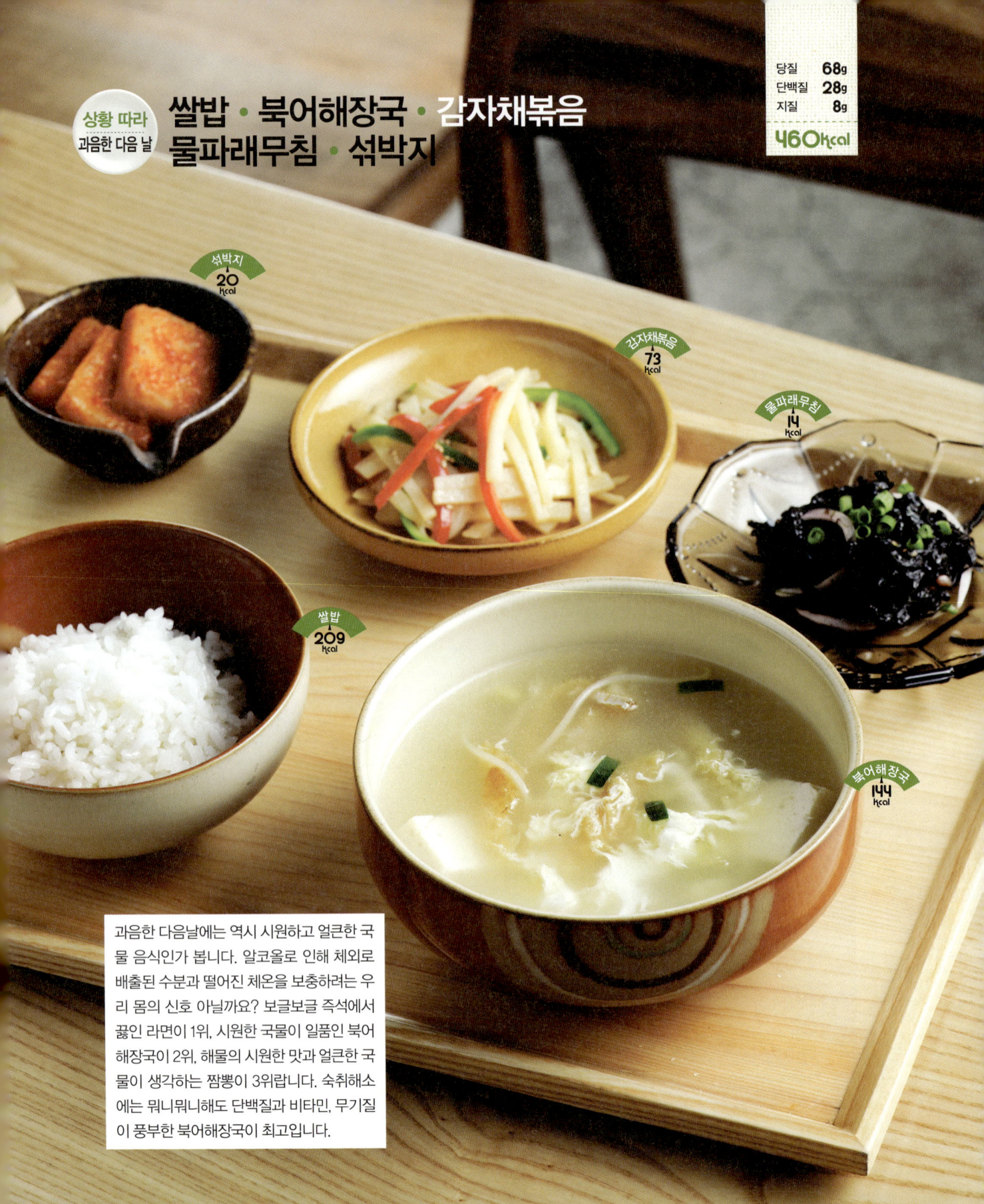

상황 따라 과음한 다음 날

쌀밥 · 북어해장국 · 감자채볶음
물파래무침 · 섞박지

당질 68g
단백질 28g
지질 8g
460kcal

섞박지 20kcal
감자채볶음 73kcal
물파래무침 14kcal
쌀밥 209kcal
북어해장국 144kcal

과음한 다음날에는 역시 시원하고 얼큰한 국물 음식인가 봅니다. 알코올로 인해 체외로 배출된 수분과 떨어진 체온을 보충하려는 우리 몸의 신호 아닐까요? 보글보글 즉석에서 끓인 라면이 1위, 시원한 국물이 일품인 북어해장국이 2위, 해물의 시원한 맛과 얼큰한 국물이 생각나는 짬뽕이 3위랍니다. 숙취해소에는 뭐니뭐니해도 단백질과 비타민, 무기질이 풍부한 북어해장국이 최고입니다.

북어해장국

당질 6g 단백질 20g 지질 5g

재료
- 북어채 ······ 15g
- 달걀 ······ 20g
- 두부 ······ 40g
- 무 ······ 30g
- 콩나물 ······ 40g
- 대파 ······ 1g
- 다진마늘 ······ 1g
- 새우젓 ······ 1g
- 들기름 ······ 약간
- 물 ······ 1½컵

조리방법
1 북어채는 물에 살짝 헹군 후 물기를 짠다.
2 두부, 무는 적당한 크기로 납작썰기 한다.
3 콩나물은 뿌리를 자르고, 대파는 0.5cm 길이로 썬다.
4 냄비에 들기름을 두르고 북어채와 무를 볶다가 물을 붓고 새우젓을 넣은 다음 끓으면 콩나물, 두부, 다진마늘을 넣고 끓인다.
5 콩나물이 익으면 달걀물을 풀어 넣고 한소끔 더 끓인 다음 대파를 넣고 마무리한다.

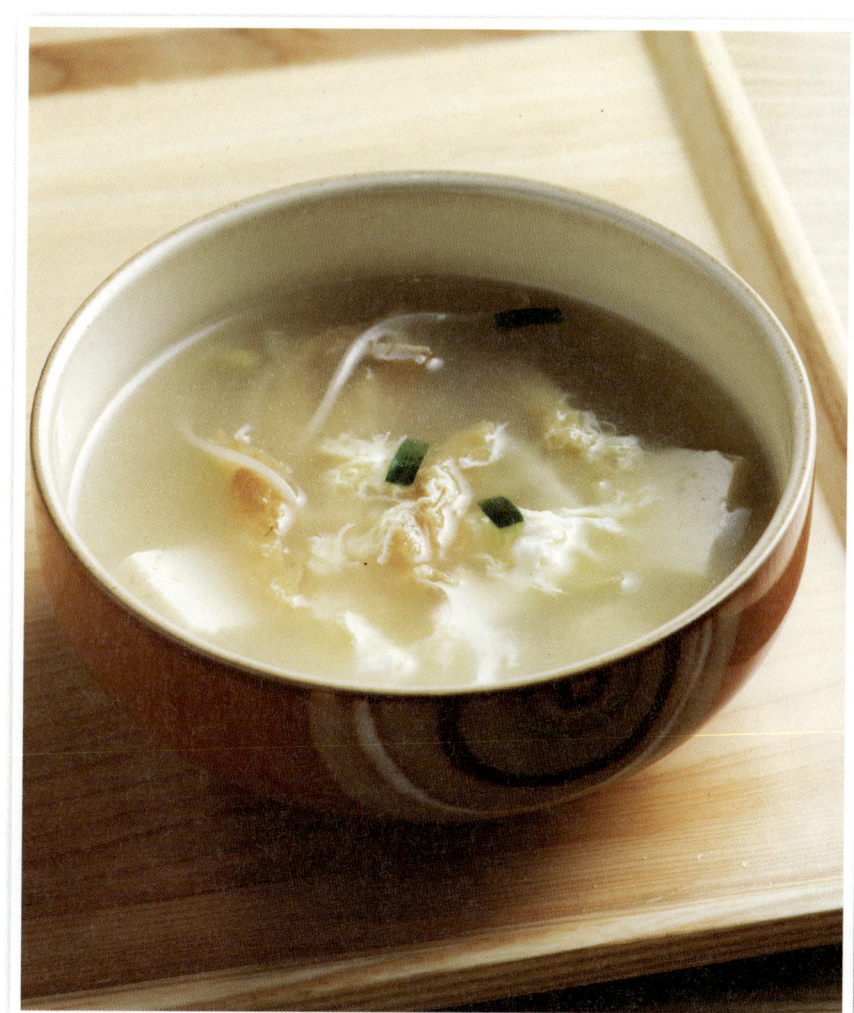

tip
1 북어는 너무 오래 씻거나 물에 담가두면 북어 고유의 맛이 감소하므로 살짝 헹구듯이 씻는다.
2 칼칼한 맛을 원한다면 청양고추를 넣으면 좋다.

시작하자! 500칼로리 다이어트

감자채볶음

당질 10g 단백질 2g 지질 3g

재료
감자 ·················· 70g
양파 ·················· 10g
청피망 ················ 10g
홍피망 ················· 5g
식용유 ············· 1/2ts
소금 ················· 약간

조리방법
1 감자는 채썰어 물에 두세 번 정도 헹구어낸다.
2 양파, 청피망, 홍피망은 깨끗이 씻어 씨를 제거한 후 채썬다.
3 팬에 식용유를 두르고 감자를 먼저 볶는다.
4 3에 소금간을 하고 나머지 재료를 볶는다.

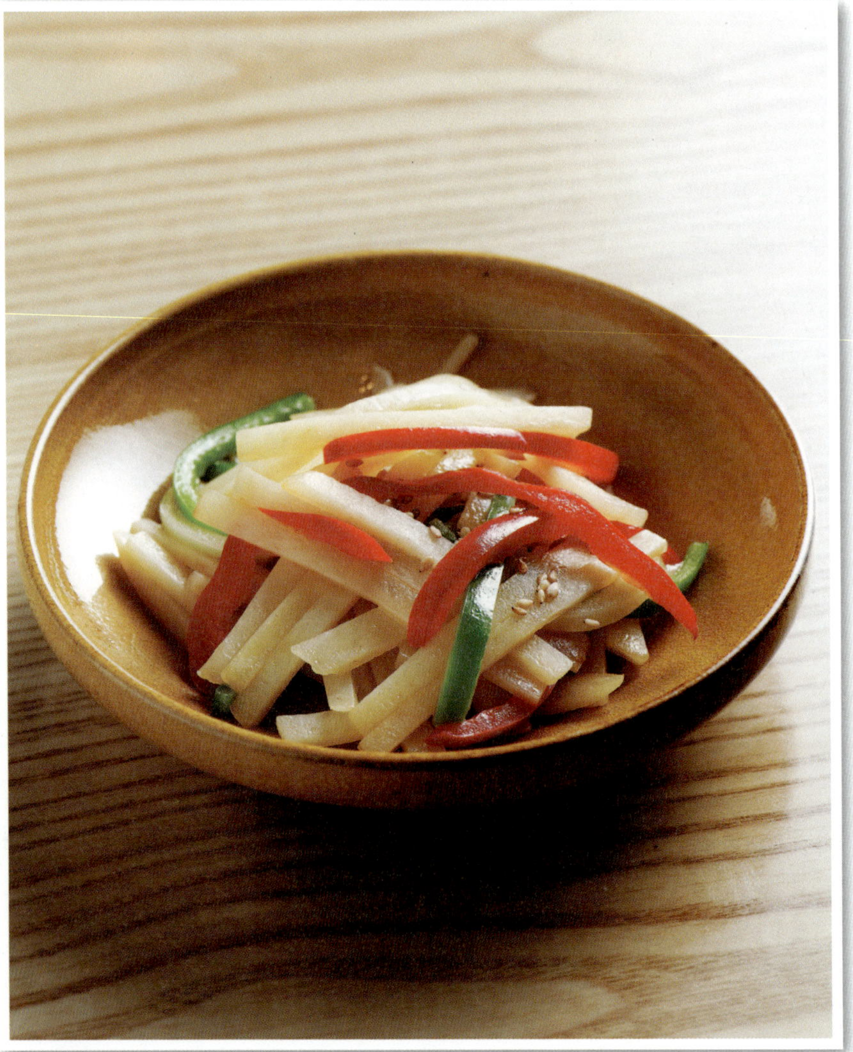

tip
감자만 볶으면 열량이 높으므로, 채소와 함께 요리하여 감자의 양을 줄이면 열량을 낮출 수 있다.

물파래무침

당질 2g | 단백질 1g | 지질 0g

재료
물파래 ·········· 30g
양파 ············· 5g
대파 ············· 1g
식초 ············· 1/2ts
다진마늘·설탕 ···· 약간
소금·통깨 ········ 약간

조리방법
1 물파래는 이물질을 골라낸 다음 소금을 넣고 씻어 물기를 꼭 짠다.
2 양파는 채썰고, 대파는 0.5㎝ 길이로 썬다.
3 볼에 물파래를 넣고 분량의 양념을 넣어 무친다.

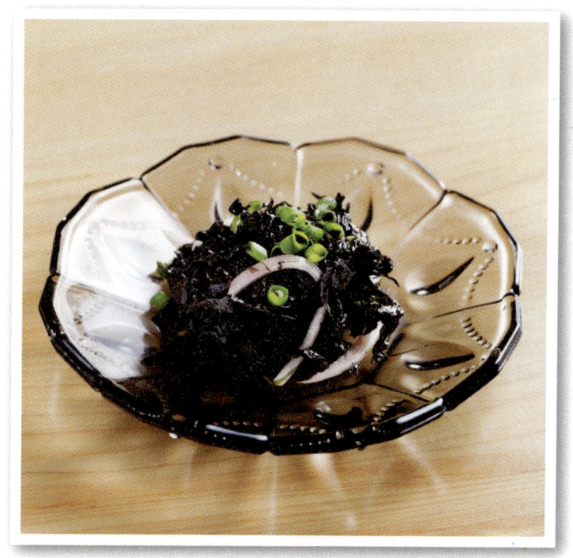

쌀밥

당질 46g | 단백질 4g | 지질 0g

재료
쌀밥 ·········· 2/3공기(140g)

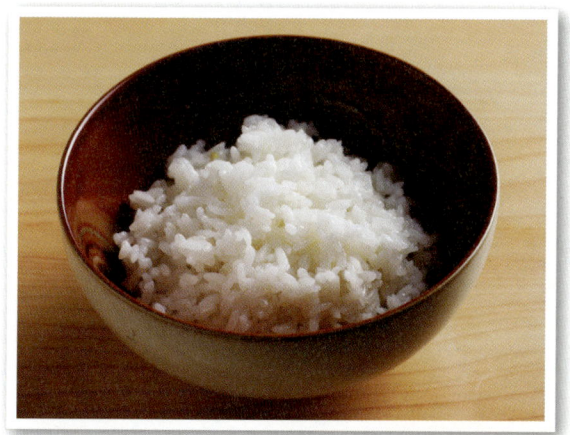

섞박지

당질 4g | 단백질 1g | 지질 0g

재료
섞박지 ·········· 60g

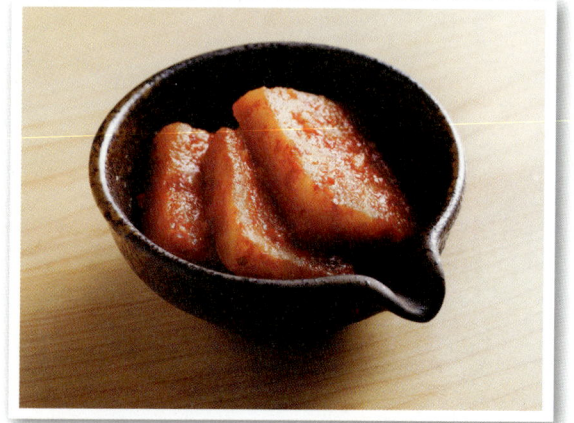

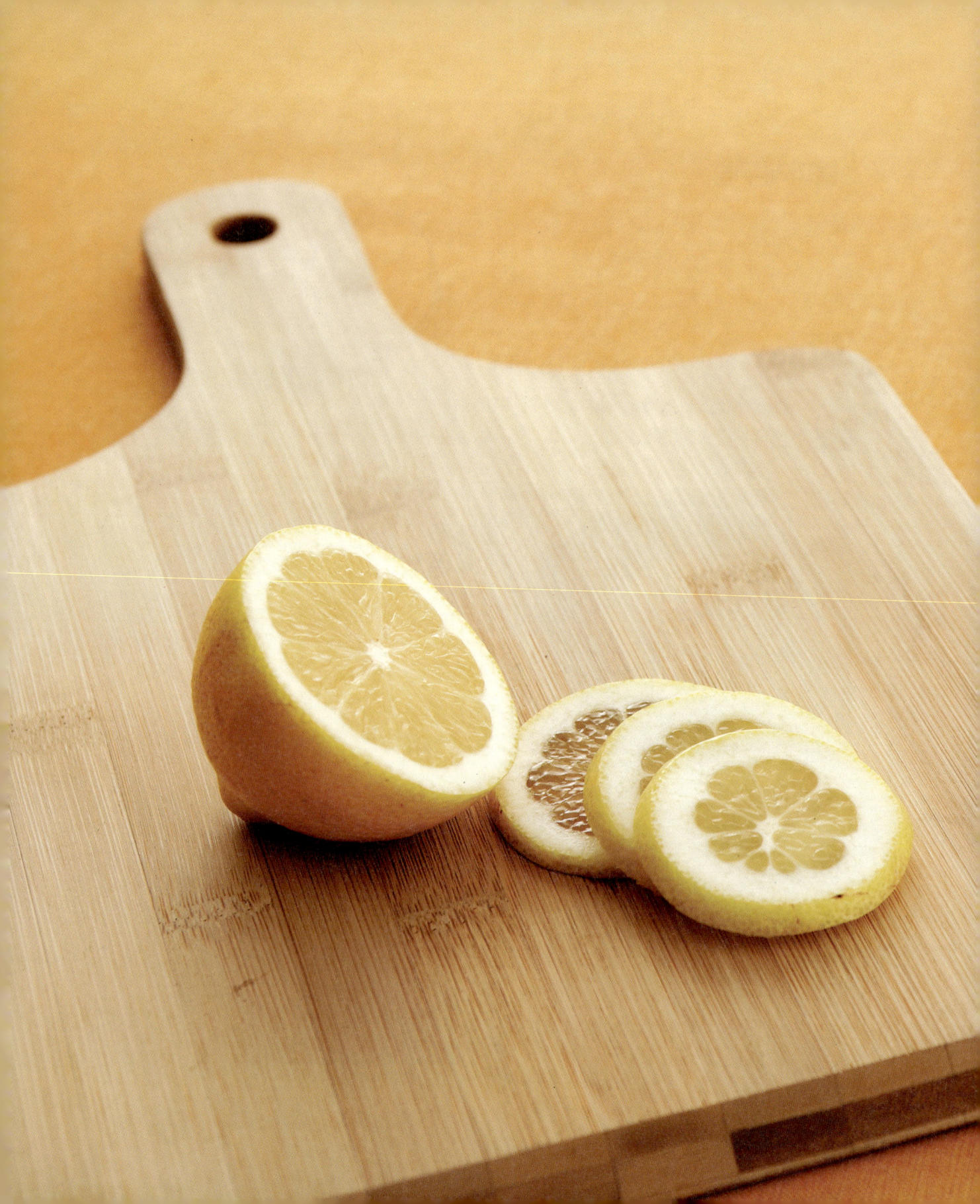

Part 5

500 kcal

다이어트 효과 2배 높이는 습관

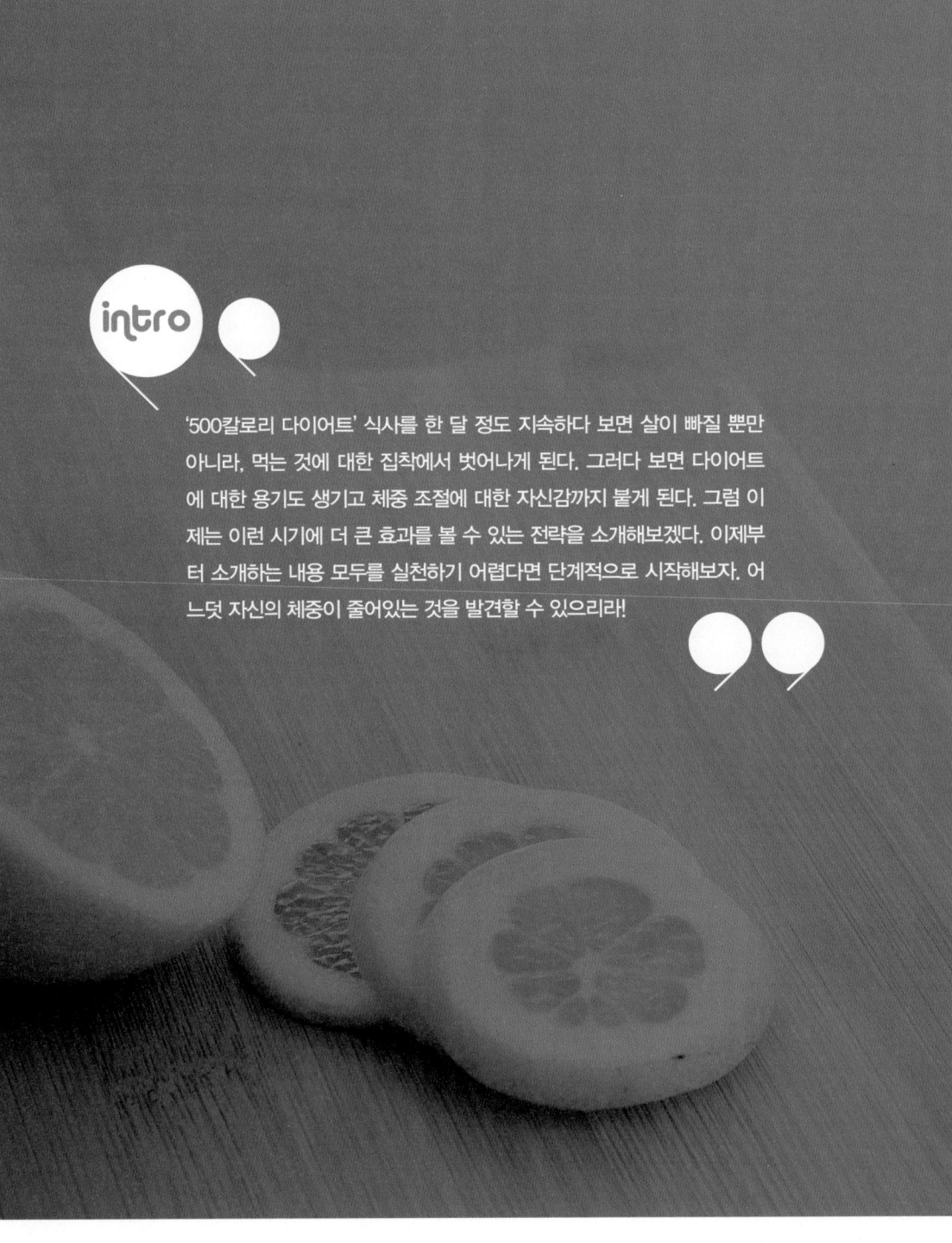

intro

'500칼로리 다이어트' 식사를 한 달 정도 지속하다 보면 살이 빠질 뿐만 아니라, 먹는 것에 대한 집착에서 벗어나게 된다. 그러다 보면 다이어트에 대한 용기도 생기고 체중 조절에 대한 자신감까지 붙게 된다. 그럼 이제는 이런 시기에 더 큰 효과를 볼 수 있는 전략을 소개해보겠다. 이제부터 소개하는 내용 모두를 실천하기 어렵다면 단계적으로 시작해보자. 어느덧 자신의 체중이 줄어있는 것을 발견할 수 있으리라!

CHAPTER 01
3초만 투자하면 칼로리가 줄어든다

일상에서 자주 먹는 음식을 살펴보면, 음식을 선택하기 전에 3초 정도만 생각하고 고르면 칼로리를 줄일 수 있는 방법은 많다. 밥의 경우 흰밥보다는 섬유소가 풍부해서 포만감을 줄 뿐만 아니라 변비 예방 효과도 탁월한 잡곡밥이 좋다. 라면은 튀기지 않아 열량이 적은 생라면을 고르면 평소 칼로리의 50%는 줄일 수 있다. 샌드위치도 버터 함량이 많아 칼로리가 상대적으로 높은 크로와상 보다는 통곡 식빵으로 만든 샌드위치를 선택해보자.

또한 국수는 씹지 않고 후루룩 넘길 수 있어 과식을 유발하기 쉬우므로 먹기 전에 적당량을 덜어 내고 먹는 것도 도움이 된다. 육류의 경우에는 단백질이 풍부하지만 지방 또한 많기 때문에 등심이나 목살 등 살코기 부위나 닭가슴살 등을 선택하는 것이 현명하다. 생선도 지방이 많은 꽁치나 고등어, 삼치보다는 흰살 생선이 좋다.

칼로리가 낮아서 쉽게 먹는 과일의 경우에도 주의가 필요하다. 이왕이면 토마토나 수박 등 부피는 크나 칼로리가 낮은 과일을 선택해야 많은 양을 먹을 수 있다. 또한 과일 주스보다는 생과일을 먹는 것이 좋고, 과일 통조림에 함유된 시럽은 설탕 덩어리이므로 가급적 피하는 것이 좋다. 음료수를 살 때도 너무 고민할 필요 없다. 그냥 순수한 물을 선택하면 된다. 그러면 적어도 100kcal는 줄일 수 있다.

> 일상에서 자주 먹는 음식을 살펴보면, 음식을 선택하기 전에 3초 정도만 생각하고 고르면 칼로리를 줄일 수 있는 방법은 많다.

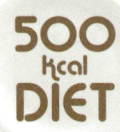

CHAPTER 02
요리조리 칼로리 절약 조리법

같은 양의 음식이라 하더라도 조리법에 따라 칼로리를 감소시킬 수 있으므로 저칼로리 조리법을 알아두면 유용하다. 보통 하루 섭취 칼로리의 10% 정도는 조리 시 사용되는 기름이나 설탕의 칼로리이다. 따라서 기름을 많이 사용하는 튀김, 전, 볶음 보다는 굽기, 삶기, 찌기의 조리법이 도움이 된다. 또한 설탕, 물엿, 참기름 등의 양념을 많이 사용하는 조림류 보다는 식품 그 자체의 담백한 맛을 내는 구이나 양념을 즉석에서 바르거나 무쳐서 먹을 경우 최소 150~300kcal까지 줄이는 효과가 있다.

1. 소고기, 돼지고기
- 가급적 기름은 떼어내고 살코기만 이용한다.
- 볶거나 부치거나 튀기는 조리법은 피하고 찜요리를 많이 이용한다(예, 편육).
- 설탕을 많이 사용하는 조리법을 피한다(예, 탕수육, 강정 등).
- 구이요리를 할 때에는 팬에 기름을 두르지 말고 오븐이나 전자레인지를 이용한다.

2. 닭고기
- 껍질은 지방 덩어리이므로 요리하기 전에 껍질을 모두 벗긴다.
- 요리 재료로 안심이나 가슴살 등 비교적 기름이 적은 부위를 선택한다.
- 기름이나 설탕, 엿 등의 당분을 많이 사용하는 조리법은 피한다(예, 깐풍기, 치킨 등).
- 기름을 쓰지 않고도 조리가 가능한 방법을 이용한다(예, 닭백숙, 닭찜 등).

3. 채소류
- 샐러드에 곁들이는 드레싱은 가급적 기름보다는 간장을 이용한 오리엔탈 드레싱을 이용한다.
- 샐러드를 만들 경우 식초나 과일즙을 첨가하여 희석시켜 사용하거나 설탕, 기름의 비율을 낮춘다.
- 튀김 등 기름을 많이 사용하는 조리법은 가급적 피한다.

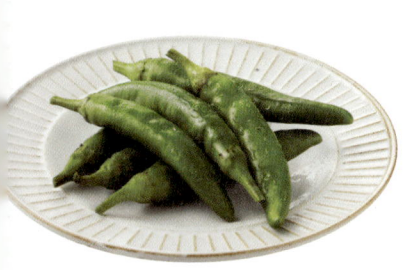

- 생채요리를 많이 이용하여 기름 사용량에 유의한다.
- 초절임요리를 많이 이용하여 기름 사용을 줄인다.

4. 곡류

- 밥을 이용한 일품요리 시 기름을 많이 사용하지 않도록 유의한다(예, 볶음밥, 자장밥, 카레라이스 등).
- 국수류도 비빔국수 등 기름을 사용하는 요리보다는 국물요리로 한다.
- 간식류로 튀김보다는 찜 등의 방법을 이용한다(예, 팝콘이나 도너츠, 프렌치 프라이보다는 찐 옥수수, 찐 감자, 찐 고구마가 좋다.).

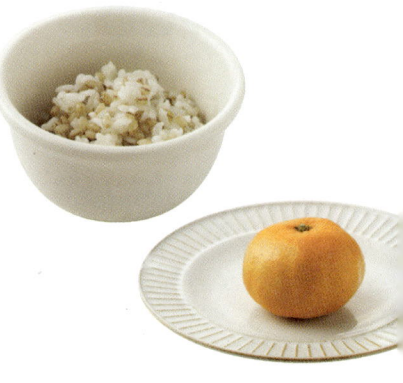

5. 과일류

- 설탕이나 시럽을 많이 사용하는 통조림, 병조림법 등은 가급적 피한다.
- 말린 과일은 수분이 줄어들면서 열량이 높아지기 때문에 피하는 것이 좋다(예, 건포도, 곶감, 대추 등).
- 설탕과 기름을 많이 필요로 하는 파이요리는 피한다(예, 사과파이).
- 무가당주스라고 해서 당분이 없는 것은 아니며 과일 자체에 천연과당이 들어 있어 칼로리를 갖고 있다는 사실에 유의한다.

6. 칼로리가 매우 낮은 식단을 짤 때 자주 사용하면 좋은 식품

- 푸른잎 채소, 오이, 배추, 상추, 김, 미역, 다시마, 한천
- 향신료 : 겨자, 식초, 계피, 레몬, 핫소스, 우스타소스

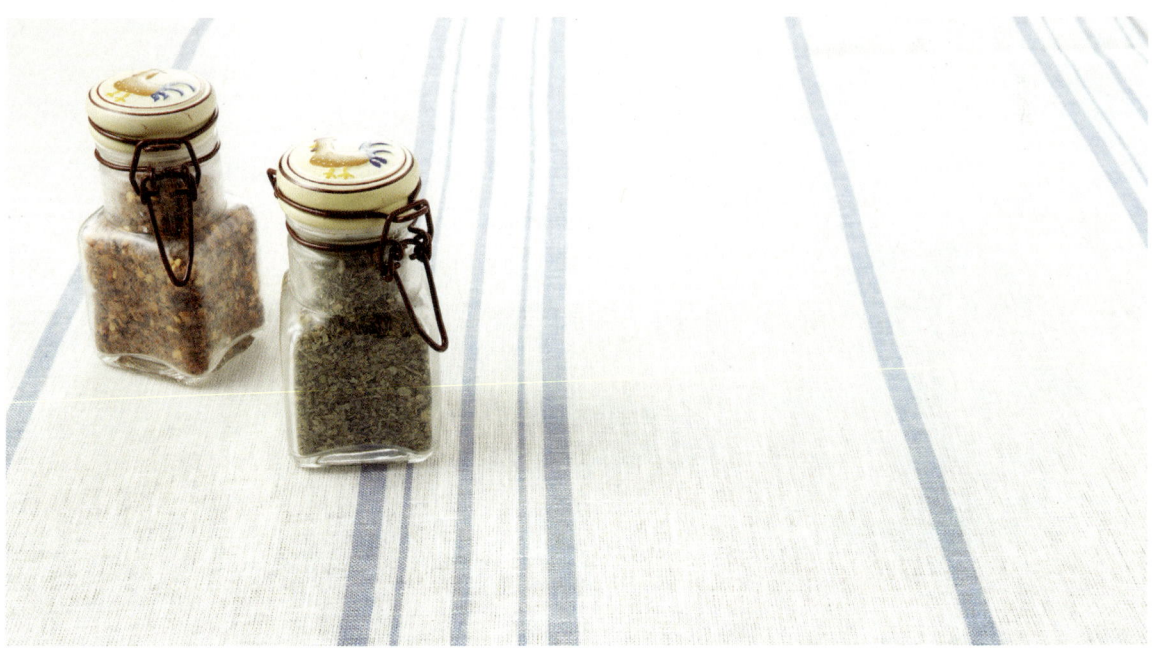

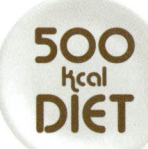

CHAPTER 03
제때 제대로 먹자

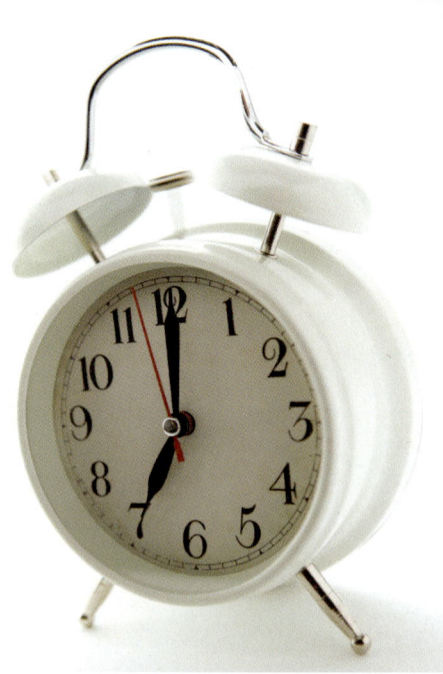

규칙적인 식사는 체중 감량에 있어 매우 중요하다. 식사를 규칙적으로 하는 사람과 아닌 사람은 하루 동안 똑같은 칼로리를 섭취해도 서로 다른 칼로리 통장 관리 시스템이 작동한다. 식사가 불규칙한 사람은 하루에 한 끼만 먹어도 그 적은 분량에서도 일정량의 칼로리를 체지방으로 미리 저축해둔다. 반면 규칙적인 사람은 그때그때 들어온 칼로리를 모두 소모하도록 작동하여 칼로리 통장의 잔고를 남기지 않는다.

하루 세 번은 체중 감량을 위해 먹는 최소한의 횟수이다. 식사와 식사 사이 간격은 4~5시간이 적당하고 최대 6시간을 넘기지 않는 것이 좋다. 만약 식사 간격이 지나치게 길어질 것 같으면 중간에 칼로리가 낮은 간식을 먹어 배고픈 상태로 식사하지 않도록 한다. 또한 아침, 점심, 저녁식사를 비슷한 양으로 배분하는 것이 좋다. 끼니 별로 음식량이 균등해지면 우리 몸은 안심하고 바로바로 칼로리를 소비하기 때문에 체지방으로 저장되는 양이 줄어든다. 그렇지만 회식이 있는 경우에는 예외이다. 따라서 저녁에 일이 생길 경우에는 점심식사량을 약간 줄이고 사이에 간식을 약간 먹어 두는 것도 도움이 된다.

CHAPTER 04
100칼로리 더 줄이는 습관

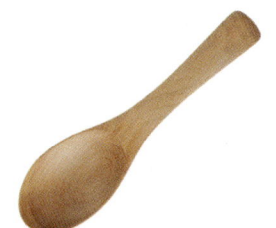

성인 남성의 경우 2.5개월 동안 하루에 100kcal를 덜 섭취하면 지방조직 1kg을 감량할 수 있다. 반면 체중을 일정하게 유지하다가 100kcal를 더 섭취하면 1년 후 지방 조직이 4.7kg 가량 증가하게 된다. 그러면 어느 정도를 먹어야 100kcal의 열량이 나올까? 아래의 표에서도 알 수 있듯이 100kcal를 내는 식품의 양은 식품 별로 차이가 있다. 문제는 우리가 별로 의식하지 않고 먹는 식품의 열량이 만만치 않다는 사실이다.

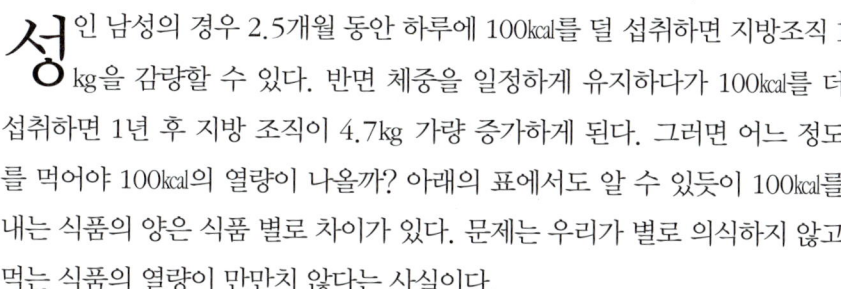

예를 들어 식사 후 습관적으로 마시는 자판기 커피의 경우 1잔이 약 40kcal 정도 되는데 아침, 점심, 저녁에 3잔만 마셔도 쉽게 120kcal가 된다. 또한 피부 미용에 좋다고 귤을 2개만 더 먹어도 100kcal가 된다. 따라서 하루에 밥 2 숟가락 정도 덜어내거나 자판기 커피를 원두커피로만 바꿔도 자신도 모르는 사이에 체중이 스르르 줄어드는 경험을 하게 될 것이다.

100kcal 열량을 내는 식품의 양

구분	식품의 양
곡류	밥 70g(1/3공기), 고구마 100g(1/2개), 감자 130g(중간 1개), 인절미 50g(3개), 식빵 35g(1쪽)
어육류	살코기 80g(탁구공 크기 2개), 생선 100g(작은 것 1마리), 두부 120g(1/3모), 갈비 40g(작은 것 1토막), 장어 50g(2점)
야채류	상추 350g, 양송이 350g, 오이 350g(2~3개), 도라지 250g
기름류	들기름 10g(2티스푼), 호두 16g(1개), 버터 12g(1인분 버터 1개)
우유	우유 180g(4/5봉)
과일	귤 100g(작은 것 2개), 사과 100g(작은 것 1개)
기타	인스턴트 커피 2.5잔, 콜라 1캔, 설탕 6g(각설탕 1개)

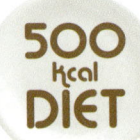

CHAPTER 05
짜지 않고 맵지 않게 먹자

소금은 식욕을 자극시켜 식사량을 늘리게 한다. 간장게장, 굴비, 젓갈류 등 밥도둑이라 불리는 반찬을 보면 짠 음식이 대부분이다. 짠 음식을 먹으면 다음 순서로 물을 많이 마시게 된다. 내 몸에 수분이 과도하게 축적되면 이 또한 체중 증가 효과를 가져온다.

우리나라 사람들의 소금 섭취 경로는 주로 김치나 국, 찌개, 어패류 등을 통해서이다. 따라서 이들의 섭취량을 1/2로 줄여도 염분 섭취량은 1/3로 줄일 수 있다. 그러므로 국물을 남기거나, 국그릇의 크기를 반으로 줄이거나, 김치를 가급적 작게 썰어 먹어보자. 또한 간장, 된장, 고추장 등을 이용한 반찬보다는 겨자, 마늘, 양파 등을 사용한 소스를 만들어 찍어 먹고, 오이, 당근, 무, 파프리카, 양상추 등 채소류를 차게 하여 그대로 자주 먹는 방법 등을 시도해보자.

뿐만 아니라 소금의 문제 성분인 나트륨의 배설을 촉진시키는 무기질이 칼륨인데, 칼륨이 풍부한 채소류나 과일, 감자 등을 자주 먹는 것도 좋다. 생선을 구울 때는 소금보다는 생강즙, 다진마늘, 녹차 등을 발라서 재운 후 굽는 것도 한 요령이다.

한 때 고추 다이어트가 유행한 적이 있다. 고추의 매운 성분인 캡사이신이 지방 분해 효과가 있다고 하여 매운 음식만 먹는 열풍이 불기도 했다. 그러나 문제는 매운 음식도 식욕을 자극할 뿐만 아니라 짠맛과 단맛이 어우러져 자체 칼로리가 높다는 점이다. 따라서 매운 음식은 자주 먹지 않는 것이 좋고 이왕 매운 맛을 즐기려면 고추장이나 고춧가루보다는 청양고추로 담백하게 즐기는 것이 바람직하다.

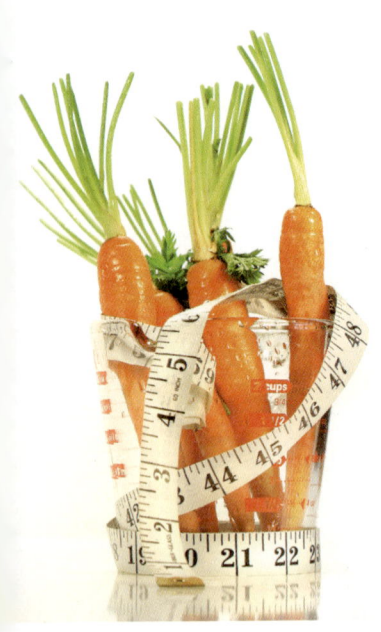

CHAPTER 06
아침식사를 거르지 말자

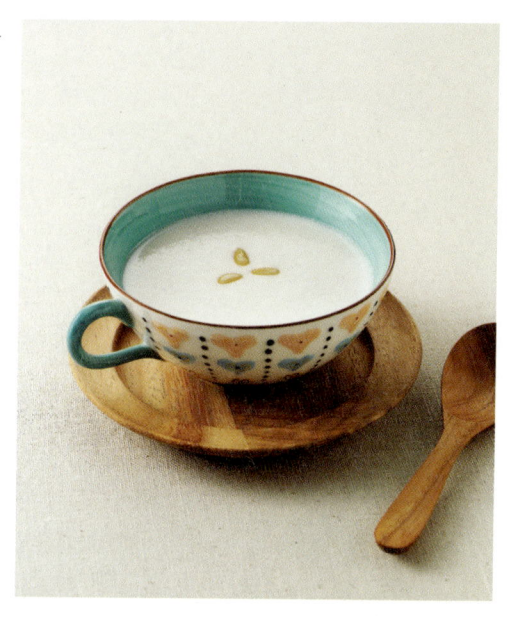

아침식사를 너무 적게 하거나 불균형하게 먹으면 다음 끼니 때 보상 차원에서 폭식을 하게 된다. 또한 혈당치가 65㎎/100㎖ 이하로 떨어지면 생리적으로 단 음식이 당기게 된다. 따라서 아침식사는 가볍더라도 영양소를 골고루 갖추어서 하는 것이 좋다. 왜냐하면 에너지 공급원인 탄수화물은 소화를 지연시키는 단백질 및 지방과 같이 있을 때 혈액 속으로 천천히 흡수되어 에너지 공급이 여러 시간동안 동일한 수준으로 유지되기 때문이다.

아침에 시간이 없는 경우에는 선식이나 미숫가루 등을 많이 이용하는데 이때 선식을 물에 섞어 먹기보다는 저지방 우유나 두유 등을 이용하면 단백질을 보충할 수 있어 좋다. 또한 간단하게 식빵만 먹기보다는 채소, 달걀, 치즈 등을 넣은 샌드위치를 먹으면 영양소를 다양하게 섭취할 수 있고 포만감이 오래 가기 때문에 다음 끼니 때 폭식을 막을 수 있다. 이 외에 수프나 영양죽 등도 아침식사 대용으로 좋은 선택이다.

아침에 식욕을 돋우기 위한 방법으로는 충분한 수면 취하기, 과음 삼가기, 야식 및 과식 피하기, 가벼운 아침운동 하기 등이 있다. 특히 기상시간을 조금만 앞당겨서 아침식사 시간을 확보하는 것이 중요하고, 식사 30분 전쯤 따뜻한 물 한잔을 마시면 위액을 분비시켜 소화활동을 도우므로 식욕 증진에 도움이 된다.

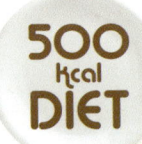

CHAPTER 07
섬유소를 많이 먹자

우리 몸에는 과다한 칼로리 섭취를 멈추게 하는 신호등이 있는데 바로 포만감이 그 역할을 한다. 포만감은 음식의 부피감으로부터 느껴지며, 음식의 부피감은 식품 속에 들어 있는 식이섬유소의 양으로 결정된다.

식이섬유는 인간의 소화효소에 의해 소화되지 않는 셀룰로오스, 펙틴, 검 등의 다당류와 리그닌 등의 비당질류를 말한다. 식이섬유는 장에서 소화, 흡수되지 않기 때문에 열량을 내거나 신체 대사조절을 하지 못한다. 그러나 장에서 물을 흡수하여 조금만 먹어도 포만감을 느끼게 하고 포도당의 흡수를 지연시켜준다. 따라서 다이어트 시 섬유소 섭취는 필수 중에 필수이며 하루에 필요한 섬유소 섭취량은 20~25g 정도가 권장된다.

섬유소를 섭취할 때에는 반드시 물도 같이 먹어야 한다. 만약 물을 먹지 않으면 변이 단단해져서 배변에 어려움을 겪을 수 있기 때문이다. 일반적으로 양질의 섬유소는 함수성이 높아 자신이 무게보다 40배 많은 물을 흡수할 수 있으며 변비나 대장암 예방에 효과가 있다. 양상추, 브로콜리, 당근, 오이 등 야채류나 해조류, 잡곡류, 두류, 감자, 고구마 등에 양질의 섬유소가 포함되어 있다. 반면에 우거지나 배추, 부추, 산나물 등에는 질기거나 거친 식이섬유소가 들어 있어 물을 흡수하지 못하고 소화되지 못한 채 대변으로 그대로 배출되어 섬유소 역할을 제대로 하지 못한다. 한편 과일에 많은 펙틴 섬유소는 부드러운 것이 특징으로 변비나 대장암 예방 효과보다는 콜레스테롤이나 중성지방의 재흡수를 억제하는 효과가 탁월하다.

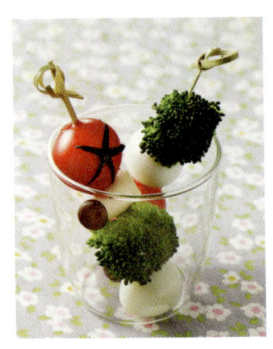

다이어트를 한다고 채소류를 많이 먹는 것은 좋지만 샐러드드레싱은 열량이 낮은 것을 사용해야 한다. 그렇지 않으면 드레싱 자체의 열량이 더 높은 경우가 많다.

CHAPTER 08
천천히 먹자

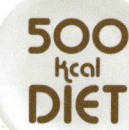

포만감은 과식을 억제해주는 중요한 신호등이라고 했다. 먹은 음식이 위로 들어가서 포만감을 느끼기까지는 15~20분 정도의 시간이 걸린다. 따라서 식사는 최소한 15분 이상 하는 것이 좋다. 그런데 문제는 15~20분 안에 식사를 끝내는 경우가 많다는 점이다. 특히 성격 급한 우리나라 사람들은 음식을 빨리 먹는 편이다. 거기에 뜨거운 국이나 물에 말아 먹기라도 하면 그야말로 '후루룩'이다. 이렇게 음식을 빨리 먹게 되면 충분히 먹었음에도 포만감이 느껴지지 않아 먹어야 할 적정량보다 더 많이 먹게 된다.

뿐만 아니라 주식 위주의 탄수화물 식사가 될 수 있어 영양의 균형이 깨지면서 금방 허기를 느끼게 된다. 그렇게 되면 다음 끼니 또한 허겁지겁 먹게 되는 악순환이 이어질 수 있다. 따라서 이러한 습관을 고치려면 밥에 국이나 물을 말아 먹는 습관을 고쳐야 한다. 또한 반찬은 가급적 수저 대신 젓가락을 사용하여 먹도록 한다. 음식물을 25~30번 꼭꼭 씹어서 삼키는 습관도 권장할 만하다.

이 밖에도 식사 중간에 한 번쯤은 수저를 내려놓고 잠깐이라도 대화를 하는 것도 천천히 먹는 요령이다. 뷔페나 코스 요리를 먹을 경우에도 중간 중간 식사를 멈추었다가 다시 하는 것도 도움이 된다. 무엇보다도 배가 많이 고프지 않은 상태를 유지하여 다음 끼니 때 급하게 먹는 것을 피해야 한다. 이렇게 간단한 방법으로도 다이어트 효과는 훨씬 커진다는 점을 명심하자.

> 먹은 음식이 위로 들어가서 포만감을 느끼기까지는 15~20분 정도의 시간이 걸린다. 따라서 식사는 최소한 15분 이상 하는 것이 좋다. 그런데 문제는 15~20분 안에 식사를 끝내는 경우가 많다는 점이다.

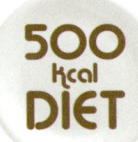

CHAPTER 09
피할 수 없는 외식에 대처하는 자세

외식업소들은 경쟁력 확보를 위해 더욱 자극적인 맛과 음식 가지 수 늘리기에 열을 올리고 있다. 결과적으로 소비자들은 외식 시 필요 이상으로 많은 양을 먹게 된다.

외식문화는 현대인의 변화된 식생활 양식 중 하나이다. 따라서 외식의 빈도는 점차 증가하고 있어 가정식보다 외식에 대한 의존도가 더 높아지고 있다고 해도 과언이 아니다. 환경이 이렇게 변하다 보니 외식업소들은 경쟁력 확보를 위해 더욱 자극적인 맛과 음식 가지 수 늘리기에 열을 올리고 있다. 결과적으로 소비자들은 외식 시 필요 이상으로 많은 양을 먹게 된다. 이에 소비자 스스로 자신에게 맞는 칼로리 섭취를 할 수 있어야 한다.

미국은 메뉴영양표시제도(Menu Labeling Legislation) 사업을 통해 미국 내 10개 이상의 체인점을 가지고 있거나 연매출 10만 달러 이상 되는 업체는 음식의 칼로리를 표기하도록 제도화하고 있다. 뿐만 아니라 포화지방, 트랜스지방, 탄수화물, 나트륨 등 주요 영양성분도 분석하여 식당 내에 고객이 이용 가능한 곳에 표기하도록 한다.

최근 우리나라도 소비자들에게 외식에 대한 영양정보를 제공하기 위해 다빈도 외식 메뉴 위주로 식품영양표시 사업을 실시하게 되었고 점차 확대될 방안이라고 한다. 그러나 외식의 영양성분에 대한 정보가 음식의 좋고 나쁨을 판단하는 잣대여서는 안 된다. 즉, '칼로리가 높은 음식은 나쁜 음식, 칼로리가 낮은 음식은 좋은 음식'이라는 판단 기준이 아니라는 말이다. 예를 들어 삼계탕은 칼로리도 높지만 탄수화물보다는 단백질과 지질의 함량이 많은 메뉴이다. 반대로 국수류인 경우, 특히 짬뽕은 삼계탕과 칼로리는 비슷하지만 탄수화물의 함량이 더 많다. 이러한 영양정보를 토대로 본인에게 필요한 메뉴를 선택하거나 본인의 칼로리 기준량에 맞게 양을 줄이면 된다.

다음은 건강한 외식 선택을 위한 방법이다.

칼로리별 음식 종류

칼로리(kcal)	음식명(1인분 기준)
250~300	김밥, 김치전, 생등심구이, 전복죽
300~350	녹두전, 불고기(1인분), 햄버거(데리버거), 고기만두, 생선초밥
350~400	육개장사발면, 햄버거(불고기버거), 김초밥, 된장찌개
400~450	수제비, 사골만두국, 잔치국수
450~500	김치찌개, 메밀국수, 물냉면, 설렁탕, 칼국수, 육개장
500~550	대구매운탕, 불낙전골, 비빔냉면, 왕뚜껑사발면, 유부초밥, 진곰탕, 짬뽕, 회냉면, 회덮밥
550~600	갈비탕, 갈비구이(1인분), 돌냄비우동, 순두부백반, 안성탕면, 비빔밥
600~650	김치볶음밥, 카레라이스
650~700	오므라이스, 자장면
700~750	도시락(일체형), 중국식볶음밥(자장소스 포함)
750~800	삼계탕
800~850	안심스테이크, 생선가스
850~900	햄버거스테이크
900~950	돈가스, 보쌈
950~1,000	한정식, 양식(코스요리)
1,000~1,050	피자(레귤러) 1판

01 너무 배고픈 상태로 식당에 가지 말자

미리 과일 한 조각이나 샐러드를 약간 먹으면 허기를 달랠 수 있기 때문에 식당에서 주문을 하거나 먹을 때 양을 잘 조절할 수 있다.

02 메뉴를 선택할 때 칼로리가 낮거나 그러한 조리법을 선택하자

종류	좋은 선택	안 좋은 선택
한식	비빔밥, 백반, 쌈밥, 덮밥, 보쌈, 샤브샤브, 찌개류, 냉면, 탕류 단, 밥의 양을 조금 줄이거나 짠 밑반찬은 적게 먹는다.	볶음밥, 칼국수, 갈비찜, 갈비구이, 한정식, 삼계탕
중식	우동, 중국식 냉면, 물만두, 기스면	탕수육, 자장면, 짬뽕
일식	초밥(6개 정도), 생선회, 생선조림, 메밀국수, 회덮밥, 우동	돈가스, 생선가스, 튀김 우동
양식 외 패스트푸드	햄버거를 먹을 경우 콜라 대신 주스를 선택한다. 피자는 두꺼운 팬피자보다는 씬피자를 고른다. 오므라이스보다는 카레라이스를 먹는다.	스테이크, 풀코스 양식

03 선택만 잘해도 칼로리를 줄일 수 있다

유부초밥 vs 김밥 — 유부초밥 2개(500kcal) 〉 김밥 4개(360kcal)

유부초밥에는 밥만 들어 있고 김밥에는 속이 들어 있어 유부초밥의 칼로리가 낮을 것 같지만 그것은 착각이다. 유부초밥 대신 김밥을 선택하면 10개당 140kcal를 줄일 수 있고 다른 영양소도 골고루 들어 있어 더 유리하다.

오므라이스 vs 카레라이스 — 오므라이스(680kcal) 〉 카레라이스(520kcal)

오므라이스 대신 카레라이스를 선택하면 160kcal를 줄일 수 있다. 오므라이스는 야채를 잘게 썰어 기름에 볶아 볶음밥을 만든 후 다시 기름에 부친 달걀지단으로 싼 것이기 때문에 생각보다 기름이 훨씬 많이 들어간다.

순두부찌개 vs 된장찌개 — 순두부찌개(240kcal) 〉 된장찌개(160kcal)

고추기름을 사용한 순두부찌개 대신 된장찌개를 선택하면 80kcal를 줄일 수 있다.

소고기야채수프 vs 크림수프 — 소고기야채수프(180kcal) 〉 크림수프(160kcal)

생크림과 버터를 사용한 크림수프의 칼로리가 더 높아 보이지만 크림수프는 160kcal인 반면 소고기야채수프는 180kcal이다. 소고기야채수프는 고기가 많이 들어가는데다가 야채를 기름에 볶아서 만들기 때문에 칼로리가 높다.

CHAPTER 10
회식이 문제? 안주만 잘 골라도 칼로리를 줄일 수 있다

회식이 잦다보면 십중팔구 다이어트에 실패하게 된다. 그리고 가장 큰 원인으로 술을 꼽는다. 미국의 한 대학신문은 '맥주 3병을 마시는 것은 맥도널드 햄버거에 감자튀김을 먹어치우는 것과 같다.'라는 경고문을 게재한 적이 있다. 맥도널드 햄버거의 열량이 255kcal이고 감자튀김은 245kcal이므로 합치면 대략 500kcal가 된다. 한편 맥주 한 병(350㎖ 기준)이 대략 170kcal이니 3병이면 510kcal가 되어 언뜻 그럴듯해 보인다. 하지만 술의 칼로리는 알코올에서 나오는 것으로 알코올은 체내에 저장되지 않는다. 즉, 술살의 불편한 진실은 다른 곳에 있다. 바로 술과 떼려야 뗄 수 없는 안주이다.

알코올은 안주보다 먼저 에너지로 사용되기 때문에 술과 함께 먹은 안주는 고스란히 지방으로 저장될 위험성이 높다. 그러므로 술살을 빼고 싶다면 안주에 신경을 써야 한다. 그렇다면 다이어트를 위해서는 어떤 안주를 선택해야 할까? 우선 회식에 가기 전에 가볍게 식사를 하면 알코올의 흡수가 더디어지고 느긋하게 취기를 즐길 수 있다. 우리가 알고 있는 잘못된 안주 상식 중 하나가 기름기 있는 안주를 먹으면 위점막을 보호해준다는 것이다. 그래서 일부러 기름기 있는 안주를 먹는 사람들도 많다. 하지만 알코올은 물이든 기름이든 모두 녹이는 성질을 가지고 있기 때문에 알코올 앞에서 기름기는 무용지물이다. 오히려 지방이 많은 안주는 칼로리가 높아 다이어트에 방해가 되는 것은 물론 위에 오래 머물러 있어 악취를 유발하고, 지방간의 원흉이 되기도 한다.

따라서 지방은 적고 단백질 성분이 많이 함유

> 술의 칼로리는 알코올에서 나오는 것으로 알코올은 체내에 저장되지 않는다. 즉, 술살의 불편한 진실은 다른 곳에 있다. 바로 술과 떼려야 뗄 수 없는 안주이다.

술 종류별 다이어트에 좋은 안주

술 종류	좋은 안주	안 좋은 안주
소주	계란탕, 계란찜, 생선회 또는 생선구이, 조개탕 또는 조개구이, 생선회무침, 보쌈, 수육, 두부류	맵고 짠 탕류, 찌개류, 삼겹살, 직화구이 육류
맥주	육포, 닭가슴살샐러드, 삶은소시지, 과일(토마토, 수박), 마른안주(밤, 땅콩, 아몬드 등)	마른오징어, 감미료나 소금이 첨가된 견과류, 감자칩, 과자류
와인	굴, 수육 종류, 조개류, 치즈 등	과도한 양의 육류 요리
막걸리	생선회무침, 두부요리, 조개탕 또는 조개구이 등	묵무침, 기름 사용이 많은 전요리

된 달걀, 치즈, 두부, 살코기, 생선 등으로 기름을 적게 사용하는 찜 요리나 야채와 함께 먹을 수 있는 안주가 좋다. 반대로 갈증을 일으켜 과음을 초래하는 짜고 매운 안주, 찌개나 탕류 등은 피하는 것이 좋다. 그리고 섬유소와 비타민을 많이 함유한 과일이나 야채가 안주로 바람직하다.

마지막으로 술살을 빼는 데 무엇보다 중요한 것은 적정 음주량을 지키는 것이다. 적절한 음주량은 우리나라의 경우, 남성은 일주일에 8~10잔 이하, 여성은 4~6잔 이하가 권장된다.

CHAPTER 11
간식의 딜레마

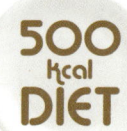

여자들이 다이어트에 실패하는 원인 중에서 간식을 빼놓을 수 없다. 특히 최근 서양식 디저트가 유행하면서 달콤한 맛의 유혹을 뿌리치기가 쉽지 않다. 하지만 간식은 말 그대로 식사와 식사 사이에 간단하게 먹는 음식으로 200kcal 범위 내에서 먹어야 한다.

찐 고구마 1/2개, 감자 1개, 옥수수 1/3개, 밤 3개 정도가 각각 100kcal가 된다. 여기에 저지방 우유 1컵이나 플레인 요구르트 1개 정도면 80kcal로 간식으로는 적당하다. 한편 커피를 마실 때도 카페라떼 대신 아메리카노를 선택하면 100kcal는 줄일 수 있다. 과일의 경우도 예외는 아니다. 많은 책에서 과일은 괜찮다고 권하지만 사실 과일 또한 칼로리가 제법 나가므로 양을 조절해야 한다. 귤 중간 크기 1개, 딸기 7개, 사과 1/3개 정도가 각각 50kcal 정도 되니 참고하기 바란다.

그러면 마음 놓고 먹을 수 있는 간식은 없는 걸까? 아무래도 채소류가 가장 좋다. 오이나 당근, 무를 차게 해서 먹으면 제법 먹을 만하다.

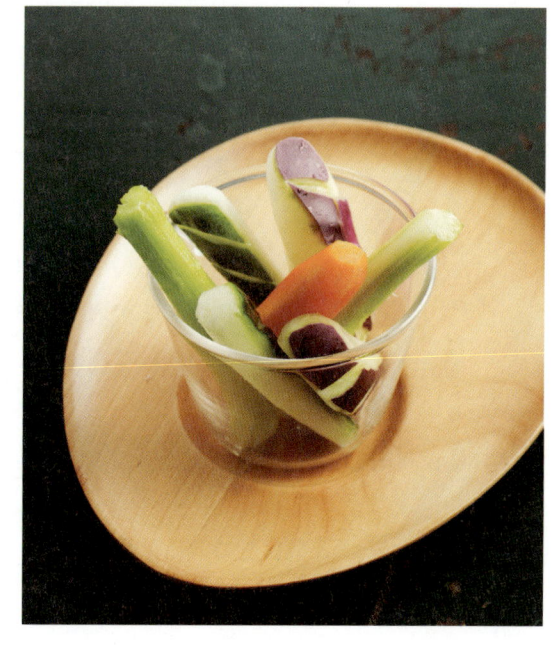

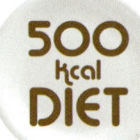

CHAPTER 12
야식이 살찌게 하는 이유

같은 양의 칼로리를 섭취해도 늦은 밤에 먹으면 살이 더 찌는 이유는 뭘까? 해답은 호르몬에 있다. 보통 음식물을 먹으면 우리 몸에서는 '인슐린'과 '글루카곤'이라는 호르몬이 분비된다. 인슐린의 역할은 탄수화물에서 분해된 포도당이 혈액으로 나오면 일정 수준의 혈당을 유지하고 나머지는 세포나 간, 근육으로 보내는 것이다. 이렇게 보내진 포도당은 에너지원으로 사용되고 남은 포도당은 다시 지방으로 변환되어 지방 조직에 보관된다.

그런데 낮에는 글루카곤이라는 지방세포 분해물질도 같이 분비되기 때문에 지방으로 바뀌는 양이 적게 된다. 하지만 밤에는 글루카곤이 분비되지 않으며 낮처럼 활동량도 많지 않기 때문에 지방이 소진되지 않게 된다. 결국 섭취하는 음식물이 그대로 지방으로 전환되는 것이다.

뿐만 아니라 우리 몸에는 교감신경계와 부교감신경계가 있다. 낮에는 활동을 위해 교감신경계가 많은 부분 작동하지만 밤이 되면 휴식기에 들어가고 대신에 부교감신경계가 많이 작동하기 시작한다. 그런데 밤에 갑자기 음식물이 들어오면 신경계는 혼란에 빠지게 되고, 우리 몸은 본능적으로 몸을 최대한 쉬게 하면서 소화흡수 과정은 빠르게 하는 방법을 찾아내게 된다. 그 방법이 바로 음식에서 나온 열량 영양소들을 빠르게 지방으로 전환시키는 것이다. 이러한 이유로 야식은 지방으로, 즉 살로 빠르게 변환되는 것이다.

따라서 10시 이후에는 야식을 먹지 않는 것이 좋고, 꼭 먹어야 한다면 저지방 우유나 과일 등 100kcal 이내의 음식을 먹도록 하자.

> 같은 양의 칼로리를 섭취해도
> 늦은 밤에 먹으면
> 살이 더 찌는 이유는 뭘까?
> 해답은 호르몬에 있다.

CHAPTER 13
니트 칼로리를 증가시키자

먹는 양을 줄이는 것도 중요하지만 일상생활 속에서 칼로리 소모를 높이는 습관을 갖는 것도 필요하다. 그리고 그러한 개념을 기반으로 만들어진 다이어트가 바로 '니트(NEAT) 다이어트'이다. 'Non-Exercise Activity Thermogenesis(비운동성 활동 열 생성)'의 머리글자를 연결한 니트 다이어트는 미국 메이요 클리닉의 제임스 레바인(Dr. James Levine) 박사팀이 주도적으로 연구를 진행하고 있으며, '사이언스' 등 의과학 전문지에 연구 결과가 실리고 있다.

제임스 레바인 박사는 "일상에서 작은 신체적 활동들을 늘리면 전체 에너지 소비량의 20%를 증가시킬 수 있다"며 "현대인들에게 비만이 많아진 이유는 자동화로 인해 니트 양이 높은 일들이 낮은 일들로 대체됐기 때문"이라고 설명하고 있다.

사람이 하루에 소비하는 총 칼로리의 70~85% 이상이 니트에 해당된다. 가만히 앉아있는 동안에도 우리 몸은 음식물을 소화시키고, 호흡하고, 체온을 유지시키고, 뇌활동을 하며 니트 칼로리를 소모한다. 어디 그뿐인가? 아침에 일어나 세수를 하고, 옷을 입고, 출퇴근하고, 집 청소를 하는 동안에도 니트 칼로리는 소모된다. 남성은 하루 평균 소모 칼로리인 2,500 kcal 중 1,750kcal 이상, 여성은 2,000kcal 중 1,400 kcal 이상이 니트에 속한다. 이렇게 하루 총 소비 칼로리의 대부분을 차지하고 있는 니트를 증가시키면 운동을 별도로 하지 않아도 살이 빠질

> "일상에서 작은 신체적 활동들을 늘리면 전체 에너지 소비량의 20%를 증가시킬 수 있다"며 "현대인들에게 비만이 많아진 이유는 자동화로 인해 니트 양이 높은 일들이 낮은 일들로 대체됐기 때문"이라고 설명하고 있다.

수 있다. 또한 조바심을 갖고 빨리 일하는 습관을 들이면 뇌 활동량과 근육 사용량이 많아져 니트를 증가시킬 수 있다.

이 외에도 추운 환경에 노출되면 체온을 유지시키기 위해 더 많은 열을 내게 돼 니트가 증가하고, 서있는 시간을 늘리면 근육 사용량도 늘어 역시 칼로리 소모가 많아진다. 결국 이런 습관이 길러지면 체내 근육량이 조금씩 증가하면서 기초대사량이 증가해 살 빼기가 더욱 쉬워진다는 논리이다.

니트 칼로리를 증가시키는 습관

1 지하철에서 서 있기
일부러 서서 가면 앉아서 갈 때보다 2배 이상의 열량이 소모된다.

2 할인점에서 바구니 이용하기
카트를 이용할 때보다 1.8배의 열량이 소모된다.

3 TV 볼 때 똑바로 앉아서 보기
바른 자세로 앉아서 보면 소파에 깊숙이 파묻혀 앉을 때보다 1.5배의 열량이 소모된다.

4 움직이면서 전화 통화하기
통화하는 시간만큼 제자리 걷기 운동을 한 것과 같은 효과가 있다.

5 자녀와 몸으로 즐기는 활동하기
TV 보기 같은 비활동적인 생활보다는 장난삼아 하는 몸싸움, 공놀이 등을 하면 2배 이상의 열량을 소모시킬 수 있다.

6 엘리베이터 이용하지 않기
계단 오르내리기는 소모 열량이 높은 활동으로 수영할 때와 비슷한 열량이 소모된다.

7 서서 대화 나누기
손동작을 많이 하고 발성을 크게 하면 더 많은 열량이 소모된다.

8 집안일 할 때 신나는 음악 틀어놓기
청소나 설거지를 할 때 신나는 음악을 틀어놓으면 자신도 모르는 사이에 몸을 더 흔들게 돼 열량 소모가 많아진다.

9 서서 빨래 개기
테이블을 이용하여 선 자세로 빨래를 개면 앉아서 빨래를 갤 때보다 2배 이상 열량이 소모된다.

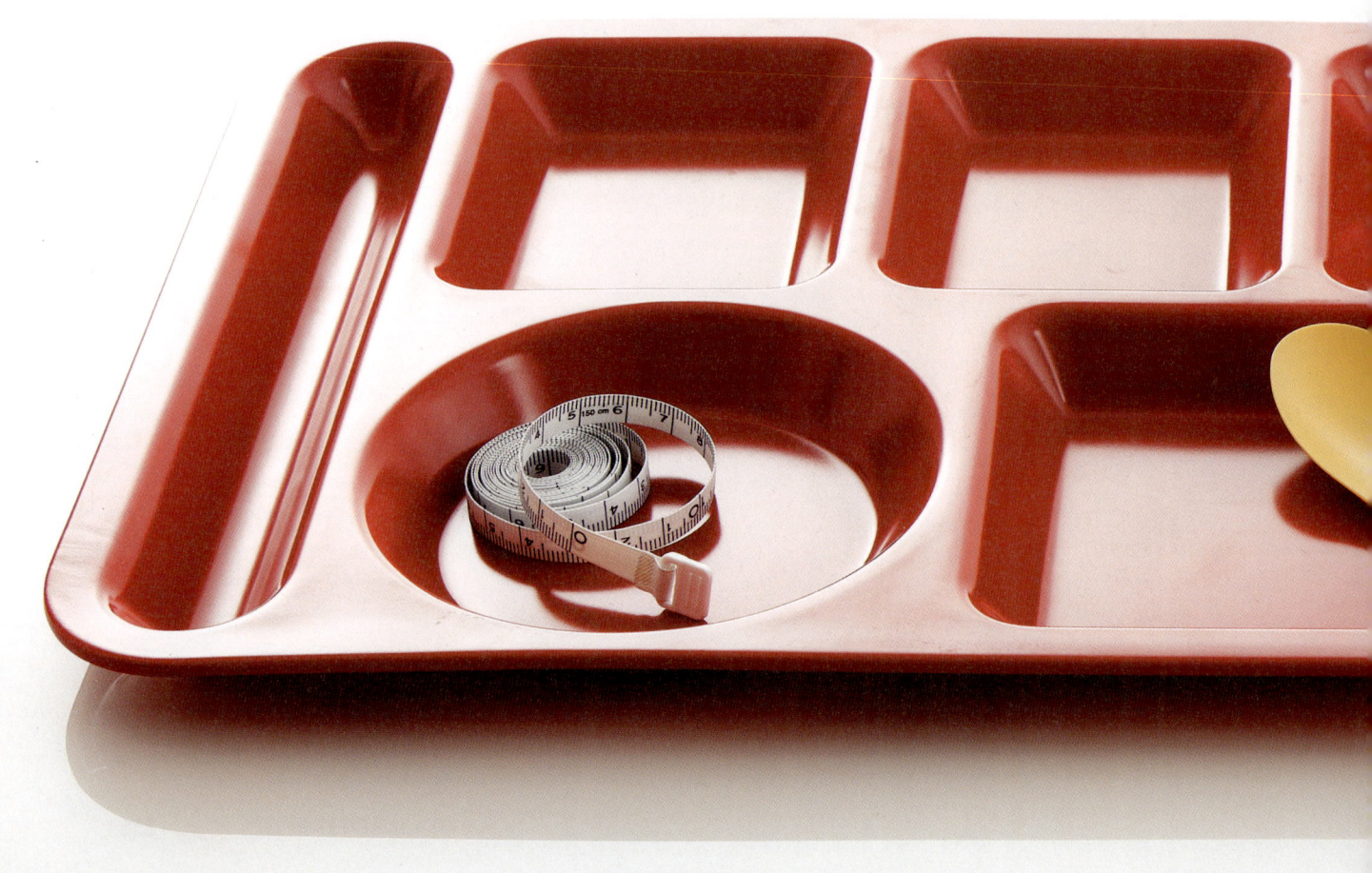

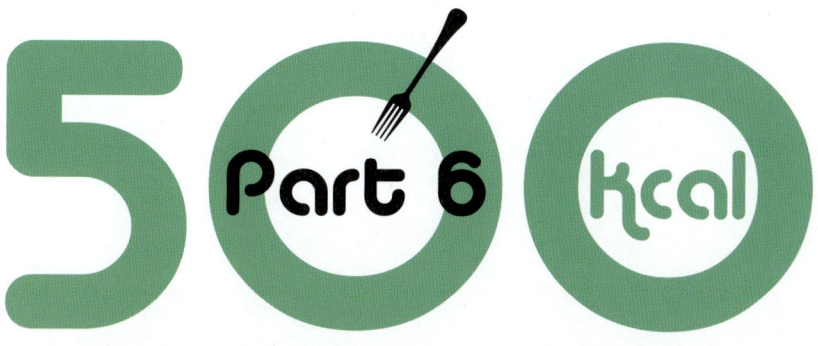

Part 6

500칼로리 다이어트 평생 습관으로 이어가기

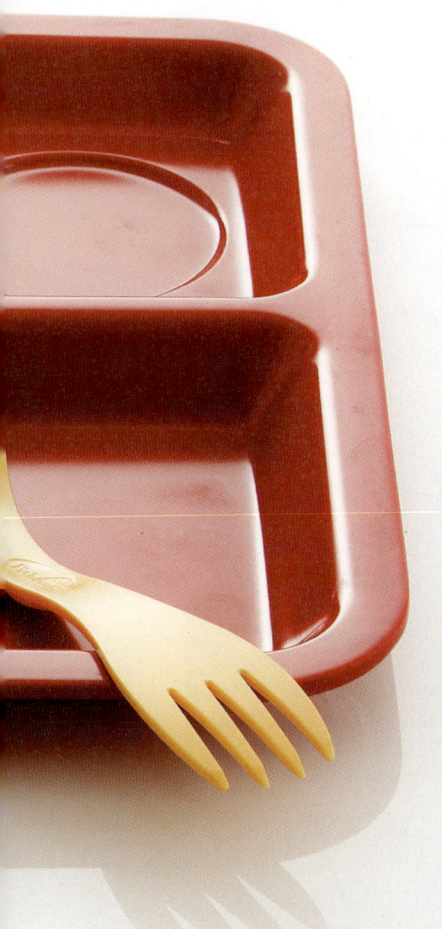

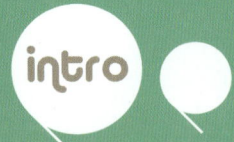

다이어트는 앞에서도 언급했듯이 평생 습관이다. 혹독한 다이어트 후 체중이 줄었다 해도 긴장의 끈을 놓는 순간부터 체중은 다시 야금야금 늘어나게 된다. 그렇다고 언제까지 이 고통스러운 다이어트를 해야 할까? 설마 평생 다이어트를 하란 말인가? 유감스럽지만 혹독한 다이어트의 끝은 더 견디기 힘든 다이어트의 시작을 의미한다. 하지만 '500칼로리 다이어트'는 나의 몸이 적정 체중에 도달했을 때쯤이면 이 식사법에 익숙해져있을 뿐만 아니라 몸이 필요로 하는 영양소는 골고루 충족되어 있다. 따라서 올바른 평생 식습관으로 자리매김 되어 있을 것이다. 혹시 체중이 조금 증가한다 할지라도 실망하지 말고 다시 이 책을 펼쳐 보자.

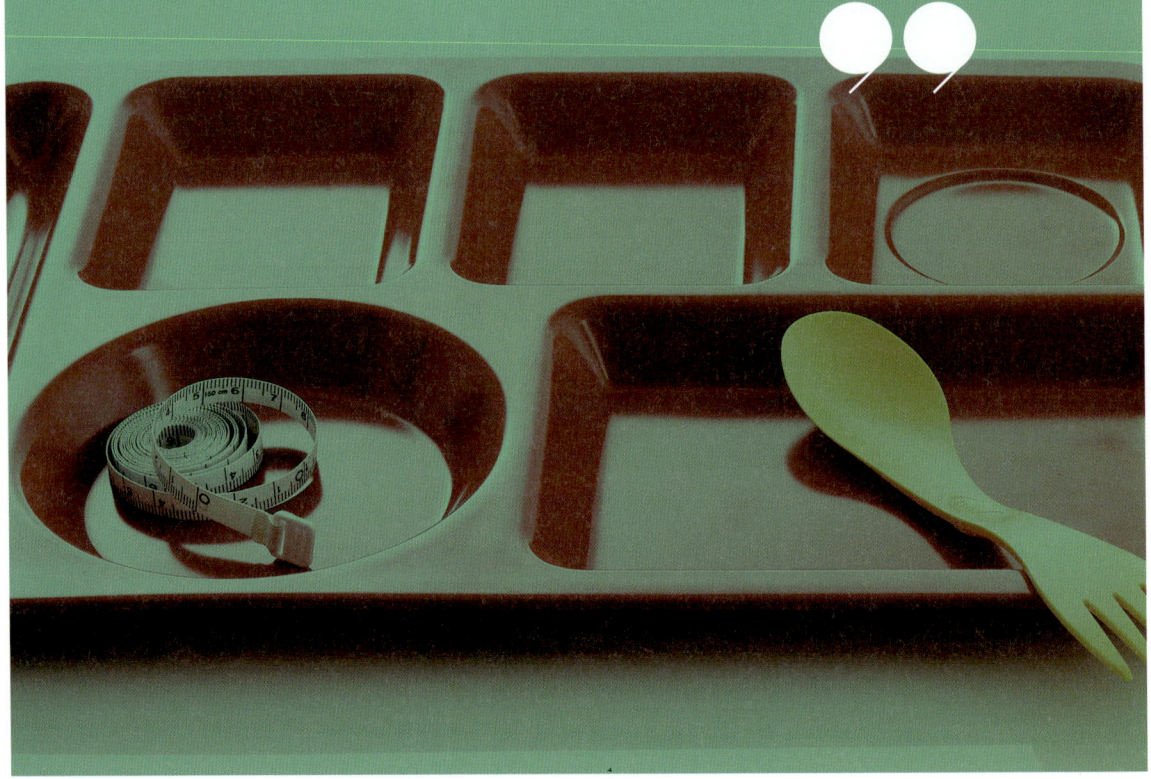

CHAPTER 01
체중계와 친해지자

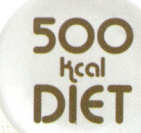

내 몸의 칼로리 통장이 균형을 이루고 있는지를 알려주는 것이 바로 체중이다. 즉, 체중이 늘고 있으면 내 몸의 칼로리 통장이 플러스 상태이고, 반대로 체중이 줄고 있으면 칼로리 통장이 마이너스 상태가 된다. 따라서 체중을 주기적으로 측정하여 칼로리 통장의 잔고를 살펴보아야 한다.

체중은 주로 아침에 배변을 본 후 얇은 옷을 입은 상태에서 측정하는 것이 좋다. 만일 1~2kg 정도의 체중변화가 있다면 최근의 생활패턴을 살펴보아야 한다. 회식 때 과식과 과음을 했는지, 간식을 많이 먹은 건 아닌지, 평소보다 활동량이 적었는지 등 체중이 늘어나는 데는 다 이유가 있기 마련이다. 아니 땐 굴뚝에 연기날 수 없으니 말이다.

그래도 도저히 이유를 알 수 없는 경우에는 식사일기를 써보자. 조금 귀찮을 수도 있지만 다이어트 효과는 매우 높다.

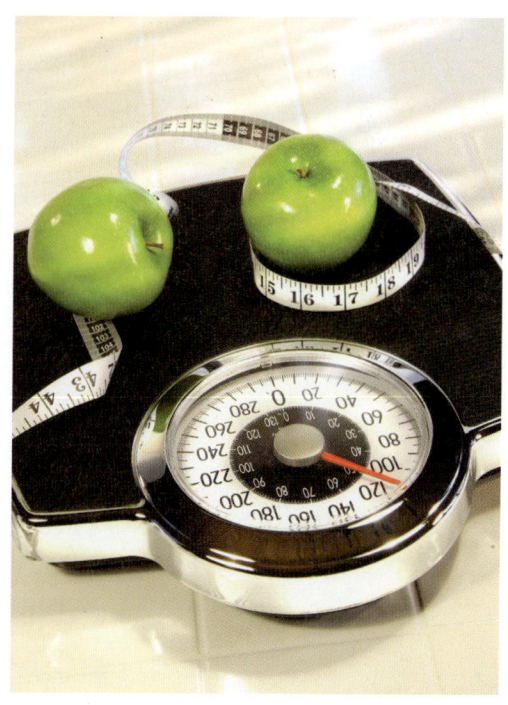

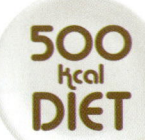

CHAPTER 02
식사일기를 써보자

사람들은 음식을 먹고 있다는 자체에 둔감하고 실제 자신의 식사량을 알지 못하는 경우가 많다. 따라서 어떤 음식을 좋아하는지, 언제 주로 먹는지, 어디에서 먹는지 등을 정확하게 알기 위해서는 최근 하루 동안 먹었던 음식의 양과 평소 섭취량을 기록하는 식사일기를 작성해보자.

식사일기는 음식을 먹은 후 바로 기록하도록 하고, 하루 단위로 어떤 음식을 많이 먹는지, 어느 시간대에 주로 먹는지, 기분이 어떠한 상태에서 더 먹는지 등 식사 패턴을 살펴보자. 그리고 이런 과정을 통해 발견된 문제점을 점진적으로 개선하도록 한다. 일일이 쓰기가 어렵거나 귀찮다면 휴대폰의 메모 기능을 활용하거나 매끼 먹는 음식의 사진을 찍어보자. 자기 전에 살펴보면 의외로 많이 먹고 있는 자신을 발견하게 될 것이다.

식사일기 예

시간	장소	음식명	섭취량	기타
07:30	집	우유	1잔	늦게 일어나서 우유 1잔만 마심
09:00	사무실	자판기커피	1잔	습관적으로 마심
12:30	식당	삼계탕 자판기커피	1인분 1잔	공복감에 허겁지겁 먹음

CHAPTER 03
가공식품의 영양성분표시를 알자

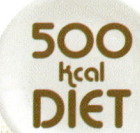

바쁜 현대인들에게 가공식품은 피할 수 없는 현실이다. 먹기 간편하고 장기간 보관이 가능한 점은 장점이지만 식품첨가물이 들어있다거나, 나트륨 함량이 높다거나, 가공 과정 중에 식이섬유소, 비타민, 무기질 등 필수 영양소의 손실이 있다는 점 등은 단점으로 꼽을 수 있다. 그렇다고 가공식품을 완전히 끊을 수도 없는 노릇이기에 이왕 선택하는 거 올바른 정보를 알고 고른다면 다이어트에도 도움이 될 것이다.

대부분의 가공식품에는 영양성분표시가 되어 있는데 이 영양성분표시를 꼼꼼히 읽어보면 칼로리와 기타 영양소의 성분을 알 수 있다. 따라서 칼로리가 적은 식품을 선택하는 데 도움이 된다. 또한 섭취량을 줄이는 방법도 좋은 방안이므로 포장 단위가 작은 것을 선택하는 것도 현명한 방법이다. 여기에 조금 더 신경을 쓰면 칼로리를 줄이는 조리법을 이용할 수도 있다. 예를 들어 라면을 끓일 때 끓는 물에 면을 살짝 데친 다음 기존의 물은 따라 버리고 끓는 물을 새로 부어 조리하면 기름기를 어느 정도 제거할 수 있다. 또는 여러 가지 채소를 넣고 조리하면 채소의 섬유질이 라면에 있는 지방의 체내 흡수를 줄여주기 때문에 칼로리와 지방 섭취를 낮출 수 있다. 이 외에도 생선통조림의 경우 섭취 직전 채반에 기름을 걸러내는 것도 도움이 되며, 어묵이나 햄, 소시지의 경우에도 끓는 물에 데쳐서 조리하는 것이 좋다.

> 가공식품을 완전히 끊을 수도 없는 노릇이기에 이왕 선택하는 거 올바른 정보를 알고 고른다면 다이어트에도 도움이 될 것이다.

영양성분표시 읽는 방법

영양표시 제목
'영양성분' 또는 '영양정보'라고 적힌 표를 찾는다.

표시기준분량
식품의 단위 중량을 확인한다.

%영양소 기준치
1일 영양소 기준치에 대한 비율로, 하루에 먹어야 할 분량에 비해 얼마가 들어있는지를 쉽게 알 수 있다.

표시 영양소의 종류
영양성분으로는 열량, 탄수화물, 단백질, 지방, 나트륨 함량이 표시되어 있다.

영양소 함량
식품의 단위 중량 당 포함된 각 영양소들의 함량이다.

영양성분
1회 분량 1개(35g)
총 12회 분량

1회 분량 당 함량		*%영양소 기준치
열량	150kcal	
탄수화물	22g	7%
단백질	2g	3%
지방	6g	12%
나트륨	55mg	2%
칼슘	15mg	2%

*%영양소 기준치 : 1일 영양소 기준치에 대한 비율

①**1회 분량** 식품 포장 안에 내용물이 얼마만큼 있는가를 나타내는 것으로 이 제품의 1회 분량은 1개(35g)이고, 한 봉지에는 12회 분량으로 12개가 들어있다는 뜻이다.

②**1회 분량 당 함량** 영양표시를 얼마만큼의 식품 중량 당 표시했는가를 나타내는 것으로 이 제품은 1회 분량(1개, 35g) 당 영양소 함량을 표시했다.

③**영양성분** 이 제품의 1회 분량의 열량은 150kcal로, 35g 당 150kcal라는 것을 의미한다. 즉, 한 봉지를 다 먹으면 3,300 kcal를 섭취하게 된다는 의미이다. 이외에 탄수화물, 단백질, 지방, 나트륨, 칼슘이 양으로 표시되어 있다.

④**영양소기준치** 1일 영양소 기준치에 대한 비율로 하루에 먹어야 할 분량에 비해 얼만큼 들어있는지를 쉽게 알 수 있다.

이를 토대로 본인의 섭취 칼로리 내에서 어느 정도 먹어야 하는지를 알 수 있다.

CHAPTER 04
요요현상을 극복하자

어느 정도 체중이 감량되면 누구도 피할 수 없는 요요현상을 겪게 된다. 인체는 지방이 많을수록 생존 가능성이 크다는 진화과정의 경험을 바탕으로 지방의 수위를 유지하려는 강한 본능을 가지고 있다. 따라서 생존을 위해서 체중이나 체지방을 일정 수준으로 유지하려고 한다. 이 이론을 '세트-포인트(Set-Point)' 이론이라고 하는데, 개인마다 설정된 '체중 조절점'이 있어서 뇌 시상하부에서 식욕뿐만 아니라 체내의 에너지 대사율을 조절하여 설정된 체중으로 유지하려 한다는 것이다. 따라서 일시적으로 굶거나 식사량을 줄여서 에너지 공급을 감소시키면 체중은 어느 정도 감소하다가 체중 조절점 이하로 낮아지면 신체는 이러한 변화에 저항하게 된다. 즉, 체중 조절점 이상으로 유지하기 위해 우리 몸은 식욕 중추를 자극하거나 일단 공급된 영양소의 에너지 대사율을 높여서 예전보다 적은 양의 음식으로도 빠르게 예전 체중으로 돌아오려고 한다. 다이어트를 하다가 음식의 양을 조금만 늘려도 체중이 오히려 더 증가하는 요요현상이 바로 이 이론을 뒷받침해주는 현상이라 하겠다.

일단 체중 정체기(적응 현상)가 시작되면 지금까지 유지하던 식사량에서 약 100~200kcal 정도 줄이거나 활동량을 늘리는 것이 좋다. 특히 근육량을 키워 기초대사량을 증가시키는 것이 필요하다. 그러다 보면 자연스럽게 체중이 다시 감소하는 것을 볼 수 있다. 그러나 정체기가 한 달 이상 유지된다면 식사일기를 다시 꼼꼼히 살펴보거나 활동량과 시간 등을 기록하였다가 의사나 임상영양사에게 문제점이 무엇인지 살펴 볼 필요가 있다.

진행 담당 및 협찬사

메뉴기획	장진아, 서희정(CJ프레시웨이 메뉴팀)
요리	심상현, 김원중, 송윤선(CJ프레시웨이 메뉴팀)
푸드스타일링	김혜경, 임윤수, 김보람(CJ프레시웨이 메뉴팀)
소품 및 식기 협찬	그릇장속 이야기, 비블랭크, (주)티케이인터네셔널, 컨츄리앤하우스, belle bonne by sonia
촬영	이과용(leekw28@hanmail.net), 박상국(oiuhbnmkj@naver.com)

먹기만 해도 살 빠지는 비밀 레시피!
500칼로리 다이어트

초판 1쇄 발행 2012년 1월 5일
초판 3쇄 발행 2013년 8월 27일

지은이 김형미, CJ프레시웨이
펴낸이 김영조
외부스태프 디자인 design group ALL
펴낸곳 싸이프레스
주소 서울시 마포구 합정동 356-9 영광빌딩 201호
전화 02-335-0385
팩스 02-335-0397
이메일 cypressbook@naver.com
홈페이지 www.cypressbook.co.kr
블로그 blog.naver.com/cypressbook
트위터 @cypressbook
출판등록 2009년 11월 3일 제2010-000105호

ISBN 978-89-97125-07-4 13510

· 책값은 뒤표지에 있습니다.
· 파본은 구입하신 곳에서 교환해 드립니다.

이 도서의 국립중앙도서관 출판시도서목록(CIP)은 e-CIP홈페이지(http://www.nl.go.kr/ecip)에서 이용하실 수 있습니다. (CIP 제어번호: 2011005574)